在宅ケア学

［第4巻］
子どもを支える在宅ケア

日本在宅ケア学会　編

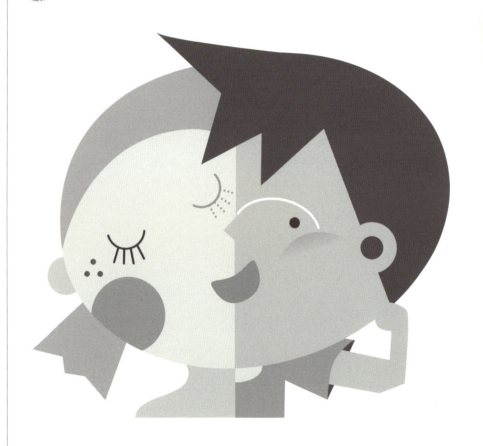

株式会社 ワールドプランニング

はじめに

　近年，子どもを取り巻く在宅ケアの課題は大きく変化している．医療の発展や法制度の整備により，これまでは救命や治癒がむずかしかった子どもの治療成績は飛躍的に向上し，重篤な疾病や障害をもつ子どもの長期療養が可能となった．一方で，育てにくさや集団へのなじみにくさとしてとらえられていた発達障害についても，社会生活の幅が広がってきた．

　このような状況の変化に伴い，人工呼吸療法，経管栄養法，酸素療法，化学療法などの医療的ケアを必要とし，在宅生活や学校生活を希望する子どもとその家族は増加している．また，不得手な部分があっても，優れた能力を生かし，社会のなかで生活することを希望する子どもとその家族も増加している．

　このようなニーズに対応するためには，子どもとその家族に対する心理的・社会的支援も含めた包括的できめ細やかなケアが必要とされる．診断後できるだけ早い時点から支援が始められ，成長・発達の過程において子どものもつ可能性を十分に発揮できるように，適切な情報と継続的な支援の提供が求められている．近年の急激な変化に対応できる地域の受け皿の整備は喫緊の課題であり，切れ目のない継続的な支援には関係機関の連携による包括的なケアシステムの構築が早急に進められる必要がある．

　すべての人は自由で平等であり，人としての権利と尊厳をもっている．在宅ケアにおいても，自分の病気の状態を「知る権利」と，治療について判断する権利がある．しかし，子どもにどこまで病気や治療のことを説明すればよいのか，理解してもらえるのか判断することはむずかしく，家族は子どもへの対応に迷い苦しんできた．近年になり，治癒する子ども，医療的ケアを受けながら生活する子ども，障害を抱えながら生活する子どもが増えるにつれて，子どもと真実を共有することの重要性が見直されるようになってきた．子どもと家族の間だけにとどまらず，子どもを取り巻く社会との真実の共有も必要とされている．成長とともに子どもは，自分のおかれている状況や不得手な部分に気づくようになる．真実を共有することにより，子どもは成長し，困難なことも受け入れ，治療や自分の生き方を自分で決めることもできるようになる．

　子どもが自立して社会に適応していくためには，子どもを取り巻く社会の理解と気づきが必要であり，タイミングを逸しない適切なサポートが求められる．しかし，子どもと家族が安心して安全に生活でき，家族に過重な負担がかからないようなサポート体制には，さらなる整備が必要とされており，支援者の知識や技術の向上も求められている．

　本書では，子どもを対象とした在宅ケアの現状を踏まえ，医療的ケアを必要とする子ども，発達障害をもつ子ども，がんの子どもに焦点を当て，これらの子どもの特徴と病態の基礎的知識の理解を目指している．子どもとその家族の安全・安心な在宅医療の支援については，主た

る医療的ケアである呼吸ケア，摂食・嚥下のケア，および，コミュニケーションの支援に焦点を当てて，具体的な支援方法を示した．在宅生活を支える支援については，子どもの特徴ともいえる成長と教育，親ときょうだいへの支援に加え，仲間づくりや社会参加についても具体的な支援方法を示した．さらに，在宅療養の現状を少しでもイメージすることができるように，療養者，療養者の親，特別支援学校，訪問看護，小児科診療所のそれぞれの立場から，在宅療養の実際と課題を示した．

　本書が，在宅ケアを必要とする子どもとその家族はもちろんのこと，地域住民や学校などの地域社会，サポートを提供する専門職，これから専門職になろうとする学生などに広く読まれることを期待しており，子どもを支える在宅ケアの理解につながることを目指している．子どもの在宅ケアに関わるすべての職種の支援に貢献でき，在宅ケアを必要とする子どもとその家族が必要な情報を得ることができ，在宅生活における治療やサービスを選択する際に役立つことを願っている．

2015 年 8 月

編集責任者　小　西　かおる

執筆者一覧 (五十音順)

第1巻　在宅ケア学の基本的考え方
編集責任者　亀井　智子　聖路加国際大学看護学部

大森　純子　東北大学大学院医学系研究科	島内　　節　人間環境大学看護学部
岡田　進一　大阪市立大学大学院生活科学研究科	下田　信明　杏林大学保健学部
小野　充一　早稲田大学人間科学学術院	鷹田　佳典　早稲田大学人間総合研究センター
小野若菜子　聖路加国際大学看護学部	瀧澤　利行　茨城大学教育学部
加瀬　裕子　早稲田大学人間科学学術院	田中　英樹　早稲田大学人間科学学術院
金川　克子　いしかわ在宅支援ねっと	谷　　和久　社会福祉法人町田市福祉サービス協会特
叶谷　由佳　横浜市立大学医学部	別養護老人ホームコモンズ
亀井　智子　聖路加国際大学看護学部	田沼　寮子　東京医科歯科大学医学部
狩谷　明美　県立広島大学保健福祉学部	辻　彼南雄　ライフケアシステム，水道橋東口クリ
萱間　真美　聖路加国際大学看護学部	ニック
國安　眞理　社会福祉事務所とも	中山　優季　公益財団法人東京都医学総合研究所
河野あゆみ　大阪市立大学大学院看護学研究科	長谷川　幹　三軒茶屋リハビリテーションクリニック
小西かおる　大阪大学大学院医学系研究科	福井小紀子　日本赤十字看護大学看護学部
佐々木明子　東京医科歯科大学大学院保健衛生学研究科	増田　和高　鹿児島国際大学福祉社会学部

第2巻　在宅ケアと諸制度
編集責任者　山田　雅子　聖路加国際大学看護学部

赤羽根秀宜　中外合同法律事務所	河野　　眞　杏林大学保健学部
綾部　貴子　梅花女子大学看護保健学部	小西かおる　大阪大学大学院医学系研究科
石田　博嗣　桜美林大学大学院老年学研究科	坂本　史衣　聖路加国際病院 QI センター感染管理室
岩本　大希　ケアプロ	佐々木静枝　社会福祉法人世田谷区社会福祉事業団
宇都宮宏子　在宅ケア移行支援研究所	清水　由香　大阪市立大学大学院生活科学研究科
岡田　直人　北星学園大学社会福祉学部	蘇　　珍伊　中部大学現代教育学部
小野　ミツ　九州大学大学院医学研究院	玉川　　淳　内閣官房社会保障改革担当室
笠原　幸子　四天王寺大学短期大学部	寺岡　佐和　九州大学大学院医学研究院
川崎千鶴子　社会福祉法人うらら　みずべの苑	成田すみれ　社会福祉法人試行会青葉台地域ケアプラザ
神田　美佳　聖路加国際病院医療社会事業科	橋本　卓也　大阪保健医療大学保健医療学部
神部　智司　大阪大谷大学人間社会学部	畑　智惠美　四天王寺大学人文社会学部
木戸　芳史　東京大学大学院医学系研究科	畑　　亮輔　北星学園大学社会福祉学部
工藤　禎子　北海道医療大学看護福祉学部	

第3巻　在宅ケアとチームアプローチ
編集責任者　加瀬　裕子　早稲田大学人間科学学術院

安部　　猛	前・早稲田大学人間科学学術院	
大蔵　　暢	トラストクリニック等々力老年医学センター	
岡田　進一	大阪市立大学大学院生活科学研究科	
加瀬　裕子	早稲田大学人間科学学術院	
北島　洋美	日本体育大学体育学部	
佐々木明子	東京医科歯科大学大学院保健衛生学研究科	
杉岡眞由美	姫路医療生活協同組合	
杉澤　秀博	桜美林大学大学院老年学研究科	
高橋　正彦	かわさき記念病院	
多賀　聡子	社会福祉法人日野市社会福祉協議会	
多賀　　努	早稲田大学人間科学学術院	
竹内　太一	在宅総合ケアセンター成城 成城リハケアプランサービス	
田沼　寮子	東京医科歯科大学医学部	

塚本　友栄	自治医科大学看護学部
長江　弘子	千葉大学大学院看護学研究科
永田　智子	東京大学大学院医学系研究科
成瀬　　昂	東京大学大学院医学系研究科
長谷川　幹	三軒茶屋リハビリテーションクリニック
原　　礼子	慶應義塾大学看護医療学部
久松　信夫	桜美林大学健康福祉学群
平原佐斗司	東京ふれあい医療生協梶原診療所
福島　道子	徳島文理大学大学院看護学研究科
増田　和高	鹿児島国際大学福祉社会学部
山路　　学	早稲田大学人間総合研究センター
横山　順一	日本体育大学社会福祉学研究室
Helli Kitinoja	Seinäjoki University of Applied Sciences
Jaakko Kontturi	City of Seinäjoki

第4巻　子どもを支える在宅ケア
編集責任者　小西かおる　大阪大学大学院医学系研究科

安道　照子	特定非営利活動法人エスビューロー
海老原宏美	呼ネット～人工呼吸器ユーザー自らの声で～
及川　郁子	聖路加国際大学看護学部
大塚　義顕	独立行政法人国立病院機構千葉東病院
木原　秀樹	地方独立行政法人長野県立病院機構長野県立こども病院
倉田　慶子	東京小児療育病院
河野　　眞	杏林大学保健学部

島田　珠美	川崎大師訪問看護ステーション
鈴木みちる	京都府立盲学校
田中　栄一	独立行政法人国立病院機構八雲病院
中山　優季	公益財団法人東京都医学総合研究所
南條　浩輝	かがやきクリニック
新家　一輝	大阪大学大学院医学系研究科
古川　恵美	畿央大学教育学部
牧内　明子	地方独立行政法人長野県立病院機構長野県立こども病院

第5巻　成人・高齢者を支える在宅ケア
編集責任者　黒田　研二　関西大学人間健康学部

内田恵美子	日本在宅ケア教育研究所
梶井　文子	東京慈恵会医科大学医学部
亀井　智子	聖路加国際大学看護学部
萱間　真美	聖路加国際大学看護学部

北川　公子	共立女子大学看護学部
北野　誠一	特定非営利活動法人おおさか地域生活支援ネットワーク
黒田　研二	関西大学人間健康学部

小西かおる	大阪大学大学院医学系研究科	角田　　秋	聖路加国際大学看護学部
佐藤美穂子	公益財団法人日本訪問看護財団	服部万里子	服部メディカル研究所
島内　　節	人間環境大学看護学部	水上　　然	神戸学院大学総合リハビリテーション学部
白澤　政和	桜美林大学大学院老年学研究科	村田　　伸	京都橘大学健康科学部
髙砂　裕子	南区医師会訪問看護ステーション	安彦　鉄平	京都橘大学健康科学部
辻　彼南雄	ライフケアシステム，水道橋東口クリニック	山﨑　恭子	帝京大学医療技術学部
		湯澤　八江	松蔭大学看護学部

第6巻　エンド・オブ・ライフと在宅ケア
編集責任者　長江　弘子　千葉大学大学院看護学研究科

岩城　典子	千葉大学大学院看護学研究科	諏訪さゆり	千葉大学大学院看護学研究科
上野　まり	公益財団法人日本訪問看護財団	関本　　仁	中央大学文学部
内田　陽子	群馬大学大学院保健学研究科	谷垣　靜子	岡山大学大学院保健学研究科
大竹しのぶ	練馬区医師会訪問看護ステーション	谷本真理子	東京医療保健大学医療保健学部
岡部　明子	東海大学健康科学部	辻村真由子	千葉大学大学院看護学研究科
梶井　文子	東京慈恵会医科大学医学部	長江　弘子	千葉大学大学院看護学研究科
片山　陽子	香川県立保健医療大学保健医療学部	福井小紀子	日本赤十字看護大学看護学部
河原加代子	首都大学東京健康福祉学部	福田　裕子	まちのナースステーション八千代
佐藤美穂子	公益財団法人日本訪問看護財団	本田　彰子	東京医科歯科大学大学院保健衛生学研究科
島内　　節	人間環境大学看護学部	吉田　千文	聖路加国際大学看護学部
島村　敦子	千葉大学大学院看護学研究科	吉本　照子	千葉大学大学院看護学研究科

目次

はじめに————————————————————小西かおる　iii
執筆者一覧——————————————————————————　v

第1章

子どもを対象とした在宅ケア

Ⅰ. 子どもを対象とした在宅ケアの現状と課題————————及川郁子　3
　1. NICU 退院児の状況　*3*
　2. 在宅児の現状　*3*
　3. 家族の状況　*5*
　4. 地域における在宅児に対する支援状況　*6*
Ⅱ. 子どもを対象とした在宅ケアの特殊性————————————及川郁子　8
　1. 重症児に対するバックアップ体制が重要　*8*
　2. 成長発達する存在が子どもである　*9*
　3. 親・家族への支援が欠かせない　*10*
　4. コーディネーター（調整役）を決めて支援する　*10*

第2章

在宅ケアを必要とする子どもの特徴と病態

Ⅰ. 医療的ケアを必要とする子ども————————————新家一輝　15
　1. はじめに　*15*
　2. 重症心身障害児の特徴とケア　*19*
　3. 医療的ケアを必要とする子どもがもつ疾患例　*23*
Ⅱ. 障害をもつ子ども――発達障害のある子どもを中心に――————古川恵美　32
　1. 発達障害のある子どもの理解　*32*
　2. 発達障害のある子どもの家庭生活や学校生活のなかでみられる特徴
　33

3. 医療の依存度は低いが，肢体不自由と知的障害のある子ども　*35*

4. 発達障害のある子どもへの「合理的配慮」と家族支援　*36*

Ⅲ. 子どものがん──────────────────────────────新家一輝　37

1. はじめに　*37*

2. 小児がんに対する集約化・均てん化　*38*

3. 小児がんに対する治療　*39*

4. 代表的な疾患と治療　*40*

5. 支持療法，症状マネジメント，緩和ケア　*45*

6. 晩期合併症（late effect；長期的な影響）　*47*

7. 難治性の小児がんをもつ子どもと家族の終末期在宅療養　*48*

第3章

子どもの安全・安心な在宅医療の支援

Ⅰ. 呼吸ケア──53

1. 在宅酸素療法　　牧内明子　*53*

2. 在宅人工呼吸療法　　牧内明子　*61*

3. 呼吸リハビリテーション　　木原秀樹　*70*

Ⅱ. 摂食・嚥下のケア──────────────────────────大塚義顕　78

1. 経管栄養法　*78*

2. 口腔ケア　*82*

3. 摂食・嚥下のリハビリテーション　*89*

Ⅲ. コミュニケーションの支援──────────────中山優季・田中栄一　99

1. コミュニケーション支援の考え方　*99*

2. 遊びや学びの支援　*103*

3. 障害別支援の実際；遊びや学びと AAC　*106*

第4章

子どもの在宅生活を支える支援

Ⅰ. 子どもの成長と教育────────────────────────倉田慶子 115

1. 子どもの成長発達　*115*

2. 成長発達の遅れがある子どもたち　*115*

3. 子どもにとっての教育とは　*117*

Ⅱ. 親ときょうだいへの支援 ·· 倉田慶子 120

1. 親ときょうだいを取り巻く現状　*120*
2. 親の障害の受容過程と治療の選択　*121*
3. 乳幼児期にある子どもと親ときょうだいへの支援　*122*
4. 学齢期にある子どもの親ときょうだいへの支援　*125*
5. 青年・成人期にある子どもと親の課題と支援　*126*

Ⅲ. 仲間づくりの支援 ·· 河野　眞 127

1. 友だち・仲間・顔見知り　*127*
2. 子どもにとっての仲間づくり　*129*
3. 子どもを取り巻くその他の仲間づくり　*133*

Ⅳ. 発達障害のある子どもの社会参加 ······························ 河野　眞 133

1. 子どもにとっての社会参加とは　*133*
2. 発達障害のある子どもの社会参加と在宅ケア　*135*
3. 発達障害のある子どもの社会参加の支援　*138*

Ⅴ. 重度障害のある子どもの外出支援 ······························ 中山優季 140

1. 子どもにとっての外出　*140*
2. 外出支援：人工呼吸器装着児を例に　*141*
3. 外出支援の実際（手順）　*142*
4. 外出時のヒヤリハットとその対応　*145*

Ⅵ. 在宅ケアと児童虐待 ·· 河野　眞 152

1. 児童虐待の定義　*152*
2. わが国における児童虐待の現状と実態　*152*
3. 在宅ケアと児童虐待の接点　*154*
4. 予防・発見・対応　*155*
5. まとめ　*159*

Ⅶ. 在宅ケアチームの連携と協働 ······································ 島田珠美 160

1. 在宅ケアチーム　*160*
2. 相談支援専門員　*162*
3. 自立支援協議会　*164*
4. 連携と協働　*165*

Ⅷ. 利用できる制度と社会資源 ·· 島田珠美 166

1. 医療制度；健康保険法　*166*
2. 障害者総合支援法　*169*
3. 障害者総合支援法における各種サービス　*172*
4. 地域の自主団体等　*174*

第5章

在宅療養の実際

Ⅰ. 療養者から .... 海老原宏美 179
  1. 幼少期　*179*
  2. 学齢期：小学校から大学卒業まで　*179*
  3. 青年期：「TRY」の活動と障害者運動　*180*
  4. 障害・呼吸不全の増悪と人工呼吸器導入　*181*
  5. 自立生活と重度訪問介護サービス　*181*
  6. 在宅療養者の視点による今後の課題　*182*

Ⅱ. 療養者の親から .... 安道照子 184
  1. はじめに　*184*
  2. 告知を受けて　*185*
  3. 入院生活　*185*
  4. 喪失後　*188*
  5. おわりに　*191*

Ⅲ. 特別支援学校から .... 鈴木みちる 191
  1. 特別支援学校における医療的ケアへの対応の経緯　*191*
  2. 医療的ケアにおける教育委員会の役割　*192*
  3. 特別支援学校における医療的ケアの今後の課題　*194*
  4. 特別支援学校における実践例　*194*
  5. おわりに　*198*

Ⅳ. 訪問看護から .... 島田珠美 199
  1. 訪問看護と制度　*199*
  2. 小児の訪問看護の実際　*201*
  3. 事例　*204*
  4. 今後の課題　*207*

Ⅴ. 小児科診療所から .... 南條浩輝 208
  1. はじめに　*208*
  2. 訪問診療の対象の子どもたち　*209*
  3. 症例　*210*
  4. 小児在宅医療の現状　*211*
  5. 小児在宅医療の今後の課題　*212*

索引 215

第1章

子どもを対象とした在宅ケア

I. 子どもを対象とした在宅ケアの現状と課題

　人工呼吸器を装着して在宅に移行した子どもの事例が紹介されたのは，1980年前半である．それから4半世紀を経てようやく，小児の在宅支援体制整備が進められるようになってきた[1]．

　近年，急速な小児医療の進歩や医療機器の改善により，地域で生活する医療ニーズの高い子どもたちが増えており，その背景には，3つの要因が指摘されている[2]．1つ目は，NICU（neonatal intensive care unit；新生児集中治療室）満床問題に端を発し，医療機器と医療的ケアに依存してNICUに長期入院していた児の積極的な退院移行が進められていることである．2つ目は，小児科病棟からの医療機器と医療的ケアを必要とする子どもの地域移行がこれまで以上に進められることである．3つ目は，もともと自宅や地域で暮らす重症児の加齢に伴う重症化の問題がある．年齢とともに身体機能が衰え，医療的ケアが必要となっている重症心身障害児（以下，重症児）の増加である．

　地域移行の背景には，子どもたちの発達やQOL（quality of life；生活の質）の観点から長期入院を避け，できるだけ通常の子どもたちと変わらない社会生活を送ることができるようにという考え方も後押ししている．そのような子どもたちのなかには，医療ニーズの高い小児慢性疾患児も含まれており，集団生活・地域生活での活動に問題を抱えていることが少なくない．

　ここでは，医療ニーズの高い子どもを対象とした在宅ケアの現状と課題について概観する．

1. NICU退院児の状況

　前述したようにNICUの長期入院児対策が進められているが，長期入院児の原疾患は「先天異常」「低酸素脳症」「気道病変をもつ」などで，退院時には気管切開，経管栄養，酸素療法などの何らかの医療的ケアが必要とされている．そして，多くの子どもたちはNICUから直接自宅に帰るため，医療機関からの退院支援体制の整備と受け皿となる地域整備が近々の課題として検討されている[3]．

2. 在宅児の現状

　在宅児の現状については，全国的に調査したものは少ない．愛知県の調査から全国推計した結果によると，全国の重症児者（大島分類1～4，p.19参照）は43,000人，うち在宅児者は28,660人（66.7％）を占めているとの報告がある[4]．2007年の小児科学会による全国8府県の調査によると[5]，20歳未満の超重症児（鈴木らの重症度スコアを参考に超重症児と準超重症児を含ん

表 1-1-1　在宅児の医療的ケアなどの内容

(*n* = 147)

	人　数（人）			割　合（%）		
	全　体	3歳以下	4〜6歳	全　体	3歳以下	4〜6歳
吸引	98	54	43	82.4	83.1	81.1
経管栄養	88	46	41	73.9	70.8	77.4
気管カニューレの管理・交換	67	35	31	56.3	53.8	58.5
気管切開部の処置	65	32	32	54.6	49.2	60.4
酸素管理	62	36	25	52.1	55.4	47.2
吸入	50	24	25	42.0	36.9	47.2
人工呼吸器管理	42	23	19	35.3	35.4	35.8
排便コントロール	35	20	15	29.4	30.8	28.3
下咽頭チューブ管理	10	4	5	8.4	6.2	9.4
創傷処置	10	4	6	8.4	6.2	11.3
導尿	5	1	4	4.2	1.5	7.5
尿道留置カテーテル	1	0	1	0.8	0.0	1.9
人工肛門	1	0	1	0.8	0.0	1.9
中心静脈栄養	1	1	0	0.8	1.5	0.0
輸液管理	1	1	0	0.8	1.5	0.0
人工膀胱（膀胱ろう含む）	0	0	0	0.0	0.0	0.0
リハビリテーション	74	35	38	62.2	53.8	71.7
薬の服用	86	42	43	72.3	64.6	81.1
入浴介助	81	41	39	68.1	63.1	73.6
家族の留守中対応	56	28	28	47.1	43.1	52.8
両親の精神的支援	43	25	18	36.1	38.5	34.0
緊急時の対応	33	15	17	27.7	23.1	32.1
育児指導	25	17	8	21.0	26.2	15.1
きょうだいへの支援	23	16	7	19.3	24.6	13.2
無回答	3	1	2	2.5	1.5	3.8
総　　数	119	65	53			

〔及川郁子：平成21年度厚生労働省障害者保健福祉推進事業，障害児の地域生活への移行を促進するための調査研究事業報告書　2010年3月．31．全国訪問看護事業協会，東京，2009〕

でいる）数は1,246人で，20歳未満人口1,000人あたりの発生率を0.3としている．この調査では，67%の子どもは新生児期に発症，68%が在宅児であった．医療的ケアの度合いを入院児と在宅児で比較すると，人工呼吸器管理はほぼ同数，経管栄養，気管切開，吸入・吸引などは明らかに在宅児のほうが多く行われていた．

　2009年に実施した6歳以下の小児147人の在宅ケアの調査によると（介護者の回答）[6]，在宅児の平均年齢は3.3歳であった（3歳以下74人，4〜6歳72人，不明1人）．発症年齢は71.4%が出生時であり，原疾患は，神経・筋疾患27.9%（3歳以下20.3%），慢性呼吸器疾患23.8%（3歳以下25.7%），慢性心疾患17.1%（3歳以下18.9%）が上位を占めていた．その他の回答をみると，低酸素脳症や脳性麻痺，先天性奇形や染色体異常などの記載が多くみられた．医療的ケアの内容をみると，表1-1-1のように呼吸管理・栄養管理の児が多く，リハビリテーションや与薬，入浴介助なども必要としていた．また，平日の10〜18時までの時間帯に自宅以外で

第1章　子どもを対象とした在宅ケア　　5

表 1-1-2　在宅児の平日のすごし方

(単位：％)

3 歳以下（n = 74）	6 時~	8 時~	10 時~	12 時~	14 時~	16 時~	18 時~
家族とのみ	67.6	63.5	39.2	45.9	51.4	54.1	66.2
ホームヘルプ	0	0	4.1	1.4	4.1	2.7	1.4
訪問看護ステーション	0	5.4	25.7	9.5	12.2	8.1	0
肢体不自由児施設・通園施設	0	0	5.4	6.8	5.4	0	0
重症心身障害児施設	0	0	1.4	2.7	1.4	1.4	0
幼稚園・保育園	0	1.4	2.7	2.7	2.7	1.4	0
4~6 歳（n = 72）	6 時~	8 時~	10 時~	12 時~	14 時~	16 時~	18 時~
家族とのみ	80.6	72.2	26.4	37.5	43.1	58.3	76.4
保育所・幼稚園	0	2.8	8.3	8.3	5.6	0	0
児童デイサービス	0	0	5.6	2.8	2.8	0	0
訪問看護ステーション	0	2.8	12.5	2.8	12.5	19.4	0
肢体不自由児施設・通園施設	0	1.4	22.2	18.1	12.5	1.4	0
重症心身障害児施設	0	0	5.6	5.6	2.8	0	0

〔及川郁子：平成 20 年度厚生労働省障害者保健福祉推進事業，相談支援の機能強化を図るための調査
研究事業：医療処置を必要としながら在宅で生活する障害児・者のための報告書　2009 年 3 月．全国
訪問看護事業協会，東京，2009 より一部抜粋〕

の子どもたちのすごし方をみると，表 1-1-2 のように，3 歳以下では，「肢体不自由児施設・通
園施設」などを，4~6 歳では，「肢体不自由児・通園施設」「保育所・幼稚園」などを利用して
いた．一方で，自宅では訪問看護ステーションやホームヘルプ事業所などの支援者がある以外
は，家族だけとすごす子どもが多い現状であった．

　学齢期になると，特別支援学校への通学や訪問教育が行われるようになり，自宅にいる時間
が減少してくる．しかし，学校の終了時間が早く帰宅後や休暇中のすごし方，卒業後の生活支
援までは行き届いていない[7]．

3. 家族の状況

　子どもをケアする家族の状況についてみてみる[8]．主たる養育者は母親（91.2％）であり，表
1-1-1 に示す医療的ケアのどの項目においても，8 割以上の家族が実施していた．そのため，容
易に外出できないことによるストレス，睡眠不足による心身の疲労などを訴え，家族が少しで
も解放されるための留守中の対応，精神的支援などを必要としていた．

　一方，家族が利用している社会資源やサービスの状況をみると，表 1-1-3 に示すようにもっ
とも多く利用されていたのは，「訪問看護ステーション」であり，「肢体不自由児施設・通園施
設」「ホームヘルプ」となっていた．その他には，医療機関などが記載されていた．家族の主た
る相談先について，表 1-1-3 の機関から 5 つ選択してもらったところ，「訪問看護ステーショ
ン」19.0％（3 歳以下 24.3％，4~6 歳 13.9％）がもっとも高く，「肢体不自由児施設・通園施
設」2.7％（3 歳以下 1.4％，4~6 歳 4.2％），「ホームヘルプ」「ショートステイ」「重症心身障害
児施設」「保健所・保健センター」がいずれも 1.4％であった．その他として「家族が中心的に

表 1-1-3　3か月間における家族の社会資源・サービス利用状況

(*n* = 147)

	人　数（人）			割　合（%）		
	全　体	3歳以下	4～6歳	全　体	3歳以下	4～6歳
訪問看護ステーション	113	59	53	76.9	79.7	73.6
肢体不自由児施設・肢体不自由児通園施設	34	13	21	23.1	17.6	29.2
ホームヘルプ（居宅介護）	31	15	16	21.1	20.3	22.2
ショートステイ（短期入所）	26	10	16	17.7	13.5	22.2
保健所・保健センター（保健師）	25	20	4	17.0	27.0	5.6
日常生活用具給付事業	19	8	11	12.9	10.8	15.3
市区町村の障害者福祉等部署	18	11	7	12.2	14.9	9.7
重症心身障害児施設	17	7	10	11.6	9.5	13.9
補装具	14	3	11	9.5	4.1	15.3
児童デイサービス	11	2	9	7.5	2.7	12.5
保育所・幼稚園	9	2	7	6.1	2.7	9.7
医療機関の訪問看護部門	7	5	2	4.8	6.8	2.8
患者会・親の会等のサポートグループ	7	3	4	4.8	4.1	5.6
訪問入浴サービス	5	3	2	3.4	4.1	2.8
相談支援事業	4	1	2	2.7	1.4	2.8
移動支援事業	4	1	3	2.7	1.4	4.2
知的障害児施設・知的障害児通園施設	4	1	3	2.7	1.4	4.2
児童相談所	4	2	1	2.7	2.7	1.4
都道府県の福祉事務所	4	2	2	2.7	2.7	2.8
生活サポート事業	2	1	1	1.4	1.4	1.4
ボランティア	2	0	2	1.4	0.0	2.8
コミュニケーション支援事業	1	0	1	0.7	0.0	1.4
その他	19	9	10	12.9	6.1	6.8
無回答	19	8	11	12.9	10.8	15.3
総　数	147	74	72			

〔及川郁子：平成21年度厚生労働省障害者保健福祉推進事業，障害児の地域生活への移行を促進するための調査研究事業報告書　2010年3月．34，全国訪問看護事業協会，東京，2010〕

サービス調整を行っている」との回答が 11.6% であった．社会資源やサービスの利用による満足度の高さには，16.7～100% とバラツキが大きかった．

4.　地域における在宅児に対する支援状況

　子どもや家族の在宅ケアを支える地域の状況について，2010年の「医療ニーズの高い障害者等への支援策に対する調査」[8]を参考にみてみる．本調査は，訪問看護事業所，居宅介護事業所，短期入所施設，児童デイサービス事業所，通園施設，保健所等において調査を実施している．

　訪問看護事業所における18歳以下の子どもの訪問看護の実施状況は，1,077事業所中37.1%で実施されていた．304実施事業所における1か月間の延べ訪問回数は，1事業所あたり平均2.8人，17.7回であった．自宅以外の訪問先としては保育所，特別支援学校，通常校，児童デイサービス事業所，短期入所事業所などに，数は少ないものの実施されていた．しかし，小児

表 1-1-4　小児の訪問看護を実施していない理由

	事業所数	割合（%）
小児の訪問看護の依頼がないため	397	69.5
小児看護の経験がある職員がいないため	211	37.0
小児看護を担当できる職員がいないため	144	25.2
スタッフが不足しているため（上記項目以外）	126	22.1
小児訪問看護にスタッフが抵抗感をもっているため	63	11.0
その他	38	6.7
無回答	19	3.3
総　　数	571	100.0

〔及川郁子：平成 22 年度厚生労働省障害者保健福祉推進事業，医療ニーズの高い障害者
等への支援策に関する調査報告書　2011 年 3 月．29，全国訪問看護事業協会，東京，
2011〕

表 1-1-5　地域における支援事業所の利用状況

	1 事業者あたり の利用者数 （人）	うち医療処置の必要 な利用者数 （人）	待機児数 （人）
短期入所施設（n＝41）	15.8（3 か月間）	10.3	4.9
児童デイサービス（n＝293）	50.4（3 か月間）	5.17	1.58
通園施設（n＝147）	37.2（3 か月間）	6.5	4.17

〔及川郁子：平成 22 年度厚生労働省障害者保健福祉推進事業，医療ニーズの高い障害者
等への支援策に関する調査報告書　2011 年 3 月．全国訪問看護事業協会，東京，2011
より抜粋〕

の訪問看護を実施していない事業所も多く，その理由は表 1-1-4 のとおりで，訪問の依頼がないことがもっとも多かった．

　回答のあった 32 居宅介護事業所における 18 歳以下の子どもの居宅介護の実施状況は，1 か月あたり 1 事業所 14 人，うち医療処置を必要とする児は 8.3 人であった．1 か月間における延べ訪問回数は，1 事業所あたり平均 106.0 回（居宅介護・訪問看護の両方を利用 50.1 回，居宅介護のみを利用 55.8 回）であった．「低酸素脳症・脳性麻痺」の子どもがもっとも多く，多い医療処置は吸引・排便管理・けいれん時対応であったが，胃ろうによる経管栄養，気管カニューレの使用，人工呼吸器管理を必要としている子どもも含まれていた．家族の留守中訪問を実施している 11 事業所の家族の留守中の延べ訪問回数は，1 事業所あたり平均 36.8 回で，1 回あたりの平均滞在時間は 2.6 時間であった．居宅介護事業所へは家族からの依頼がもっとも多く（75%），その期待が大きいことが分かる．しかし，医療的知識や人材の不足などにより，医療的ケアの必要な子どもの受け入れには不安を抱えている状況がみられていた．

　表 1-1-5 は，短期入所施設，児童デイサービス事業所，通園施設の利用状況である．児童デイサービス事業所や通園施設は，利用者数に比べ医療処置を必要とする児が少ない傾向にあった．主な医療的ケアの内容としては，吸引，経鼻・胃ろう経管栄養，気管カニューレ管理などであり，人工呼吸器管理の子どもも少ないが含まれていた．3 施設とも，訪問看護師の施設訪問によって，家族の負担（送迎や付添），利用頻度の増加，受け入れ範囲の拡大，医療的ケアや

療育の質の向上などを期待できるとしているが，医療ニーズの高い利用者の受け入れ体制の整備・確保はむずかしいと答えていた．

保健師（障害福祉担当部署）や障害児療育等支援事業所は，医療ニーズの高い子どもたちへも多く関わってはいるが，コーディネーターの不在，対応できる施設事業所の少なさ，情報不足による対応のむずかしさ（特に医療機関との連携）などが課題として挙げられ，関係機関とのケア会議の開催による連携強化，情報交換が期待されていた．

在宅医療を担う医療機関についての調査[9]をみると，全国の在宅療養支援診療所 11,928 か所中回答のあった 1,409 か所において 19 歳までの小児の在宅診療を経験した診療所は 367 か所（26%）であった．今後希望している診療所は 687 か所（48.7%）であり，紹介元の医療機関や訪問看護ステーションとの連携，支援があれば多くの在宅診療所が小児の診療を行う可能性を示唆していた．

2012 年の特別支援学校における医療的ケアに関する調査[10]では，特別支援学校在籍児童数124,868 人に対し，医療的ケアが必要な幼児児童生徒数は 7,531 人（6.0%）であった．そのうち呼吸管理に関連した医療的ケア 67.8%，栄養に関連した医療的ケア 25.7%，導尿介助 2.5%であった．医療的ケア対象児の増加に伴い看護師数も増加していたが，教育の場における看護師の役割の不明確さ，子どもの症状・重症度に対する見方の違いなどがあり，看護師・教員・養護教諭の連携・協働に関する問題が挙がっていたと報告している[11]．

一方，小・中学校における医療的ケア児童生徒数は，1,218 人（延べ人数）であり，気管切開からの吸引 181 人，気管切開管理 109 人，酸素療法 94 人，胃ろう経管栄養管理 132 人，導尿 293 人などであった．

以上のように，地域で生活する重症児，医療ニーズの高い子どもたちが増加傾向にあるにもかかわらず，子どもたちを受け入れる地域資源やサービスは実情に追いつかず，子どもや家族の力で在宅生活を進めている現状が明らかになっている．

II. 子どもを対象とした在宅ケアの特殊性

子どもの在宅ケアの特殊性は，前述した現状の問題とも絡んでいる．本稿では，現状を踏まえつつ 4 点述べる．

1．重症児に対するバックアップ体制が重要

子どもの在宅ケアは，医療ニーズの高い子どもたちがその対象となっている．特に重症心身

障害児（重症児）は，原疾患（低酸素症や染色体異常症，分娩異常，脳炎後遺症やてんかん後遺症など）のほかさまざまな合併症（機能障害）をもち，その病態は複雑になっている．そのため，解剖学的・生理学的基盤が弱くなり，わずかな環境の変化にも体調を崩しやすく，日々の体調管理を欠かすことができない．しかし，その変化は，微妙で分かりにくいことも多い．また，機能障害の予防や進行を遅らせ，子どものもっている能力を伸ばす「ハビリテーション」「リハビリテーション」も欠かすことができない．

　子どもの状態を的確にアセスメントし，必要なケアを実践していくこと，さらにはそのケアを親ができるように支援していくことが重要になってくる．単に医療的ケアの方法を教えるのではなく，子どもの病態や特徴を把握したうえで親が理解できるように知識を共有し，その子どもに合った健康管理の方法をいっしょに考えていくことが必要になってくる．また，重症児はさまざま合併症をもち，状態が不安定になりやすいため，定期診察のみならず，緊急時や休日・夜間のバックアップ体制は欠かせない．これまでの調査では，小児の在宅診療に関わる診療所の医師が少ないことが明らかになっている[9]．緊急入院可能な医療機関，いつでも相談できる訪問看護ステーションなどを確保することが必要となる．

2．成長発達する存在が子どもである

　子どもは，いつもどんな状態でも成長発達し続けている存在である．疾病や障害に関係なくすべての子どもたちの発達権，教育権が保障されなければならない．重症児は，通常の発達過程をたどることは困難であることから，より成長発達を意識した関わりが必要となってくる．しかし，重症児の発達の様相は個々に違い，また発達領域がアンバランスであるため，発達全体をみてアセスメントし，その子どもにあった支援を検討していくことが必要となる．幼少期の子どもにとって，日々の遊びは子どもの発達を促すよい機会となる．保育士・作業療法士・理学療法士などの専門的チームを組んで療育支援を進めていく．学齢期児童生徒には学校（通常学級，特別支援学級など）への通学を積極的に進めていく．訪問保育や訪問教育も子どもの状態に応じて選択して，子どもたちにできるだけ多くの刺激や人々と接する機会をつくるように支援することが重要となる．子どもたちにとって遊びは，心身の発達を促すだけでなく感情のはけ口となり，気持ちを安定させる効果がある．また，子どもと活動の時間を共有することで感じる一体感は，うまく表現できない子どもの微妙な気持ちを読み取り，子どもとの関係やコミュニケーションを促していき，ケアの手がかりともなる．

　子どもの発達はゆっくりであったとしても，着実に進む発達の変化や子どもの能力をとらえ，子どものライフサイクルを見据えながら長期的視野で関わっていくことが大切である．

　前述したように，子どもを支援する療育環境や教育環境は十分とはいえない．また，家庭外でも常に家族の付き添いを必要としていることが多く，子どもが親から離れて子ども同士のなかで社会性を育む機会が奪われている．重症児であっても，年齢に応じた親離れ子離れのできる機会をつくっていくことが必要で，子ども同士の交流が発達によい影響を及ぼしているとの

報告もある[12]. 最近は，児童福祉法等が定める「児童発達支援事業等」の指定を受けた療養通所介護事業所では，医療ニーズの高い子どもに対応できる看護職員がいるため，安心して子どもを預けることができるようになった. 療養通所介護事業所が多機能型事業の指定を受けている場合には，18歳以降も通所を継続できるなどのメリットもある.

3. 親・家族への支援が欠かせない

近年，チャイルド・アンド・ファミリー・センタード・ケア（child & family centered care）の理念が浸透し，親や家族はともに子どもをケアする人として位置づけられるようになった. この理念は，子どものことをいちばんよく知っているのは親・家族であり，子どもにとっても親・家族がいちばんの存在であることを前提としている. ことに，子どもに疾病や障害が発見されたとき，私たちはそのことを強く意識して，親子関係が築かれるように，築かれている関係が壊れないようにしていくことが重要である. NICUで長期入院児になる理由は，家族が子どもの病気や障害の受け入れがむずかしいことにある. 親や家族の気持ちを十分に理解しないまま在宅に移行すると，子どもの身体状態の悪化による再入院や虐待に発展することがある.

また，重症児は年齢とともに身体的変化をきたし，その都度，胃ろうの造設や気管切開など治療の選択や決定が必要となる. 親の意向を尊重しつつも，親の意思決定（代諾）が子どもの最善の利益にかなうものでなければならない. 子どもの身体的状態や子どもの気持ちを理解しつつ，子どもや家族の意思を支えるためにどうあればよいか，親・家族と共に考えていくことが支援者の役割である.

一方，親や家族は重症児と共に生活することでの心身の負担も蓄積されている. 子どもの心身の安定を保つには，親の心身の安定が不可欠である. 子どもが幸せと感じられるには，親が幸せであることが重要であり，それは，きょうだいにとっても同じことである. 支援者が感じる「親との関わりのむずかしさ」は，親や家族の心身の疲労や負担が支援者への高い欲求として現れていると考えることもできる. 訪問看護師とホームヘルパーの併用により家族の介護の負担を減らすこと，児童デイサービスや保育所・学校などへの通園・通学により1日数時間でも子どもと離れる時間をつくること，定期的に子どもの短期入所を利用することなど，家族の状況に応じて選択できる方法を組み合わせながら，在宅ケアを維持・安定できるように資源・サービスをうまく活用していく. 幼少期の子どもの親は，若く経済的基盤が弱いこと，親としての自信を喪失していることもある. 多方面から子育て全体を支えていく. また，子どもが年長になるにつれ，将来への不安も高まってくる. 先を見越して早い段階から社会資源を取り入れる準備を進めていくなど療養経過に応じた親・家族への支援が必要である.

4. コーディネーター（調整役）を決めて支援する

子どもが成長・発達していく過程においては，在宅ケアに限らず，保健・医療，福祉，教育

の連携が不可欠である．子どもの場合，介護保険のようにコーディネーターを担う人材が決まっていないため，家族自らがサービスを探し，関係者間の調整を行う状況になっている．2013年より指定を受けた相談支援事業所が居宅や通所サービス利用計画書を作成してサービスを進めていくようになり，専門員の育成も進められている．しかし，医療ニーズの高い子どもの状態やケアまで理解して関わるには，医療専門職の支援も欠かせない．子どものその時々に応じて，適切な支援が受けられるよう関係者間で検討する必要がある．調整役は，適切なときに必要な情報を集約してつなげる役割がある．子どもや家族，支援関係者の状況を冷静かつ客観的に判断して対応することが望まれる．そして，親や家族を含めた関係者間の合同調整会議を適宜開催しながら，子どもや家族の必要とするサービスが途切れることなく提供されるようにしていくことである．子どもに関わる多くの専門職や専門機関を結びつけ，それでもなお，その隙間を埋めて子どもや親・家族が上手に資源を活用できるように支援していくことが重要であろう．その第一歩は，関係者間が相互に安心・信頼できる関係をつくることであると考える．

【第 1 章文献】

1) 厚生労働省：小児等在宅医療連携拠点事業について（http://www.mhlw.go.jp/seisakunitsuite/bunya/kenkou_iryou/iryou/zaitaku/dl/syouni_zaitaku_teikei.pdf#search,2013.12.7）.
2) 前田浩利：地域で支えるみんなで支える　実践!! 小児在宅医療ナビ．3-10，南山堂，東京（2013）.
3) 田村正徳：平成 22 年度厚生労働科学研究費補助金成育疾患克服等次世代育成基盤研究事業「重症新生児に対する療養・療育環境の拡充に関する総合研究」平成 22 年度総括・分担研究報告書　2011 年3 月（2011）.
4) 岡田喜篤，ほか：重症児（者）に関する海外事情．両親の集い，**673**：13（2013）.
5) 日本小児科学会倫理委員会：超重症心身障害児の医療的ケアの現状と問題点．日本小児科学会誌，**112**（1）：94-101（2008）.
6) 及川郁子：平成 21 年度厚生労働省障害者保健福祉推進事業　障害児の地域生活への移行を促進するための調査研究事業報告書　2010 年3 月．11-47，全国訪問看護事業協会，東京（2010）.
7) 及川郁子：平成 20 年度厚生労働省障害者保健福祉推進事業　相談支援の機能強化を図るための調査研究事業；医療処置を必要としながら在宅で生活する障害児・者のための報告書　2009 年3 月．21-25，全国訪問看護事業協会，東京（2009）.
8) 及川郁子：平成 22 年度厚生労働省障害者保健福祉推進事業　医療ニーズの高い障害者等への支援策に関する調査報告書　2011 年3 月．全国訪問看護事業協会，東京（2011）.
9) 田村正徳：厚生労働科学研究費補助金成育疾患克服等次世代育成基盤研究事業「重症新生児に対する療養・療育環境の拡充に関する総合研究」平成 20～22 年度総合研究報告書　2011 年3 月．150-153（2011）.
10) 文部科学省：平成 24 年度特別支援学校等の医療的ケアに関する調査結果について（http://www.mext.go.jp/a_menu/shotou/tokubetu/material/__icsFiles/afieldfile/2013/05/14/1334913.pdf,2013.12.7）.
11) 泊　祐子，竹村淳子，道重文子，ほか：医療的ケアを担う看護師が特別支援学校で活動する困難と課題．大阪医科大学看護研究雑誌，**2**：40-50（2012）.
12) 豊田ゆかり：医療的ケアが必要な乳幼児の個別支援計画に基づいたデイサービスの構築，2009 年度勇美記念財団研究助成報告書　2010 年3 月（2010）.

（及川郁子）

第 2 章

在宅ケアを必要とする子どもの特徴と病態

I. 医療的ケアを必要とする子ども

1. はじめに

1) 医療的ケア

　周産期・小児医療の進歩に伴い子どもの救命率が向上するなかで，急性期を乗り越えてからも医療的ケアの継続を必要とする子どもが増加している．医療的ケアとは「医療行為のうち，その医療行為を必要とする子ども（子どもに限らない）に対して，家族などが自宅で日常的な生活行為として行っている行為である」ともいわれ，その内容は多岐に渡る（表2-1-1）．

　子どもと家族にとっての医療的ケアは単に医療行為としてではなく，また，生活援助行為としてだけでもなく，自分として親としてきょうだいとして行っている行為であったりもする．一方で，あくまで医療行為ととらえ，医療的ケアを行うことに抵抗を感じている家族もいる．医療的ケアは子どもの安全・安楽を守るものである一方で，医療的ケアを必要とする健康状態が，たとえば夜間に頻回の吸引が必要になるなど，子どもと家族が過剰な負担を感じる要因にもなったりする．医療的ケアひとつの行為をとっても子どもと家族にとっての意味はさまざまであり，その時々で社会情勢によっても変化していく．そういった家族の関係性のなかで実施されていく行為のもつ意味を医療が無下に扱うのではなく，それぞれの子どもと家族にとっての医療的ケアの意味を共有し，医療がどうあればよいのか，その家族それぞれの感覚のなかに生きていくことが重要である．

　子どもが，親やきょうだいたちとの暮らしのなかで，あるいは療育や教育，福祉，医療，職場といった地域のあらゆる場で，その子（人）らしくすごし成長発達の過程を歩むこと，すなわち，子どもの基本的な権利が保証されること，その一環に，医療的ケアを必要とする子どもと家族と協働する在宅ケア学の果たす役割は大きくなっている．

表 2-1-1　主な医療的ケアの内容

栄　養	経管栄養（鼻腔留置，口腔ネラトン，胃ろう，腸ろうなど），中心静脈栄養など
呼　吸	薬液吸入，口鼻腔吸引，気管切開部の管理，経鼻咽頭エアウェイの管理，人工呼吸器管理など
循　環	酸素吸入，SpO_2モニター管理など
排せつ	導尿，人工肛門による排せつなど
注　射	インスリン，成長ホルモン，血液凝固因子製剤など
緊急時の投薬	抗けいれん薬，抗アレルギー・アナフィラキシー薬，解熱剤など

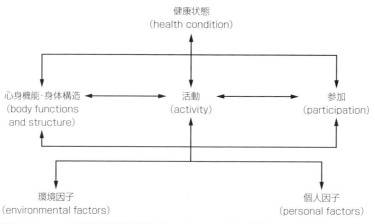

図 2-1-1 ICF 国際生活機能分類（2001）の生活機能構造モデル

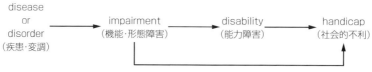

図 2-1-2 ICIDH 国際障害分類（1980）の障害構造モデル

2）障害をもつ子ども

　医療的ケアが必要となる障害をもつ子どもの理解には，世界保健機関（World Health Organization；WHO）が発表した ICF 国際生活機能分類（International Classification of Functioning, Disability and Health）の生活機能構造モデルが役に立つ（図 2-1-1）．ICF 国際生活機能分類は，それまでの，障害を「機能・形態障害（impairment）」「能力障害（disability）」「社会的不利（handicap）」という構造を示したことで画期的であったが，障害者としてのマイナス面にのみ着目し，属性や環境の影響を軽視していると批判を受けた国際障害分類（International Classification of Impairments, Disabilities and Handicaps；ICIDH）の障害構造モデル（図 2-1-2）に対して，人を生活機能という面からみるように視点を転換し，さらに個人・環境等の要因を加えた生活機能モデルである．そして，disability（障害）について，ICIDH の disability（能力障害）とは違い，「心身機能・身体構造障害」「活動制限」「参加制約」を包括する概念として位置づけた．わが国では「障害者とは，身体障害，知的障害，精神障害（発達障害を含む），その他の心身の機能の障害がある者であって，障害及び社会的障壁により継続的に日常生活又は社会生活に相当な制限を受ける状態にあるものをいう」（障害者基本法，第 2 条）と定義されている．

3）身体障害をもつ子どもの現状

　厚生労働省が 5 年ごとに実施している身体障害児・者実態調査の最新結果によると，全国の 18 歳未満の身体障害児数（在宅）は 93,100 人と推計されている（2006 年 7 月 1 日現在）．その

第2章　在宅ケアを必要とする子どもの特徴と病態　　17

表 2-1-2　障害の種類別にみた身体障害児数

	全国推定人数（%）
身体障害児数（在宅）	93,100（100 ）
肢体不自由 （上肢機能障害，脳原性全身性運動機能障害，全身性運動機能障害，体幹機能障害，四肢機能障害，四肢切断）	50,100（ 53.8）
内部障害 （心臓機能障害，呼吸器機能障害，腎臓機能障害，膀胱・直腸機能障害，小腸機能障害，ヒト免疫不全ウイルスによる免疫機能障害）	20,700（ 22.2）
聴覚・言語障害 （聴覚障害，音声・言語咀嚼機能障害）	17,300（ 18.6）
視覚障害	4,900（ 5.3）

〔厚生労働省：身体障害児・者実態調査結果，2006〕

表 2-1-3　種別された障身体害を2つ以上合わせ持つ（重複障害）子ども

	全国推定人数（%）
重複障害をもつ子ども	15,200（100 ）
3種類以上の重複障害	4,600（ 30.3）
肢体不自由と内部障害	4,600（ 30.3）
肢体不自由と聴覚・言語障害	2,800（ 18.4）
肢体不自由と視覚障害	1,500（ 9.9）
聴覚・言語障害と視覚障害	1,200（ 7.9）
内部障害と聴覚・言語障害	300（ 2.0）

〔厚生労働省：身体障害児・者実態調査結果，2006〕

うち，障害の種類別にみた数は表 2-1-2 のとおりであった．種別された障害を2つ以上合わせ持つ（重複障害）子どもは 15,200 人で全体の 16.3％であり，その内訳は表 2-1-3 のとおりであった．身体障害の程度については，1・2 級の重度の障害を有する子どもが 61,300 人と全体の 65.8％を占めていた．

　身体障害の原因疾患は表 2-1-4 のとおりである．身体障害をもつにいたった原因は，出生時の損傷 17,900 人（19.2％），疾患によるもの 9,200 人（9.9％），事故によるもの 2,700 人（2.9％），その他 16,700 人（17.9％），不明 32,200 人（34.6％），不詳 14,200 人（15.3％）であった．

　身体障害をもつ子どもの日常生活動作別にみた介助の必要度は，表 2-1-5 のとおりであり，身体障害をもつ多くの子どもが人の力を必要としていることが伺える．

4）重症心身障害児（者）

　決してすべてではないが，障害をもつ子どものなかでも医療的ケアを必要とする多くの子どもは重症心身障害児に該当する．重症心身障害児とは「重度の知的障害および重度の肢体不自由が重複している児童（児童福祉法）」であり，重症心身障害は原則的には脳起因性（表 2-1-6）の重篤な健康状態によって生じた3つの次元に及ぶ障害である．個人因子（personal factors）や環境因子（environmental factors）との相互作用のなかで，心身機能・身体構造には重篤な機

表 2-1-4　身体障害の原因疾患

	全国推定人数（%）
重複障害をもつ子ども	93,100（100　）
脳性麻痺	24,100（ 25.9）
脊髄性小児麻痺	300（ 0.3）
脊髄損傷	1,500（ 1.6）
脳血管障害	900（ 1.0）
脳挫傷	300（ 0.3）
その他の脳神経疾患	3,700（ 4.0）
心臓疾患	12,400（ 13.3）
進行性筋萎縮性疾患	1,500（ 1.6）
骨関節疾患	600（ 0.6）
眼（網脈絡膜・視神経・角膜）疾患	2,100（ 2.3）
耳（内耳性・外耳性）疾患	4,000（ 4.3）
腎臓疾患	1,200（ 1.3）
呼吸器疾患	300（ 0.3）
消化器疾患	600（ 0.6）
その他	16,400（ 17.6）
不明	4,600（ 5.0）
不詳	18,200（ 19.5）

〔厚生労働省：身体障害児・者実態調査結果，2006〕

表 2-1-5　身体障害児の日常生活動作別にみた介助の必要度

	人数（%）	
総数	301（100）	
食事をする	全部介助 83（27.6）	一部介助 40（13.3）
排せつをする	全部介助 116（38.5）	一部介助 40（13.3）
入浴をする	全部介助 119（39.5）	一部介助 45（15.0）
衣服を着脱する	全部介助 48（15.9）	一部介助 39（13.0）
寝返りをする	全部介助 48（15.9）	一部介助 15（ 5.0）
家の中を移動する	全部介助 72（23.9）	一部介助 22（ 7.3）
外出する	全部介助 142（47.2）	一部介助 42（14.0）

〔厚生労働省：身体障害児・者実態調査結果，2006〕

表 2-1-6　重症心身障害にいたる主な原因

出生前	染色体異常，遺伝子異常，代謝異常，脳形成異常，脳血管障害，胎内感染症など
出生時・新生児期	低酸素性虚血性脳障害，低出生体重児，頭蓋内出血，重症仮死産，高ビリルビン血症，感染症など
周生期以降	脳炎，髄膜炎等の中枢神経感染症，てんかん等の症候性障害など，脳血管障害，低酸素性脳症の後遺症，頭部外傷，溺水事故，窒息事故，交通事故など

能障害（impairments）が認められ，いちじるしい活動制限（activity limitations）や参加制約（participation restriction）を伴う[1]．

　大島の分類（図 2-1-3）[2]は明解で実用性が高く，医療，教育，福祉行政などの場で広く活用されている．大島の分類のほかに，厚生労働省の規定や文部科学省の分類，さらに大島の分類

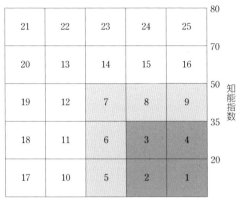

図 2-1-3 大島の分類

E6	E5	E4	E3	E2	E1	簡単な計算可
D6	D5	D4	D3	D2	D1	簡単な文字・数字の理解可
C6	C5	C4	C3	C2	C1	簡単な色・数の理解可
B6	B5	B4	B3	B2	B1	簡単な言語理解可
A6	A5	A4	A3	A2	A1	言語理解不可
戸外歩行可	室内歩行可	室内移動可	座位保持可	寝返り可	寝返り不可	

〈知能レベル〉

〈移動機能レベル〉

〈特記事項〉
C：有意な眼瞼運動なし
B：盲
D：難聴
U：両上肢機能全廃
TLS：完全閉じ込め状態

図 2-1-4 横地分類（改訂大島分類）

の項目数を増やし具体性をもたせた横地分類（改訂大島分類，図 2-1-4）[3]などがある．

2．重症心身障害児の特徴とケア（図 2-1-5）

1) 呼吸

重症心身障害児（以下，重症児）は，以下に記述するさまざまな要因やその重なりから呼吸障害を起こしたり繰り返しやすい．重症児の死亡原因の約50%が肺炎や呼吸不全などの呼吸器系疾患によるものである．呼吸器障害の要因は中枢性呼吸障害と末梢性呼吸障害，もしくはそ

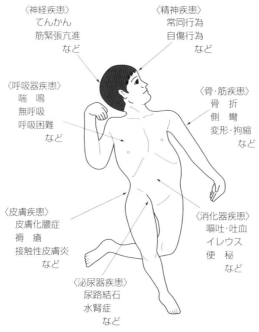

〔江草安彦監:重症心身障害療育マニュアル.第2版,24,医歯薬出版,2005を一部改変〕
図2-1-5 重症心身障害児の主な症状

れぞれの混合別に大別される.

①中枢性呼吸障害:延髄呼吸中枢の障害による無呼吸,低換気,呼吸リズムの変調や,けいれんに伴う呼吸抑制.

②末梢性呼吸障害:胸郭や脊椎の変形,筋緊張の亢進や筋力の低下による呼吸筋や横隔膜の運動制限,自力喀痰のむずかしさといった拘束性の換気障害.アデノイドや筋緊張異常による舌根沈下,下顎後退,気道狭窄,痰の貯留などによる閉塞性の換気障害.肺炎,気管支炎,無気肺によって生じるガス交換障害.

さらに,水分摂取がうまく行えず,水分不足になり痰の粘稠度が増す場合や,嚥下機能の変調や横隔膜機能発達の課題等に関連した胃食道逆流(gastroesophageal reflux;GER)の進行に伴う誤嚥など,さまざまな要因が関連して呼吸障害を起こしやすい.

ケア:まず,その子どものもつ呼吸様式の特徴と障害のリスクとメカニズムについて,その子どもの成長発達に沿った理解に努めることが重要である.そして,楽に呼吸ができるさまざまな姿勢の確保・工夫であったり,筋の拘縮や脊柱の側彎を予防するためのリハビリテーション,体位ドレナージなどによる分泌物の貯留への対応をしていく.また,水分摂取や吸入などによる分泌物への対応や,胃食道逆流への対応,必要時の適切な吸引や気管切開管理,口腔ケア,経鼻咽頭エアウェイの活用,下顎コントロール,マウスピースやネックカラーの使用,酸素療法,人工呼吸器管理,喉頭気管分離術などのニーズについてアセスメントしていく.

2）栄養

　重症児は，摂食・嚥下の一連の流れである認知・捕食・咀嚼・嚥下の発達が順調ではないことがあり，その子ども特有の摂食・嚥下の方法を発達させていくなかで，食事時に誤嚥の危険性を合わせ持っていたり，時間がかかり体力的にも栄養素や食事量を十分に取り込むことがむずかしい場合がある．また，周辺の骨筋の発達や拘縮や脊柱の側彎の進行，横隔膜や噴門の機能を含めた胃内容逆流防止機能が発達しにくいため，胃食道逆流を起こし誤嚥や上気道の粘膜障害を合併しやすい特徴がある．以上のような理由から経口摂取だけでは栄養状態が整いにくく体調を崩しやすい子どももいる．また，経管栄養で食を補う場合の過剰摂取や日常のストレスなどから嘔吐，下痢，出血などの消化器症状を起こす場合もある．

　ケア：子どもの栄養状態と必要な食事量のアセスメント．子どもの嗜好や摂食・嚥下機能から，食べやすい形状や形態について，とろみ剤などの使用も考慮に工夫していく．摂食・嚥下しやすい食器（スプーン，フォーク，ストロー，コップ，お皿など）の選択や使用．食前の食べやすい姿勢の確保や顎周囲の表情筋の緊張緩和を図るマッサージ．口唇・舌・下顎の協調運動をみた摂食・嚥下の補助と機能発達を支える工夫．食事中のむせ時のできるだけ安全・安楽な喀痰の支持や頭頸部を含む姿勢の修正保持，必要時の誘発嘔吐を防ぎながらのていねいな吸引．栄養状態が整いにくい子どもで身体可動性に制限がある場合には，皮膚損傷や褥瘡ケアも必要である．経管栄養（経鼻経管栄養法，口腔ネラトン法，胃ろう，腸ろう），中心静脈栄養の導入．経管栄養の導入などは，その子どもの誤嚥のリスクをアセスメントしながら，経口から経管に完全に切り替えるのではなく，無理せず口から食事を楽しめることも考慮し，経口と経管とを併用していくことも検討する．喉頭気管分離などの外科療法に対するニーズのアセスメントをしていく．その子どもと家族にとっての心理・社会的な食のあり方に対する理解と姿勢への理解に努めていく．

3）排せつ

　重症児は身体活動が少ないこと，抗けいれん薬や鎮静薬の服用，脊柱側彎，消化しやすい食物を摂取することで食物繊維が不足することなどによる影響などで便秘になりやすい．

　ケア：できるだけ自然排便が得られるように活動性や姿勢の工夫，緩下剤の調整使用を行う．必要時の浣腸や摘便はプライバシーを保障しながら実施していく．下痢の際は，腹痛や脱水，嘔吐，発熱など全身状態を観察し，異常の早期発見と対応に努めていく．

　排尿：器質的な障害や中枢・末梢神経の発達の障害により，尿流停滞による蓄尿や排尿困難，尿路感染，腎・尿路結石を起こす場合がある．また，抗てんかん薬のゾニサミド（zonisamide；ZNS）やトピラマート（topiramate；TPN）と腎・尿路結石との関連も指摘されている．排尿機能そのものに課題はなくとも，排尿行為に介助が必要な場合も多い．

4）睡眠

　中枢の機能障害のために睡眠・覚醒リズムの調整が確立しにくい場合がある．また，身体活

表 2-1-7 姿勢とその姿勢が重症心身障害児に与える影響

仰臥位	下顎・舌根が後退,沈下しやすい,顎や肩を後退させるような緊張が出やすい,痰・唾液がのど(咽頭・喉頭部)に貯留しやすい,十分な呼気が取りにくい,背部側胸郭の動作が制限される,胃食道逆流をきたしやすい,誤嚥物が肺下葉に貯留しやすい,胸郭の扁平化をきたす
腹臥位	下顎後退・舌根沈下を回避できる,喉頭部を拡張しやすい,条件よく設定し緊張を緩和できる,痰・唾液がのどに貯留しにくい,呼気が取りやすい,背部の胸郭・肺を拡張させやすい,胃食道逆流が起きにくい,誤嚥物が肺下葉に貯留を防ぐことができる,窒息の危険がある
側臥位	舌根沈下を防ぐことができる,緊張が緩んだ状態にできやすい,痰・唾液ののどへの貯留を防ぐことができる,胸郭の横の動きが制限される,右側臥位は胃食道逆流を誘発することがある
座位	前傾座位は,腹臥位と同じ利点がある,横隔膜が腹部臓器により押し上げられるない,後ろへのリクライニングは下顎後退・舌根沈下・喉頭部狭窄を進行させることがある,重度の嚥下障害がある場合,唾液が気管に誤嚥され,呼吸状態が悪くなることがある,胃食道逆流が起きにくい

〔日本小児神経学会社会活動委員会,北住映二,杉本健郎編:新版 医療的ケア研修テキスト,初版,55-57,クリエイツかもがわ,京都,2012 より一部改変〕

動の少なさや,夜間の医療的ケア,抗けいれん薬の服用などによってもリズムを整えるのに苦労する場合がある.睡眠時無呼吸症候群(閉塞型・中枢型・混合型)に対するケアが必要な場合がある.

5)姿勢・筋緊張異常

重症児は筋緊張の異常や自発運動の障害により,加齢に伴って骨・関節の変形・拘縮,関節の脱臼,骨折などをきたしやすい.

筋緊張異常:重症児の筋緊張異常には筋緊張亢進(筋固縮・筋痙縮),筋緊張低下(筋力低下,関節の過伸展),不随意運動(アテトーゼ,ジストニア,振戦など)があり,約80〜90%が筋固縮・筋痙縮,アテトーゼ型の筋緊張亢進をきたす.

筋緊張の変調(亢進・低下)が胸郭の変形,関節拘縮,脊柱側彎を進行させ,呼吸,循環,消化器障害などの2次的な合併症をきたし,さらに筋緊張の変調へと悪循環を招くリスクがある.早期から姿勢保持具や補装具を活用し,子どもの安全・安楽を確保しながらさまざまな姿勢をとれるようにしていく必要がある(表2-1-7).

薬物療法:ベンゾジアゼパム系薬,抗痙縮剤(筋弛緩薬),ボツリヌス療法・外科的療法に対するニーズや効果のアセスメントを行っていく.

6)けいれん

約70%の重症児がてんかんを合併する.またその多くが脳の器質障害に伴う症候性てんかんであり,難治性である場合が多い.

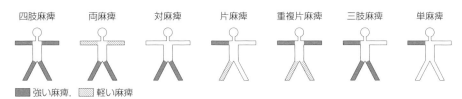
図 2-1-6 運動障害の身体分布（麻痺）による分類

3. 医療的ケアを必要とする子どもがもつ疾患例

1）脳性麻痺（cerebral palsy）

（1）定義

「脳性麻痺とは，受胎から新生児期（生後4週以内）までの間に生じた脳の非進行性病変に基づく，永続的なしかし変化しうる運動および姿勢の異常である．その症状は満2歳までに発現する．進行性疾患や一過性の運動障害，または正常化されうるであろうと思われる運動発達遅延は除外する」（1968年厚生省脳性麻痺研究班）．

（2）原因

①出生前：中枢神経奇形，胎内感染（風疹・トキソプラズマ，サイトメガロウイルス，単純ヘルペス，梅毒など），脳血管障害など

②周産期：低酸素性虚血性脳症，頭蓋内出血，高ビリルビン血症，中枢神経感染，脳動脈閉塞性障害など

③出生後（生後4週以内）：中枢神経感染，頭蓋内出血，脳血管障害など

（3）症状・分類

a）運動障害の身体分布（麻痺）による分類（図2-1-6）

①四肢麻痺：四肢のほぼ同程度の麻痺．麻痺の程度はさまざまで，歩行可能なものから寝たきりまである．

②両麻痺：両下肢の麻痺が強く，両上肢の麻痺が軽い場合をいう．

③対麻痺：両下肢の麻痺があるが，上肢の麻痺がない場合をいう．

④片麻痺：右または左の半身だけに麻痺がある場合をいう．片麻痺では上肢の麻痺が下肢より強い．

⑤その他：単麻痺，三肢麻痺，重複片麻痺などがある．重症心身障害をきたす脳性麻痺には四肢麻痺と両麻痺とが多く，四肢以外に顔面・口腔・頸部・体幹の麻痺を伴うことが多い．

b）運動障害の性質（筋緊張の異常の種類）による分類

①痙直型：痙縮（筋の伸張反射）により筋肉が硬く，動きが少ない型．関節可動域は低下する．拘縮・変形・関節脱臼（股・肘など）を起こしやすい．脳性麻痺のある子どもの約80〜90%を占める．

②強剛型（固縮型）：関節の動きが硬く，四肢に他動運動を加えると屈曲・伸展ともにいちじるしい抵抗を示す．頸定や座位保持，寝返りができない場合がほとんどである．

③アテトーゼ型：随意運動に伴い不随意運動がある．筋の緊張が安定せず，姿勢が定まらなかったり，左右対称の姿勢が取りにくい．四肢にとどまらず頭部や顔面にも無秩序な不随意運動が生じる．心理的影響で筋肉の硬さや不随意運動は強くなる．

④失調型：運動時のバランス不良や手の震えを認める型で，四肢の筋の低緊張や関節弛緩が目立つ．

⑤低緊張型：筋肉は柔らかく，運動量は少ない．関節可動域は正常より広くなる．

⑥混合型：痙直型と不随意運動型（アテトーゼ，ジストニア，振戦），痙直型と失調型による場合がある．それぞれの分類型の特徴を併せ持ち，さらに痙直型の特徴である子どもの年長化とともに障害の程度が増していきやすい．

（4）治療・予後

早期診断・早期対応が大切で，機能の維持・改善・悪化予防を図りながらその子らしく生活していくことが目標である．運動機能の障害に対しては，ボバース法やボイタ法，筋緊張抑制法といった機能訓練，ボツリヌス療法や髄腔内バクロフェン療法(ITB療法；intrathecal baclofen therapy)といった薬物療法，ギプス療法，腱延長・切離術などの筋手術，骨切り術などの骨・関節手術，選択的脊髄後根切断術など外科的療法が適応となる場合がある．

予後は，原因や運動機能障害の程度と変形・拘縮の進行に伴う身体への影響，特に呼吸器障害，摂食・嚥下障害などの合併症，重複する障害（てんかん，知的発達障害，情緒・行動障害，視覚・聴覚障害，内部障害など）などによってさまざまである．

2）二分脊椎（spina bifida）

（1）定義

胎生期の尾側神経管の閉鎖障害によって生じる，腰仙部の脊髄・髄膜・脊椎・皮膚などにみられる先天奇形．

（2）分類

外見上所見より顕在（嚢胞）性と潜在性に分類される．

①顕在（嚢胞）性：髄膜瘤，脊髄髄膜瘤，脊髄披裂などに分類される．中枢神経感染予防のため，早急な閉鎖・整復術を要する．脊髄髄膜瘤では，下肢の運動・反射・感覚障害や変形，直腸膀胱障害に加えて，脳幹・小脳奇形（キアリII型奇形）や水頭症が大半に合併する．

②潜在性：出生時には無症状であっても，成長の過程で下肢長の左右差，失禁，疼痛などの症状が現れる場合がある．重症度により手術適応となる．

3）水頭症

（1）定義

脳室内の脳脊髄液の循環・産生・吸収の障害により脳脊髄液が頭蓋内腔に貯留し，その結果進行性に脳室拡大を呈する病態．脳脊髄液の大部分は脈絡叢で産生されており，その脈絡叢の大部分は左右の側脳室にあるほかに，第三脳室，第四脳室の天井側にもある（図2-1-7）．

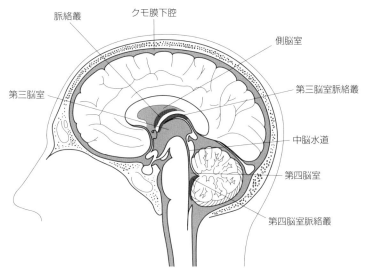

〔佐藤達夫監：新版 からだの地図帳. 21, 講談社, 2014 より改変〕
図 2-1-7　脳室とクモ膜下腔の解剖

(2) 分類
①非交通性：脳室系からクモ膜下腔に至る髄液交通路に通過障害があるもので，先天性の中脳水道の狭窄・閉塞や，第四脳室の囊胞性拡大などを特徴とする Dandy-Walker 症候群などでみられる．後天的には，脳室内の腫瘍形成や出血により発生する．
②交通性：クモ膜下腔における狭窄・閉塞による髄液の通過障害およびクモ膜顆粒からの髄液の吸収障害によるもの．クモ膜下腔が癒着をきたす髄膜炎やクモ膜下出血が原因となる．

(3) 症状
①頭蓋内圧亢進症状（新生児・乳児）：特徴的な頭囲の拡大，大泉門膨隆，頭皮静脈怒張，頭皮伸展・光沢，眼球の落陽現象，うっ血乳頭などから，精神・運動発達遅滞までみられる．
②幼児期後期移行：頭蓋骨の縫合がしっかりする幼児期以降では，頭蓋内圧亢進による頭痛・嘔吐が主症状となる．

(4) 治療
脳室系に貯留した髄液を頭蓋外へ誘導するシャント術が主に適応となる．主な手術法である脳室─腹腔短絡（V-P シャント）術のほかに，脳室─心房短絡（V-A シャント）術や腰椎クモ膜下腔短絡（L-P シャント）術などがある．

シャントトラブルには，シャントの閉塞・断裂・逸脱などによるシャント不全や，シャント感染，髄液の過剰排出，その他に腸管穿孔や腹水などがある．

4）筋ジストロフィ

（1）定義

筋線維の変性・壊死を主病変とし，進行性の筋力低下をみる遺伝性疾患の総称．

（2）分類

a）デュシェンヌ型筋ジストロフィ（Duchenne muscular dystrophy）

筋ジストロフィでもっとも頻度が高い．X染色体劣性遺伝をとり原則として男子のみが罹患し，進行性の筋力低下を示す．

3歳ごろより歩行障害が出現し，登はん性起立（ガワーズ徴候：手を膝にあてて体をよじ登るような起立），動揺性歩行（腹部を突き出すようにして肩・腕・体幹を左右へ揺さぶりながら歩く），ふくらはぎの仮性肥大（筋の脂肪変性による肥大）がみられるようになる．10歳前後で歩行不能となる．思春期には関節拘縮，側彎が進行し，顔面筋罹患，心肺機能の低下が出現する．それ以降，経管栄養や人工呼吸器管理が必要となり，およそ30歳までに呼吸不全・心不全で亡くなる．

b）ベッカー型筋ジストロフィ（Becker muscular dystrophy）

デュシェンヌ型の軽症型とされる．歩行不能例や心筋障害をきたすものから一生気づかれずに終わる例まである．

c）先天性筋ジストロフィ（congenital muscular dystrophy）

生後数か月までに筋ジストロフィ変化を呈す乳児期筋疾患の総称である．脳形成の異常を伴い知的障害を呈する福山型と，脳形成異常を伴わない非福山型に大別される．

d）福山型先天性筋ジストロフィ（Fukuyama congenital muscular dystrophy）

常染色体劣性遺伝であり，わが国ではデュシェンヌ型に次いで発生数が多い筋疾患である．発症はほぼ日本人に限られている．近位筋優位の筋力低下と筋緊張低下（floppy infant）に，顔面筋罹患による特徴的な顔貌がみられる．中枢神経系の異常により多くは中等度異常の知的障害やてんかんを合併する．運動発達は座位までの例が多く，6歳ごろにピークを迎えたのちに，筋萎縮，関節拘縮が進行し寝たきりとなる．呼吸器感染や心不全により，10歳代後半から20歳代前半で亡くなる．

5）てんかん（epilepsy）

（1）定義

てんかんとは，種々の病因によってもたらされる慢性の脳疾患であり，大脳神経細胞の異常放電に由来する反復性の発作（てんかん発作；seizure）を主徴とし，それに関連したさまざまな臨床並びに検査所見を伴うものである．

（2）分類

てんかんは，全般発作をもつ「全般てんかん」と部分発作をもつ「局在関連性（部分，焦点）てんかん」，そして，「症候性（病因が特定される）」と「潜在性（症候性と思われるが病因と特定できない）」「特発性」の病因から分類される（表2-1-8，9）．

表2-1-8 てんかん発作型国際分類（ILAE，1981年）

Ⅰ．部分発作	Ⅱ．全般発作
A．単純部分発作（意識障害なし） 　　1．運動徴候を呈するもの 　　2．体性感覚あるいは特殊感覚発作 　　3．自律神経症状あるいは徴候を呈するもの 　　4．精神症状を呈するもの 　B．複雑部分発作 　　1．単純部分発作で始まり意識障害に移行するもの 　　2．意識障害で始まるもの 　C．二次的に全般化する部分発作 　　1．単純部分発作が全般発作に進展するもの 　　2．複雑部分発作が全般発作に進展するもの 　　3．単純部分発作が複雑部分発作を経て全般化発作に進展するもの	A．1．欠神発作 　　a．意識障害のみのもの 　　b．軽度の間代要素を伴うもの 　　c．脱力要素を伴うもの 　　d．強直要素を伴うもの 　　e．自動症を伴うもの 　　f．自律神経要素を伴うもの 　　（b-fは単独あるいは組み合わせ） 　A．2．非定型欠神発作 　　a．筋緊張の変化はA．1．よりも明瞭 　　b．発作の起始/終末は急激でない 　B．ミオクロニー発作 　C．間代発作 　D．強直発作 　E．強直間代発作 　F．脱力発作 　　（BとF，BとDなどは重複して起こりうる）
	Ⅲ．分類不能発作

（3）症状

①強直間代発作：前駆症状なく突然四肢，頭部，体幹などの筋が伸展し小刻みに震わせ意識消失がみられる強直相に続き，四肢を律動的にガクガクと攣縮させる間代相を認め，やがて動きが小さくゆっくりになり止まる．けいれん後，意識不鮮明や睡眠に以降することが多い．

②欠神発作：突然の意識消失を伴う動作停止で，数秒～20秒程度で突然終わる．終わるとそれまでしていた動作の続きにもどる．ミオクロニーや脱力，自動症などを伴う場合がある．

③ミオクロニー発作：単発あるいは連発する突然の短い筋の攣縮．光刺激によって誘発されることが多い．その後に脱力発作に移行するミオクロニー脱力発作や，強直に移行するミオクロニー強直発作などがある．

④脱力発作：座位・立位で筋緊張が急激に低下する発作で，頭部前屈から転倒まで起きる．

（4）治療

局在関連発作ではカルバマゼピン（carbamazepine；CBZ），全般発作ではバルプロ酸（valproic acid；VPA），発作型が断定困難な場合ではバルプロ酸が第一選択薬として選択される．

重症児では，ベンゾジアゼピン系薬［クロナゼパム（clonazepam；CZP），ジアゼパム（diazepam；DZP），クロバザム（clobazam；CLB），ニトラゼパム（nitrazepam；NZP）など］とフェノバルビタール（phenobarbital；PB）により咽頭・気道分泌物の増加，ねむけ，嚥下障害の増悪が生じる可能性を踏まえ，その使用と増量速度に注意する．その他，ゾニザミド（ZNS），トピラマート（TPM），アセタゾラミド（acetazolamide；AZM），フェニトイン（phenytoin；PHT）の選択に際し尿路結石，骨粗鬆症にも留意する．多動ではフェノバルビタール（PB），ベンゾジアゼピン系薬，精神障害においてはゾニサミド（ZNS）などの使用に注意する．多剤を併用

表 2-1-9　てんかん，てんかん症候群および発作性関連疾患の分類（ILAE，1989 年）

1．局在関連性（焦点性，局所性，部分性）てんかんおよび症候群	3．焦点性か全般性か決定できないてんかんおよび症候群
1.1　特発性（年齢に関連して発病する） ・中心・側頭部に棘波をもつ良性小児てんかん ・後頭部に突発波をもつ小児てんかん ・原発性読書てんかん	3.1　全般発作と焦点発作を併用するれんかん ・新生児発作 ・乳児重症ミオクロニー発作 ・徐波睡眠時に持続性棘波を示すてんかん ・獲得性てんかん性失語（Landau-Kleffner 症候群） ・上記以外の未決定てんかん
1.2　症候性 ・小児の慢性進行性特発性部分てんかん ・特異な発作誘発様態をもつてんかん ・側頭葉てんかん ・前頭葉てんかん ・喉頭用てんかん	3.2　明確な全般性あるいは焦点性のいずれの特徴をも欠くてんかん
1.3　潜因性	4．特殊症候群
2．全般てんかんおよび症候群	4.1　状況関連性発作（機会発作） ・熱性けいれん ・孤発発作，あるいは孤発のてんかん重延状態 ・アルコール，薬物，子癇，非ケトン性高グリシン血症等による急性の代謝障害や急性アルコール中毒にみられる発作
2.1　特発性（年齢に関連して発病する，年齢順に記載） ・良性家族性新生児けいれん ・良性新生児けいれん ・乳児良性ミオクロニーてんかん ・小児欠伸てんかん（ピクノレプシー） ・若年欠伸てんかん ・若年ミオクロニーてんかん（衝撃発作） ・覚醒時大発作てんかん ・上記以外の大発作てんかん ・特異な発作誘発様態をもつてんかん	
2.2　潜因性あるいは症候性（年齢順） ・West 症候群（乳児けいれん，電撃・点頭・礼拝けいれん） ・Lennox-Gastaut 症候群 ・ミオクロニー失立発作てんかん ・ミオクロニー欠神てんかん	
2.3　症候性 　2.3.1　非特異病因 　・早期ミオクロニー脳症 　・サプレッション・バーストを伴う早期乳児てんかん性脳症 　・乳児てんかん性脳症 　・上記以外の症候性全般てんかん 　2.3.2　特異症候群	

している子どもも多く，増量斬減時や治療薬の切り替えや成長発達など子ども側の要因によって，治療効果や副作用が生じる（表2-1-10）.

表 2-1-10　主な抗てんかん薬の副作用

一般名（略語）	主な商品名	主な副作用
バルプロ酸（VPA）	デパケン，バレリン，ハイセレニン，デパケン R	高 NH_3 血症，肝障害，急性膵炎，Fanconi 症候群，カルニチン欠乏，催奇形性，肥満，脱毛，振戦，夜尿
ゾニサミド（ZNS）	エクセグラン	発汗減少（うつ熱），幻聴・精神症状，腎・尿路結石，ねむけ，食欲低下，胃腸障害
トピラマート（TPM）	トピナ	発汗減少（うつ熱），腎・尿路結石，認知機能低下，緑内障，ねむけ，体重減少，胃腸障害，代謝性アシドーシス，催奇形
アセタゾラミド（AZM）	ダイアモックス	眠気，多尿，夜尿，代謝性アシドーシス，尿路結石，ショック，再生不良性貧血，無顆粒球症，PB，PHT との併用でくる病，骨軟化
スルチアム（SLM）	オスポロット	眠気，食欲不振，知覚異常，過呼吸，尿路結石
エトスクシミド（ESM）	エピレオプチマル，サロンチン	発疹，皮膚粘膜眼症候群，再生不良性貧血，SLE 様症状，胃腸障害
レベチラタム（LEV）	イーケプラ	ねむけ，ふらつき，易刺激性，興奮などの精神症状
ラモトリギン（LTG）	ラミクタール	皮膚粘膜眼症候群，過敏症症候群，発疹，発作増悪，骨髄抑制，肝機能障害，無菌性骨髄炎，眠気，興奮，不眠
カルバマゼピン（CBZ）	テグレトール，テレスミン	皮膚粘膜眼症候群，過敏症症候群，再生不良性貧血，白血球減少，発作増悪，ねむけ，失調，複視，興奮，不整脈，低 Na 血症
フェニトイン（PHT）	アレビアチン，ホストイン	発疹，眼振，小脳失調・小脳萎縮（ふるえ，ふらつき），骨軟化症，再生不良性貧血，発作増悪，催奇形，多毛，歯肉増殖，肝機能障害
ガバペンチン（GBP）	ガバペン	ねむけ，眩暈，複視，頭痛，Lennox-Gastaut 症候群で発作増悪
フェノバルビタール（PB）	フェノバール，ワコビタール，ノーベルバール	皮膚粘膜眼症候群，過敏症症候群，ねむけ，多動，興奮，過鎮静，認知機能障害，咽頭・気道分泌物増加，肝機能障害，催奇形
プリミドン（PRM）	プリミドン	発疹，肝機能障害，ねむけ，眩暈，小脳失調，興奮
クロナゼパム（CZP）	ランドセン，リボトリール	呼吸抑制，ねむけ，咽頭・気道分泌物増加，筋緊張低下，多動，興奮，精神活動低下
クロバザム（CLB）	マイスタン	呼吸抑制，ねむけ，咽頭・気道分泌物増加，筋緊張低下，肥満，多動，興奮，精神活動低下
ニトラゼパム（NZP）	ベンザリン，ネルボン	呼吸抑制，ねむけ，咽頭・気道分泌物増加，筋緊張低下，多動，興奮，精神活動低下
ジアゼパム（DZP）	セルシン，ホリゾン，ダイアップ	呼吸抑制，ねむけ，咽頭・気道分泌物，筋緊張低下，多動，興奮，精神活動低下
臭化カリウム（KBr）	臭化カリウム	過敏症，消化器症状，精神活動低下，咽頭・気道分泌物増加，痤瘡

（5）小児期のてんかん症候群で代表的なもの

a）West 症候群（点頭てんかん）

　生後 3 か月から 1 歳未満の乳児に好発する．頭を急に前屈し，上下肢を両側対称性にビクンと振り上げる攣縮（スパズム）を数十秒間隔で繰り返し，シリーズ形成する．脳波で特徴的な

ヒプスアリズミア（hypsarrythmia）を示す．精神運動発達遅滞をきたす．

治療：ACTH（adrenocorticotropic hormone；副腎皮質刺激ホルモン）療法，ビタミン B_6 大量療法，抗てんかん薬（クロナゼパム CZP，バルプロ酸 VPA，ゾニザミド ZNS，ニトラゼパム NZP，クロバザム CLB など）．その他，TRH（thyrotropin-releasing hormone；甲状腺刺激ホルモン放出ホルモン）療法，ガンマグロブリン大量療法，ケトン食療法．

予後：初期治療でスパズムがいったん消失しても発作の再発率は高い．Lennox-Gastaut 症候群など，他のてんかんに移行することがある．

b）Lennox-Gastaut 症候群

2～8 歳の幼児に好発する．短い強直発作を主体とする多彩な発作型（脱力発作，否定型欠神発作，ミオクロニー発作，非けいれん性てんかん重責など）を有し，精神発達遅滞を呈する代表的な難知性てんかん．脳波で特徴的な緩徐性棘波複合（slow spike and wave complex）と速波律動（fast rhythm，rapid rhythm）を示す．

治療：強直発作をはじめ，すべての発作型に有効性があるバルプロ酸（VPA）に，クロバザム（CLB）などのベンゾジアゼピン系薬やラモトリギン（lamotrigine；LTG），トピラマート（TPM）などの併用を考慮した薬物療法，脳梁離断術，迷走神経刺激，ケトン食療法．

予後：発作予後も知的予後も不良例が多い．発作は増減を繰り返しながら存続することが多いため，根気よく発作に対応していく．

6）胃食道逆流症（GERD）

（1）概念

胃内容物が食道へ逆流することを胃食道逆流現象（GER）という．そして，胃食道接合部の胃内容逆流防止機能が低下し，嘔吐や逆流性食道炎などの病的症状を伴う場合は胃食道逆流症（gastroesophageal reflux disease；GERD）と定義される．

重症児では，逆流防止機能の未熟性による食道裂孔ヘルニアや，筋緊張や脊柱の変形（側彎）による腹圧の上昇などより GERD を呈しやすい．また，嚥下機能障害を併せ持つために誤嚥性の呼吸器障害を生じやすい．

（2）症状

嘔吐，逆流性食道炎による吐血，下血，摂食不良などの消化器症状に伴う栄養障害．喘鳴，咳嗽，反復性呼吸器感染．突発性危急事態（apparent life threatening event；ALTE）との関連も示されている．

（3）治療

保存的療法として，少量・頻回での摂食やとろみ剤使用といった食の形状・形態の工夫，体位療法などを行う．

薬物療法として消化管運動促進薬，H_2 受容体拮抗薬の内服などを行い経過をみていく．

保存的療法が著効しない場合は，外科的療法として，Nissen 噴門形成術（逆流防止を目的に腹部食道に胃をゆるく巻きつけ，弛緩した食道裂孔の縫縮）を行う．術後の栄養管理のために

胃ろうの造設が適応となる場合がある.

7）脊柱障害（側彎を含む）

重症児は，抗重力姿勢の保持が困難なため脊柱に重大な障害をきたす場合が多い．低緊張でも過緊張でも脊柱変形は進行する．頸部の後屈や胸郭扁平，側彎の進行に伴い呼吸器系の狭窄や肺活量減少，嚥下機能の低下を招く．また，側彎や体幹変形の進行に伴い食道狭窄や胃食道逆流症・食道裂孔ヘルニア，胃の変形，胃・腸管軸捻転など消化機能の低下を招く．幼少期からさまざまな姿勢をとれるように，姿勢保持やポジショニング，リラクゼーション，運動療法，姿勢保持装具，座位保持装置，車いす等の工夫と使用により，脊柱障害の進行を予防していくことが大切である.

【第2章I．文献】
1）江草安彦監：重症心身障害療育マニュアル．第2版，15，医歯薬出版，東京（2005）.
2）浅倉次男監：重症心身障害児のトータルケア；新しい発達支援の方向性を求めて．6，へるす出版，東京（2006）.
3）聖隷おおぞら療育センター：「横地分類（改訂大島分類）」記載マニュアル（http://www.seirei.or.jp/mikatahara/oozora_center/744.html,2014.1.24）.

【第2章I．参考文献】
船戸正久，高田　哲編著：医療従事者と家族のための小児在宅医療支援マニュアル．第1版，メディカ出版，大阪（2008）.
奥村彰久，浜野晋一郎編：子どものけいれん・てんかん：見つけ方・見分け方から治療戦略へ．初版，中山書店，東京（2013）.
奈良間美保，丸　光惠，西野郁子，ほか：系統看護学講座専門分野II　小児看護学［2］　小児臨床看護各論．第13版，医学書院，東京（2015）.
日本小児看護学会すこやか親子21推進事業委員会「特別支援学校に勤務する看護師の支援」プロジェクト：特別支援学校看護師のためのガイドライン（http://jschn.umin.ac.jp/files/20101020_tokubetsu-shien_guideline.pdf,2014.1.24）.
日本小児神経学会社会活動委員会，北住映二，杉本健郎編：新版　医療的ケア研修テキスト．初版，クリエイツかもがわ，京都（2012）.

（新家一輝）

II. 障害をもつ子ども
——発達障害のある子どもを中心に——

1. 発達障害のある子どもの理解

1）発達障害者支援法に示されている概念と定義

　2005 年に発達障害者支援法が施行され，医療・教育・福祉・労働等において発達障害のある児・者への適切な対処が法的根拠をもった．発達障害のある人については，症状の発現後できる限り早期の発達支援が特に重要であることから，発達支援を行うことに関する国および地方公共団体の責務を明らかにするとともに，発達障害のある人に対し学校教育等における支援を図るというものである．

　この法律において「発達障害」とは，自閉症，アスペルガー症候群，その他の広汎性発達障害，学習障害（learning disability；LD），注意欠陥多動性障害（attention deficit hyperactivity disorder；ADHD），その他これに類する脳機能の障害であって，その症状が通常低年齢において発現するものとして政令で定めるものとされた．

　2006 年には学校教育法および学校教育法施行規則が改正され，2007 年度からは，「特別支援教育」が本格的に開始された．「特別支援教育」は，従来の特殊教育（障害児教育）が対象とした障害のみでなく LD，ADHD，高機能自閉症等を含めて障害のある児童生徒の自立や社会参加に向けて，その 1 人ひとりの教育的ニーズを把握しそのもてる力を高め適切な指導や必要な支援を行うものとされている[1]．

2）地域における一貫した支援の必要性

　国および地方公共団体は，発達障害のある児童に対し，発達障害の症状の発現後できる限り早期に，その者の状況に応じて適切に，就学前の発達支援，学校における発達支援その他の発達支援が行われるとともに，発達障害のある人に対する就労，地域における生活等に関する支援および発達障害のある人の家族に対する支援が行われるよう，必要な措置を講じるものとされている．これにより，発達障害のある人のライフステージにおいて，児童の発達障害の早期発見，早期の発達支援，保育，教育および放課後児童健全育成事業（学童保育）の利用，発達障害のある人の就労支援，地域での生活支援および権利擁護並びに家族への支援など地域における一貫した支援の流れが明確にされるとともに，これにかかる国や地方公共団体の責務が明らかにされた[2]．

3）通常の学級に在籍する発達障害のある子ども

2012年12月，「通常の学級に在籍する発達障害の可能性のある特別な教育的支援を必要とする児童生徒に関する調査結果について」が文部科学省から公表された．前回の調査は2002年に行われ，①学習面，②行動面（ADHD的側面），③行動面（高機能自閉症的側面）について調べている．いずれも，医師ではなく，通常の学級の教員への質問紙調査によるものであり，「発達障害の可能性のある」特別な教育的支援を必要とする児童生徒の割合と理解しなければならないことに留意することが必要と明記されている．2012年の調査では，学習や行動面でいちじるしく発達障害的特徴を示すと判断される児童生徒が全体で6.5％（小学校7.7％，中学校4.0％）いるという回答であった．児童数が減少傾向にあるなかで，約61万人もの児童生徒が通常の学級で顕著な困難を抱えているということが明らかになった．この6.5％の児童生徒のうち，55.1％が現在いずれかの支援がなされていると回答しているが，その他のものは特に支援を受けていない[3]．調査全体の結果から，困難のある児童生徒への理解は深まりつつあるが，学校全体としての支援体制がまだ不十分ななかで，教員たちが発達障害のある子どもを理解し支援しようとしているようすが伝わってくる．

2．発達障害のある子どもの家庭生活や学校生活のなかでみられる特徴

特別支援教育では，障害のある子ども1人ひとりの教育的ニーズを的確に把握し，必要な指導や支援を行っていくことになる．特徴や病態は，同じ診断名があったとしても，それぞれ違い，ニーズも違う．ここでは，医療における発達障害のある子どもとの理想的な関わりを考えるために，保護者ならではの視点からとらえた子どもの特徴を，就学前，小学生，中学生別に紹介する．

1）就学前

（1）3歳男児：2歳で自閉症と診断されている．

言葉をまったく話さない．療育のため，毎日母子で保育園に通園している．気に入らないことがあると，すぐにひっくり返り，頭をぶつける．子どもを納得させるのが，とてもむずかしい．よく動き衝動的なので，公園に行くと，他の子どもが遊んでいるのに割り込んだり，おもちゃを取り上げたりする．本人に悪気はなく注意しても分からないため，自然に避けてしまう．病院（診療所）に行っても同様で，特に診察を待つ間，会計を待つ間の時間は，周囲の白い目があるように感じてとてもつらい．看護師さんに助けてもらえたらと思うが，忙しそうで頼めない．本人がかわいそうだと思うし，自分も（母も）辛くなるため，なるべく病院（診療所）には行きたくない．他の人の理解を得るのは，たいへんむずかしい．

（2）3歳男児：当時未診断（8歳でアスペルガー症候群と診断されている）

3歳児健診で，身長・体重などを測定するための列に並んだ．ほかの子どもたちと同じように，脱衣させようとすると，大声で泣き叫びパニックになった．無理やり脱がせることもでき

ず，列から離れた．一刻も早くその場を離れたい気持であった．測定担当者が心配してそばに来て，列の最後で，ゆっくり測定をしたらどうかと助言してくれた．ようやく子どもは落ち着き静かになったため最後に測定した．そのようすから発達相談をすすめられた．積み木の課題はできたが，絵がなかなか描けなかった．時間をかけて描いた絵は，黒一色の絵であった．後日，子どもは「病院じゃないのに，服を脱ぎたくなかった」「クレヨンの紙（巻いている紙）が汚れていたからもちたくなかった．黒色は紙がきれいだったからもった」と語った[4]．

（3）5歳男児：5歳でアスペルガー症候群と診断されている．

　妹と遊んでいるとき，なにか気に入らないことがあると，妹を蹴ったり，たたいたりする．まず本人に話をして落ちつかそうとするが，寝転んで，今度は母を蹴ってくる．大きな声で叫び，妹と離そうと抱きかかると，よりいっそう暴れる．これが30分ぐらい続く．どちらを先に対応すればよいか分からない．妹は，いつもお兄ちゃんばかりと思っている．兄弟の理解を得ることは，年少時からたいへんむずかしい．きょうだいの発達障害がない家族は，どのような工夫をしているのか教えてほしいと思う．

2）小学生

（1）6歳男児：6歳でLDと診断されている．

　図形を斜めにすると形が分からなくなる．線が重なってみえているようで混乱してしまう．自宅で母が根気よく教えると理解できる．より有効な指導方法を知りたいと思う．子どもとの関わりで悩むことはよくあるが，ひとりで抱えていることが多い．支援（サポート）をしてもらえたら少しは楽になるかなと思う．どういったところにどのようなサポートを求めたらよいのか自分（母）ではよく分からない．

（2）9歳男児：8歳でアスペルガー症候群と診断されている．

　学校の昼休み，鉄棒の支柱に鼻部をぶつけた．しかし体から血が出ているときだけ痛いものだと思い込んでいた本人は，鼻血が止まった後，打撲した鼻を冷やすことを拒んだ．また病院に行こうという養護教諭の言葉にも耳を貸さず，そのまま帰宅した．痛みは訴えないが顔全体が腫れていた．全身麻酔下で修復手術をしたが，術後も，鼻タンポン抜去時も痛みを感じていなかった[4]．その他，自分でみえない部位にけがをした際に痛がらないため，気がつけば，けがをしていたということも多かった．

（3）12歳女児：9歳で広汎性発達障害と診断されている．

　同級生の会話についていけず，気がつけばひとりでいることが多い．好きなアイドルや好きな同級生に関する話題になると，興味がないため，違う話をしたりして，話題が続かない．本人は興味がないため，自分の興味のあることを話すが，相手がそれで気分を悪くしたということが，よく分かっていない．しかし，低学年時の友だちが自分から離れていったことは分かるため，「どうして○○ちゃんは，私と話してくれないの？」と嘆く．グループで行動するときには，担任の先生の配慮なしではグループに入れない．小学校も休みがちになってきている．家で友だちと話すときの工夫などを教えているが，学校生活でそれを応用することはむずかしい

ように思う.

3）中学生

（1）12歳男児：8歳で広汎性発達障害と診断されている.

ゲームをやめなさいといっても，なかなかやめない．何度も注意すると，「いつも学校頑張っているのに，つらいのに，ゲームしているときだけ忘れられるのに．何で分かってくれないの」と泣き叫ぶ．注意の仕方がむずかしい．友だちといえる相手は学校にほとんどおらず，自宅に帰ると母に話し続ける．電車が好きなため，余暇活動として休日は電車に乗ることが多かった．最近では，社会参加のための外出として，移動支援サービスを受けて，支援者の人といっしょにさまざまな電車に乗っている.

（2）12歳男児：8歳でアスペルガー症候群と診断されている.

「できたら，こんなに人と違うところがあるのではなくて，少しだけ違うのがよかったなあ．個性っていうけど，僕は個性っていうより多く人とちがうところがあるなあ」ということも少なくない．人と合わせることに疲れ果てたといって学校から帰宅する．ため息をついたりする日もあるが，そのときは母がじっくり話を聞くようにしている[4]．子どもにこのようにいわれたとき，それを親といっしょに聞いてくれて，親も子も支えてくれる人がいたらと思う．「そのうちよくなる」というような励ましではなく，ただただ話を聞いてくれるサポートがあればと思うことがある.

（3）15歳女児：8歳で広汎性発達障害と診断されている.

子どもが，ぽそっとつぶやいたことを母が教えてくれた内容.

「普通に生きたいな．なにしても私は少数派になるな．仕方ないけどさ．みんなといっしょになりたいな」「内申点の制度がなくなればいいのに．私だって行きたい学校あるのに．みんなと違うってそんなに悪いの，みんなと同じことができるって，そんなに偉いのって思うけど，実際はそうなんだよね．みんなと同じことができる人が集まっているのが学校で，それを卒業した人が大人なんだね」.

3．医療の依存度は低いが，肢体不自由と知的障害のある子ども

《夫婦とも教員で，障害のある子どもを育てている事例》

（1）14歳男児：肢体不自由（車いす使用，座位自力では困難），知的障害（発語なし）

子どもが咳をしたら，この咳は何なのか，気持ち悪いのか，自己表現なのかを親は考えている．日々みているため，この子の表現が分かる．日々の深い関わりのなかで，いちばん重要と思っていることは，体調管理である．子どもは自分で表現できない．その体調管理は母親まかせになっているのが現状．デイケアを利用することもあるが，1対1ではない．よく動く人にかかりきりになることが多い．本当は訓練的に立たせてほしいなど希望はあるが，いえない．

普段は，デイサービスの人が中学校に迎えに行って，自宅に連れ帰ってくれる．17時半まで

は，そのまま自宅で子どもをみていてくれる．それ以降，母が帰宅するまでは，ヘルパーの人かボランティアの人がデイサービスの人と交代し自宅で親の帰りをいっしょに待っていてくれる．夫は，留守宅に他人が鍵を開けて入ってくるという状況を受け入れるのに時間がかかった．でも，ほかに方法がなかった．子どもが地域の小学校に入れたことを幸せに思った．

病院を受診することはかなりむずかしい．風邪をひいて受診したら，わが子に慣れていない医師は，結局「主治医にかかって」という．「大丈夫，大丈夫」といわれると不安になるし，「分からないから主治医にかかって」といわれると残念だと思う．

4．発達障害のある子どもへの「合理的配慮」と家族支援

2013 年「障害を理由とする差別の解消の推進に関する法律（障害者差別解消法）」が制定され，2016 年 4 月に施行される．これにより「合理的配慮」の提供は法的義務となった．

「合理的配慮」とは，日常生活や社会生活で受けるさまざまな制限をもたらす原因となる社会的障壁を取り除くために，障害のある人に対し，個別の状況に応じて行われる配慮である．

発達障害のある子どものニーズはきわめて多種多様であり，学校では教員たちが子ども 1 人ひとりを理解し支援しようとしているところであるがまだ十分であるとはいえない[3]．合理的配慮を進めていくためには，子どものライフステージを通した支援のあり方の重要性を認識し，その時点でのニーズを的確にとらえた支援ができるよう，多様で柔軟な仕組みを整備していく必要がある[5]．そのためには保護者の気持ちに寄り添いながら支援を行うことは必要不可欠である．本人や家族を中心とし，学校，医療，保健，福祉の各機関等の関係機関が連携し，情報共有を図ることが望ましい．医療的ケアが少ない子どもの場合，家族がこのような連携のあり方を理解していないことも考えられる．また，相談すべきところが分からず孤立している家族も少なくない．発達障害のある子どもの支援においては，子ども本人だけではなく，その家族を含めた支援が重要である．

【第 2 章Ⅱ．文献】
1）文部科学省：特別支援教育の在り方に関する調査研究協力者会議；今後の特別支援教育の在り方について（2003）．
2）発達障害者支援法：第 2 章「児童の発達障害の早期発見及び発達障害者の支援のための施策」（第 5 条），児童の発達障害の早期発見等（2004）．
3）文部科学省初等中等教育局特別支援教育課：通常の学級に在籍する発達障害の可能性のある特別な教育的支援を必要とする児童生徒に関する調査結果について（2012）．
4）古川（笠井）恵美：子どもの育ちを支えられるおとなを目指して．子どものこころと脳の発達，1（1）：69-79（2010）．
5）文部科学省：特別支援教育の在り方に関する特別委員会；共生社会の形成に向けたインクルーシブ教育システム構築のための特別支援教育の推進（報告）（2012）．

（古川恵美）

III. 子どものがん

1. はじめに

　小児期に発症するがんや肉腫などの悪性腫瘍を総称して小児がんという．小児がんは，上皮性のがんが大半である成人のがんと異なり，大半は非上皮性の肉腫であり，白血病，悪性リンパ腫などの造血器腫瘍や中枢神経系腫瘍，神経芽細胞腫，網膜芽細胞腫，ウイルムス腫瘍（腎芽腫），骨腫瘍，軟部腫瘍，胚細胞性腫瘍などが発生しているのが特徴である（図2-3-1）．国内での小児がんの年間発症は約2,000〜2,500人で小児人口1万人に約1.1人，成人を含めたがん発症者全体のなかで換算すると，小児がんの発症割合は約1％と一般的にはまれな疾患である．また，小児がんに対する治療の進歩はいちじるしく，近年5年生存率は約70〜80％に達するようになった．しかし，小児がんは現在も子どもの病死原因第1位の疾患であり，不慮の事

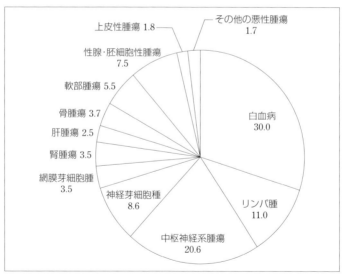

わが国では，全国的な小児がんの患者登録は実施されていないが，実施しているイギリスのChildhood Cancer Research Groupまた小児慢性特定疾治療研究事業の全登録人数の詳細と大きな違いがないことを確認し，大阪府におけるがん登録の調査結果を引用掲載した．
〔Childhood Cancer Research Group：Childhood Cancer Registrations（http://www.ccrg.ox.ac.uk/datasets/registrations.html, 2014.1.16），Ajiki W, Tsukuma H, Oshima A：survival rates of childhood cancer patients in Osaka, Japan. *Jpn J Clin Oncol*, 34（1）：50-54, 2004 より改変〕

図2-3-1　小児がんの発生割合

故に次いで2番目に多い子どもの死因である．また，小児がんの種類，病期，その他の生物学的要因，治癒後の晩期合併症によっても予後は異なり，さらなる治療の進歩が求められている．

小児がんはその種類によって好発年齢が異なり，同じ疾患であっても年齢によって異なる亜型が発生し予後も異なる．小児がん全体の約30％の発生割合を占める白血病のうち，約80％を占める急性リンパ性白血病（ALL）は2〜5歳に発症の大きなピークがある．一方で急性骨髄性白血病（acute myeloid leukemia；AML）や悪性リンパ腫，中枢神経系腫瘍などは小児期全般に比較的均等に発症している．また，神経芽細胞腫などのいわゆる芽腫とよばれる胎児組織由来の腫瘍の大半は5歳未満に発症する．骨肉腫やユーング肉腫，卵巣腫瘍などは，身体的成長がいちじるしい思春期以降に好発する．近年世界的に思春期・若年成人期に発生するがん（adolescent and young adult oncology；AYAO）に対する課題の明確化と対策が進められている．15〜29歳に発症するがんは，がん全体の約2〜3％と小児がんの約2〜3倍の割合で発症しているが，小児がんと成人がんとの境界にあり，この年代特有の疾患発症分布や予後の特徴があるにもかかわらず実情の把握が十分でなく，臨床試験並びに治療成績はもちろんのこと，進学，就労，結婚など大きなライフイベントに関することなど，心理・社会的な課題も多く抱えている．小児がんをもつ子どもたちや小児がん経験者たちと同様，医療はもちろんのこと教育，福祉，雇用を含めた地域社会全体での早急な支援体制の整備が求められている．

わが国での小児がんの治療には，数日間の帰宅をはさみながらも長期の入院を必要とする場合がほとんどであり，急性期に在宅ですごす選択肢が少ないのが現状である．そのため，急性期における子どもと家族の現病歴を含めた経験への理解に努めながら，できるだけ速やかに，そして安全・安楽に子どもが地域生活に戻り，その子らしく健やかに成長発達していくことができるよう，家族，そして地域社会との相互作用のなかでの在宅ケアを実践していくことが求められる．また，地域には，外来で化学療法を継続する，疾患・治療に伴う障害や合併症を抱えている，晩期合併症や，再発のリスクや恐れを抱えている，終末期を家庭ですごす家族が生活している．そして，このような子どもと家族の意向にそったケアを積み重ねて在宅ケア学の構築が進んでいくことが，病院と在宅や，医療，福祉，教育といった場の垣根をなくしたり，どのような場にあっても，子どもと家族が地域社会のなかで自分らしく家族らしく生活していけることにつながっていくと考える．

2．小児がんに対する集約化・均てん化

がん対策基本法（2006年6月20日法律第98号）に基づき策定されたがん対策推進基本計画（2007年）の全体目標である「がんによる死亡者の減少」「全てのがん患者とその家族の苦痛の軽減と療養生活の質の向上」「がんになっても安心して暮らせる社会の構築」は，小児がんをもつ子どもと家族にもまさに必要不可欠である．この基本計画は主要5大がんを中心とした成人のがんを中心に進められてきたが，2012年の計画変更で，重点的に取り組む課題として新たに「働く世代や小児へのがん対策の充実」が加わった．先述したように，小児がんの年間発症は一

表 2-3-1　小児がん拠点病院指定一覧（2013 年 2 月 8 日付）

ブロック	都道府県	医療機関名
北海道	北海道	北海道大学病院
東北	宮城	東北大学病院
関東	埼玉	埼玉県立小児医療センター
	東京	国立成育医療研究センター
	東京	東京都立小児総合医療センター
	神奈川	神奈川県立こども医療センター
東北・北陸・信越	愛知	名古屋大学医学部附属病院
	三重	三重大学医学部附属病院
近畿	京都	京都大学医学部附属病院
	京都	京都府立医科大学附属病院
	大阪	大阪府立母子保健総合医療センター
	大阪	大阪市立総合医療センター
	兵庫	兵庫県立こども病院
中国・四国	広島	広島大学病院
九州	福岡	九州大学病院

般的には少数であるにもかかわらず，小児がんの治療に取り組む施設は約 200 施設に上っていることが推定され，医療機関によっては経験が少なく，子どもと家族が必ずしも適切な医療を受けることができていないことが懸念されてきた．こうした現状を，経済的・社会的な負担を軽減する対策（教育環境の整備，宿泊施設の整備等）を図りながら改善していくために，小児がん診療の総合力という観点から，2013 年に全国で 15 の医療機関が厚生労働省から小児がん拠点病院の指定を受けた（表 2-3-1）．

　一方で，この方策は，均てん化の観点から，子どもが発育期を可能な限り慣れ親しんだ地域にとどまり，他の子どもたちと同じ生活・教育環境のなかで医療が受けられることができるように環境を整備する必要性にも言及しており，拠点病院と地域在宅の医療福祉教育等の力を結集した連携強化が求められている．

3．小児がんに対する治療

1）集学的治療

　上皮性の成人がんの場合，原発巣に限局している腫瘍であれば手術療法のみで治癒するものがあるのに対して，小児がんの大半は非上皮性で，早期発見・診断が容易ではないことも関連し，その約 80％は診断時すでに遠隔転移しているといわれている．しかし，小児がんは化学療法や放射線療法に対する感受性が高く，強力な治療で転移巣を含めた治癒を望むことができる．そのため，その多くには化学療法，外科療法，放射線療法の 2 種以上を，さらに場合によって造血幹細胞移植や免疫療法，分子標的療法などを組み合わせた集学的治療が行われている．化学療法において，単剤の使用はまれで，多くの場合多剤併用療法が行われている．わが国の

現状の医療福祉体制では，小児がんに対する治療には，多くは半年から1年もしくはそれ以上の比較的長期の入院を必要とする．また，急性白血病などの場合，退院後の在宅で外来にかかりながら維持療法を行い，発症から治療終了まで約2～3年を要する．

2）標準治療と臨床試験

　小児がんをもつ子どもの多くは臨床研究組織の臨床試験に参加し，患者情報の集約化を図るなかで開発されている標準的治療計画（プロトコール）に基づいた治療が行われている．造血器腫瘍分野では，2003年より従来の4つの地域研究グループ［小児白血病研究会（Japan Association of Childhood Leukemia Study；JACLS），小児癌白血病研究グループ（Children's Cancer & Leukemia Study Group；CCLSG），九州山口小児がん研究グループ（Kyushu Yamaguchi Children's Cancer Study Group；KYCCSG），東京小児がん研究グループ（Tokyo Children's Cancer Study Group；TCCSG）］の共同組織として日本小児白血病リンパ腫研究グループ（Japanese Pediatric Leukemia/Lymphoma Study Group；JPLSG）が設立された．

　一方で，これまで造血器腫瘍に比べて課題とされてきた固形腫瘍分野では，2008年に6つの疾患別研究グループ［日本神経芽腫研究グループ（Japan Neuroblastoma Study Group；JNBSG），日本ユーイング肉腫研究グループ（Japan Ewing Sarcoma Study Group；JESS），日本小児脳腫瘍コンソーシアム（Japanese Pediatric Brain Tumor Consortium；JPBTC），日本小児肝癌スタディグループ（Japanese study group for Pediatric Liver Tumor；JPLT），日本黄紋筋肉種研究グループ（Japan Rhabdomyosarcoma Study Group；JRSG），日本ウイルムス腫瘍スタディグループ（Japan Wilms Tumor Study Group；JWiTS）］の共同組織として小児固形がん臨床試験共同機構が設立され，子どもと家族の生活の質（quality of life；QOL）を含めたより質の高い治療の提供に向けた組織的な取り組みが進められている．

4．代表的な疾患と治療

1）白血病（leukemia）

　芽球（未成熟な細胞）の骨髄内での悪性増殖とそれに伴う正常造血の阻害であり，骨髄不全と髄外への浸潤へと進行していく．

（1）急性リンパ性白血病（ALL）

　ALL（acute lymphoblastic leukemia）は，小児白血病の約80％を占めるリンパ芽球（リンパ球に分化する未成熟な細胞）の悪性増殖とそれに伴う正常造血の阻害に由来する疾患である．

　初期症状には，発熱，貧血，出血斑，易感染傾向に加え，関節痛やリンパ節腫大，肝脾腫大などの浸潤症状などがある．

　ALLは，大きくT細胞性ALL（T-ALL）とB前駆細胞性ALL（B-ALL）とに分類される．B-ALLが小児ALLの約80％を占める．さらに，診断時の子どもの年齢・白血球数，染色体・遺伝子，細胞表面マーカー，初期治療に対する治療反応性を元に細分類し，それぞれに適した

治療をただちに開始する．B 前駆細胞性で診断時の年齢が 1 歳以上 10 歳未満で白血球数が 50,000/μl 未満がもっとも予後がよいとされている．T 細胞性は B 細胞前駆性に比べて診断時の白血球数や年齢による予後への影響は顕著でない．予後良好とされる染色体・遺伝子異常がある一方で，フィラデルフィア染色体異常 t（9；22）［BCR/ABL］や，t（4；11）［MLL/AF4］，染色体が 44 本未満（hypodiploidy＜44chr）などは予後不良とされる．フィラデルフィア染色体陽性 ALL は，慢性骨髄性白血病の第一選択薬で分子標的薬物のイマチニブの効果が得られる場合がある．

　治療は化学療法による多剤併用化学療法を主とし，寛解導入療法，早期強化療法，聖域療法，再寛解導入療法，後期強化療法，維持療法で構成される．寛解導入療法は副腎皮質ステロイド（プレドニゾロン；prednisolone；PSL）と 3～4 種類の抗がん剤［ビンクリスチン（vincristine；VCR），ダウノルビシン（daunorubicin；DNR），L-アスパラギナーゼ（L-asparaginase；L-ASP），シクロホスファミド（cyclophosphamide；CPA）］を用いた多剤併用療法で，骨髄中の芽球 5％未満の完全寛解（complete remission；CR）を達成する．続く強化療法では，シタラビン（cytarabine；Ara-C），メトトレキサート（methotrexate；MTX）などの抗がん剤を用いて白血病細胞の根絶を達成する．聖域療法は，中枢神経系や精巣などへの白血病細胞浸潤予防を目的とし，MTX の大量投与や腰椎穿刺による脊髄腔内投与（髄注）（PSL，MTX，Ara-C）などを行う．後述する晩期合併症を考慮し，頭蓋内照射は中枢神経系浸潤リスクの高い場合に限って行う．維持療法は，経口抗がん剤メルカプトプリン（6-mercaptopurine；6-MP）と MTX を，主に退院し在宅療養にて 1～2 年継続し治療終了を迎える．これら一連の治療の効果がみられない場合や，再発時などに造血幹細胞移植の適応を考慮する．

（2）急性骨髄性白血病（AML）

　AML は小児白血病の 25％を占める骨髄中の未成熟な細胞（骨髄芽球，前骨髄球，骨髄単球性芽球，単球性芽球，赤芽球，巨核芽球）の悪性増殖とそれに伴う正常造血の阻害に由来する疾患である．

　初期症状は ALL とほぼ同じである．

　急性前骨髄急性白血病（acute promyelocytic leukemia；APL）は播種性血管内凝固症候群（DIC）合併確立が高いこと，またダウン症候群に伴う AML は他の AML に比べて低強度の化学療法で長期生存が得られるため別治療とする．染色体異常 t（8；21），t（15；17），inv（16）は予後良好，monosomy5，monosomy7,5q－や複雑な核型異常などが予後不良因子である．これに加えて，寛解導入の可否によりリスクが分けられる．

　治療は抗がん剤による多剤併用療法が中心であり，アントラサイクリン系のイダルビシン（idarubicin；IDR）やダウノルビシン（DMR），ミトキサントロン（mitoxantrone；MITX）に加えてシタラビン（Ara-C）の 2 剤あるいはエトポシドを加えた 3 剤併用の寛解導入療法と，大量シタラビン（Ara-C）の強化療法（寛解後療法）からなる．予後不良群や再発や難治例に対して造血幹細胞移植の適応を考慮する．

２）リンパ腫（lymphoma）

リンパ系細胞のリンパ節等のリンパ組織から悪性増殖する腫瘍である．小児がんの約10％を占める疾患である．病理組織像からホジキンリンパ腫（Hodgkin lymphoma；HL）と非ホジキンリンパ腫（non-Hodgkin lymphoma；NHL）に大別される．

（1）ホジキンリンパ腫（HL）

わが国ではリンパ腫のうち10％を占める疾患である．

初期症状は，約80％にリンパ節腫大があり，無痛性で弾力があり主に頸部に発生する．全身症状として発熱，体重減少，発汗などがある．初発部位に連続し隣接するリンパ節に腫大を生じ，縦隔腫瘤も多くみられる．5年生存率は約90％である．

治療は，ABVD（ドキソルビシン；doxorubicin，ブレオマイシン；bleomycin，ビンブラスチン；vinblastine，ダカルバジン；dacarbazine）の多剤併用化学療法の数コース実施と病変部の低線量放射線照射（low-dose involved field radiation therapy；LD-IFRT）の併用療法を行う．近年，早期の予後良好群では心毒性のあるアルキル化薬のドキソルビシン（DXR）などを除外したり，コース数を減らすなど晩期合併症を考慮した治療研究が進められている．初期治療の段階で造血幹細胞移植の適応を考慮する．

（2）非ホジキンリンパ腫（NHL）

わが国ではリンパ腫のうち90％を占める疾患である．B細胞性腫瘍とTおよびナチュラルキラー（natural killer；NK）細胞性腫瘍に大別され，前者のバーキットリンパ腫（Burkitt's lymphoma；BL），びまん性大細胞B細胞リンパ腫（diffuse large B-cell lymphoma；DLBCL），後者のリンパ芽球性リンパ腫（lymphoblastic lymphoma；LBL），未分化大細胞型リンパ腫（anaplastic large cell lymphoma；ALCL）が約90％を占める．

初期症状は頸部，鼠径部，腋窩等全身のリンパ節腫大や，縦隔や腹部，中枢神経系などあらゆる臓器に発症・浸潤する．分類や進行度によって，また治療抵抗性のものもありそれぞれで予後は異なるが，約70～90％で長期生存が見込まれる．

①成熟B細胞性腫瘍（B-NHL）であるバーキットリンパ腫（BL），びまん性大細胞B細胞リンパ腫（DLBCL）：同一の強力な短期ブロック型化学療法を行う．1コース5～7日で，シクロホスファミド（cyclophosphamide；CPA），ビンクリスチン（VCR），プレドニゾロン（PSL），ドキソルビシン（DXR），メトトレキサート（MTX）などの多剤併用化学療法を中心とし，進行例にはシタラビン（Ara-C）やエトポシド（etoposide；VP-16）を加える．限局例で2コース，進行例で4～7コース実施する．小児におけるリツキシマブ（抗CD20抗体）の有効性は現在未確立である．

②リンパ芽球性リンパ腫（LBL）：急性リンパ性白血病（ALL）の類似治療を行う．

③未分化大細胞型リンパ腫（ALCL）：B-NHLに用いられる短期ブロック型化学療法が標準治療である．

（3）中枢神経系腫瘍（central nervous system；cns tumor）

白血病に次いで2番目に発生頻度の高い小児がんである．発生部位は成人に比べて小脳テン

ト下に発生するものが多く，その他，種類・部位も多様である．組織学的にグリア細胞（膠細胞）由来のグリオーマ（神経膠腫；glioma）と胎生時の未分化な神経外胚葉細胞に由来するものに大別される．グリオーマには星細胞腫瘍，上衣腫などがあり，悪性度によって4段階に分類される．神経外胚葉細胞由来の原始神経外胚葉性腫瘍（primitive neuroectodermal tumor；PNET）は大脳，松果体，小脳（髄芽腫），脊髄に発生する．

初期症状は腫瘍の局在部位，増大速度によりさまざまである．成人ではほとんどが大脳に発生するのに比べて，子どもでは小脳や脳幹に発生し，水頭症を合併し脳圧亢進症状（嘔吐，頭痛）が出現する．乳児では頭囲拡大を起こす．その他，局所症状として神経麻痺，しびれ，けいれん，構音障害，視力障害，失調，歩行障害といった行動異常や，内分泌症状として思春期早発などがある．また，緩やかに進行する場合などで学業不振や不登校，自閉傾向などがある．

脳腫瘍は，組織型や局在，進行度等により予後はさまざまである．なかには自然消失していくため，治療の必要性を慎重に見極めていくものもあれば，脳幹グリオーマなど，脳幹部や脳深部にできる腫瘍は組織学的に良性であっても手術不能で，放射線治療や化学療法で緩和を得る治療がむずかしいものまである．

治療は，手術療法，放射線療法，化学療法を組み合わせて行う．中枢神経系に対する抗がん剤の効果が懸念され，多くは脳腫瘍の内科的治療には放射線療法が積極的に行われてきた．もちろん依然として放射線療法は重要な治療であるが，近年腫瘍によっては抗がん剤が効果を示すことが明らかにされ，晩期合併症の出現を緩和することを考慮に，放射線療法を徐々に化学療法に変更していくことが試みられている．

（4）神経芽細胞腫（neuroblastoma）

固形腫瘍のうち，中枢神経系腫瘍に次いで発生頻度の高い腫瘍．副腎にもっとも多く発生し，その他，腹部と縦隔の交感神経節に好発する．好発年齢は，1歳未満と3〜4歳の二峰性で，約80〜90％が5歳未満に発症する．1歳未満のものは自然消失するなど予後良好のものから，幼児期では転移のある進行例が多く，発熱，貧血，骨・関節痛，眼球突出，頭蓋骨変形，呼吸苦，腹部膨隆，神経麻痺など多彩な症状を示す．予後因子は年齢，病期，組織，腫瘍マーカー，染色体・遺伝子異常などで，がん遺伝子MYCNの増幅などが予後不良因子となる．低・中・高のリスクに分類され，高リスク群は5年生存率が約30〜40％で治療にさらなる検討が進められている．

治療は限局例に対しては手術療法に加えて，腫瘍の残存があればビンクリスチン（VCR）とシクロホスファミド（CPM）を用いた比較的低容量の化学療法を行う．進行例では，初期手術後にビンクリスチン（VCR），シクロホスファミド（CPM），ピラルビシン（pirarubicin；THP），シスプラチン（cisplatin；CDDP），またカルボプラチン（carboplatin；CBDCA）を用いた多剤併用化学療法を行い，原発・転移巣の縮小を図ったのちに手術を行う．その後は，自家末梢血幹細胞移植を併用した超大量化学療法などを行う．さらに，自家末梢血細胞移植を繰り返したり，放射線療法を行う場合がある．

（5）腎芽腫（ウイルムス腫瘍）［nephroblastoma（Wilms tumor）］

腎芽腫は，小児腎腫瘍の約90％を占める．わが国では年間約50人の子どもに発生している．好発年齢は1〜5歳である．初期症状は腹部腫瘤での発見が多く，その他に腹痛，血尿，嘔吐，高血圧などがある．病期分類はNWTS（National Wilms Tumor Study；ウィルムス腫瘍研究会）分類[3]とSIOP（International Society of Paediatric Oncology；国際小児がん学会）分類[4]などを用いる．病期により異なるが，集学的治療により大部分は予後良好である．手術療法と化学療法に加え，進行型では放射線療法が適応となる．化学療法ではビンクリスチン（VCR）やアクチノマイシンD（Actinomycin D；ACD）を中心に病期によりドキソルビシン（DXR）やシクロホスファミド（CPM），エトポシド（VP-16）を加えていく．

（6）網膜芽細胞腫（retinoblastoma）

網膜芽細胞腫は，小児眼部悪性腫瘍のなかで最も頻度が多く，約95％が5歳までに診断され，わが国では年間約80人の子どもに発生している．がん抑制遺伝子RB1の異常により発症する．初期症状は白色瞳孔で，その他斜視，結膜充血，眼瞼腫脹などがある．眼球内に限局する段階での診断で10年生存率が約90％である．眼球外に播種を認めるものは予後不良である．病期分類には国際分類[5]やTNM（tumor node metastasis）分類[6]などがある．眼球摘出と全身化学療法により飛躍的に予後が改善したなかで，眼球温存治療や晩期合併症を考慮した集学的療法の取り組みが進められている．化学療法にはビンクリスチン（VCR），エトポシド（VP-16），カルボプラチン（CBDCA），シクロホスファミド（CPM）などを併用して行う．近年レーザー治療，冷凍凝固などの局所療法や，メルファランの局所投与などの取り組みが進められている．

（7）肝芽腫（hepatoblastoma）

肝芽腫は，約70％以上が新生児から2歳までの子どもに発生し，小児悪性肝腫瘍の約80％以上を占める疾患である．わが国では年間約30〜60人の子どもに発生している．初期症状は腹部膨満，腹部腫瘤，嘔吐，発熱，腹痛などである．画像検査に加えて，血清α-フェトプロテイン（α-fetoprotein；AFP）は小児悪性肝腫瘍の診断，治療効果判定に有用である．病期分類はPRETEXT（pretreatment extent of disease system）分類[7]を用いる．一般的に予後良好とされるが，病期4などでは予後不良である．腎摘出前後にビンクリスチン（VCR）とアクチノマイシン（ACD），またドキソルビシン（DXR）を用いた多剤併用化学療法を行う．進行例に対しては術後放射線局所照射も併用する．

（8）横紋筋肉腫（rhabdomyosarcoma）およびその他の軟部組織腫瘍（soft tissue sarcoma）

横紋筋肉腫は，未分化間葉系細胞から発生する悪性腫瘍で，小児軟部組織悪性腫瘍のうち約60％を占めるもっとも発生頻度が高い疾患である．約70％が10歳以下（1歳未満は5％）に診断され，わが国では年間約90人の子どもに発生している．未分化間葉細胞から発生するため，原発部位は四肢や体幹の横紋筋（骨格筋）に限らず，泌尿生殖器，傍髄膜領域（鼻咽頭，鼻腔，副鼻腔，中耳など），眼窩，頭頸部に発生する．病期分類はIRS（Intergroup Rhabdomyosarcoma Study）による国際分類[8]がもっとも標準的であり，原発腫瘍部位や遠隔転移の有無から分類される治療前ステージ分類と術後グループ分類から，低，中，高のリスク群に分類される．手術

療法，化学療法，放射線療法の集学的治療が必要であり，化学療法には，ビンクリスチン（VCR），アクチノマイシン（ACD）の2剤（VA療法）または，シクロホスファミド（CPA）を追加したVAC療法などが標準的に用いられる．

(9) 骨肉腫（osteosarcoma）

骨肉腫は悪性骨腫瘍のなかでももっとも発生頻度が高く，10歳代の子どもと若年成人に多く発生する．わが国では成人を含めて年間約200人に発生している．初期症状は疼痛と腫脹で，大腿骨遠位，恥骨近位，上腕骨近位といった長管骨の骨幹端部に好発する．近年，集学的治療により5年生存率が約70％まで改善した．早期に肺転移を生じ，その場合の予後は依然としてよくない．病期分類はTNM分類が用いられる．手術療法と術前後の化学療法（neoadjuvant chemotherapy）が主な治療法である．化学療法には，メトトレキサート（MTX），アドリアマイシン（ADR）［ドキソルビシン（DXR）］，シスプラチン（CDDP），イホスファミド（ifosfamide；IFM）などが用いられる．手術療法では，広範切除を行う．従来は切断術が中心であったが，術前化学療法抵抗例や広範切除縁が確保できない場合などを除いて，腫瘍用人工関節や骨延長術の進歩により患肢温存を考慮するようになった．放射線療法に抵抗性のものが多い．

(10) ユーイング肉腫ファミリー腫瘍（ESFT）

ユーイング肉腫は，小児において骨肉腫に次いで発生数の多い悪性骨腫瘍である．発症は10歳未満が約30％で10代半ばでの発生が中心，20歳以下が約80％を占める．大腿骨や上腕骨などの四肢，骨盤，肋骨，脊椎骨などの体幹に好発する．初期症状は，疼痛と腫脹に加えて，発熱や白血球数，CRP（C-reactive protein；C反応性タンパク質）値の上昇などの炎症所見を伴うことがある．限局性と転移性とに分類され，予後因子は転移があること，限局例では体幹・骨盤部，15歳以上での発生，腫瘍容積100 m*l*以上，診断時から2年以内の再発例などがある．5年生存率は約60～70％である．近年，骨ユーイング肉腫，骨外ユーイング肉腫，末梢性未分化神経外胚葉性腫瘍（PNET），Askin腫瘍，神経上皮腫は，同一の間葉系幹細胞から発生していることが明らかとなり，まとめてユーイング肉腫ファミリー腫瘍（Ewing sarcoma family of tumors；ESFT）とよばれている．限局例に対しては手術療法と，ビンクリスチン，ドキソルビシン，シクロホスファミド，アクチノマイシン，イホスファミド，エトポシドのうち4～6剤を合わせた多剤併用化学療法を行う．ESFTは放射線感受性が高い腫瘍であり，手術・化学療法の奏効に合わせて放射線量を調整して照射を行う．

5．支持療法，症状マネジメント，緩和ケア

　小児がんに対する化学療法をはじめとする強力な集学的治療を行うためには，種々の支持療法，症状マネジメント，緩和ケアが重要不可欠であり，これらケアの質向上が，小児がんの治癒率の向上に貢献するとともに，子どもと家族の体験そのものに寄与していく．

1）支持療法

（1）栄養療法

悪液質や化学療法，放射線療法等に伴う悪心・嘔吐，食欲不振，味覚の変化，粘膜障害，下痢・便秘，嚥下障害，栄養吸収障害などに伴う栄養状態の悪化を最小限に食い止めるために，子どもの嗜好に合わせた経口栄養補給やサプリメントによる補充，経管栄養，消化管機能の障害に対応する経静脈的高カロリー輸液法などを行う．子どもにとって食の時間ができる限り苦痛なく楽しいものであるよう環境調整していくことも栄養状態の保持・悪化予防につながる．

（2）輸血療法

がんの進行や化学療法，放射線療法などに伴う骨髄抑制や手術療法に伴う貧血に対して投与する赤血球製剤，血小板数減少に対する血小板製剤，凝固因子欠乏による易出血傾向に対する新鮮凍結血漿（FFP），その他アルブミンや免疫グロブリンなどの血漿分画製剤などを必要時投与する．また，貧血・血小板減少等身体損傷のリスクに対しては，日常生活のすごし方や遊びの工夫などをとおして，その低減化を生活面から支えるケアも行う．

（3）感染予防

化学療法に伴う好中球減少による感染予防や発熱性好中球減少症（febrile neutropenia；FN）に対して，G-CSF（顆粒球コロニー刺激因子；グラン®，ノイトロジン®，ノイアップ®等の投与；granulocyte colony-stimulating factor）療法を行う．

また，化学療法の全治療期間中のニューモシスチス肺炎予防としてST合剤（バクタ®，バクトラミン®等）や，重度好中球減少時の真菌（カビ）感染予防としてフルコナゾール（ジフルカン®），ミカファンギン（ファンガード®），イトラコナゾールの投与等などを行う．

子どもと家族が内服や全身の清潔保持，手洗い，歯磨き，うがい，環境整備といった感染予防に主体的に取り組めるよう支援する．また，きょうだいの予防接種の励行や通う保育園・学校等での感染症発生状況にも留意していく．

（4）中心静脈ライン

中心静脈ラインは抗がん剤の投与や高カロリー輸液，輸血や逆流採血など，頻回な静脈確保が必要となることが予想される場合に積極的に留置し使用する．カテーテルには，静脈穿刺または切開法により留置する中心静脈カテーテルをはじめ，皮下埋め込み型ポート，末梢挿入中心静脈カテーテル（peripherally inserted central catheter；PICC）などがある．

2）症状マネジメント，緩和ケア

子どもは小児がんへの罹患とその治療に臨むにあたってさまざまな苦痛を体験する．苦痛は主観的なものであり，その感じ方・とらえ方は多様であるため，彼らが抱いている侵襲とそれに伴う症状に対する意味の理解に努めていく．また，苦痛を子どもと家族は身体的・精神的・社会的・スピリチュアルそれぞれの側面から統合的に感じ，それぞれの側面に影響を与えていく．小児がんの治療に挑む子どもは，病態や治療に伴う身体的な苦痛に加えて，家族や友人，地元の保育園，学校などの環境から離れ，入院といった非日常的な生活を余儀なくされる．そ

のために，痛みや吐気，倦怠感といった身体症状はもちろんのこと，不安や恐怖，孤独，いらだちといった感情を抱えることが少なくない．そのようななかにあって，さらに子どもには次々と苦痛を伴う治療や検査・処置が待ち受けており，また，進行が速い病態と治療に対する理解がむずかしくついていきにくいことも加わって，自尊心が脅かされるような経験が重なってしまうことがある．こういった経験は，当の子どもだけでなく，親や，きょうだい，友人などにも強い影響を及ぼしていく．

　こういった状況に対応していくためには，身体的苦痛に対するアセスメント技術や非オピオイド，オピオイド鎮痛薬や鎮痛補助薬，非薬物療法などを組み合わせた除痛，制吐薬を利用した嘔気・嘔吐対策などが必要となる．さらに並行して，インフォームドコンセント，プレパレーション，ディストラクション等の概念を活用しながら，早期から継続して全人的苦痛に脅かされうる子どもの主観に注目し続ける症状マネジメントと緩和ケアが必要である．このように，自我が発達する途上にある子どもの自尊心が守られていくためのトータルケア（全人的な支援）の進歩が望まれていると同時に，子どもの苦痛を目の当たりにしながら現状と向き合っていく家族を含めたトータルケアが必要である．

　化学療法の副作用として出現する症状は使用する薬物によって特徴があるが，なかでも細胞分裂速度の速い骨髄，粘膜，毛根細胞などでは顕著に出現する．副作用には，嘔気・嘔吐，食思不振，倦怠感，脱毛などの症状を伴うものと，初期または重症化しない限り症状は顕著ではないが，検査結果を参考に早期対応できるものとがある．また，副作用が生じる時期についても，使用する薬物や子どもの属性によってさまざまである．

　主な副作用とそれに伴う症状は，骨髄抑制に関連した感染に伴う発熱や出血傾向，貧血などからくる倦怠感・疲労感，各所消化器官の粘膜障害や自律神経の変調等に関連した，嘔気・嘔吐，食思不振，口内炎，下痢・便秘，出血性膀胱炎，心筋障害に伴う心不全徴候，中枢神経系の障害に伴う運動障害やけいれん，心臓，肺，肝臓，腎臓等各臓器の障害に伴う各種症状，脱毛や皮膚の発疹，掻痒感，色素沈着，末梢神経障害に伴うしびれ，筋力低下，薬物の血管外漏出に伴う壊死や痛みなどがある（図2-3-2）．

　たとえば，白血球数減少による易感染状態については，感染を未然に防ぐことができれば症状もなくすごすことができる．しかし，いったん感染すると発熱や倦怠感が増すのみでなく，容易に敗血症といった重症に至る危険性が高くなる．そのために，副作用と症状を連動させた早期からの症状マネジメントと緩和ケアが子どもと家族の最適な安全・安楽を保証していく．

　これら小児がんやその治療に伴う侵襲の最小限化と現存する課題に医療と社会が適切な対応を重ねていくことが，在宅での治療を望む子どもと家族の意向を支えることにつながっていく．

6. 晩期合併症（late effect；長期的な影響）

　現在わが国にも数万人の小児がんの克服者（childhood cancer survivor；CCS，以下，小児がん経験者）が存在し，その割合は20歳代約1,000人のうち1人に達していると推定され，また

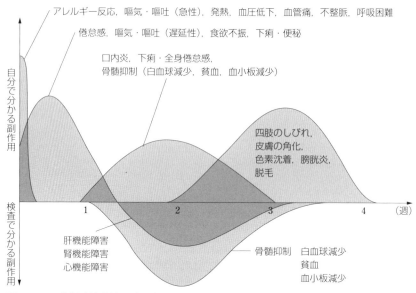

図 2-3-2　化学療法実施に伴う主な副作用と発現時期

その割合は今後増加が見込まれている．小児がん経験者の約半数は身体的に長期的な影響（late effect，以下，晩期合併症）を抱えながら日々の生活をすごしている．また，なかには日々の生活に加えて復学・進学，就職，結婚，保険といったライフイベントと向き合うなかで困難を抱えていたり，過去・現在の体験から心的外傷後ストレス症候群（posttraumatic stress syndrome；PTSS）・心的外傷後ストレス障害（posttraumatic stress disorder；PTSD）といった心理・社会的な課題を抱えている者も存在している．また，心理・社会的な影響は家族全体に及んでいる場合も少なくない．そのため，診療科や医療を越えた，経験者と家族中心のトータルケアに根ざした包括的な在宅支援の充実が求められている．

　小児がん経験者がもちうる身体的な晩期合併症の発生は，化学療法で使用した薬物の種類・量，放射線の照射部位・量，手術部位など子どもの治療経験，また罹患・治療時の発達段階といった属性に起因しその内容は多岐に渡る（表 2-3-2）．そのため，経験者の抱える課題に合わせて各診療科と連携し，成人期への移行を考慮した長期フォローアップが必要であり，その体制構築が進められている．

7．難治性の小児がんをもつ子どもと家族の終末期在宅療養

　小児がんの完治が望めず生涯をまっとうする子どもが存在する．子どもと家族ができる限りその子らしく，家族らしく毎日の生活を送ることができるよう，彼らの意向を中心に，終末期の生活を送る場を病院と限定せず，体調に合わせながら在宅ですごすことを保障する取り組みが進められてきている．在宅でも子どもが安楽にすごすことができるためには，小児がんの進

第2章 在宅ケアを必要とする子どもの特徴と病態

表 2-3-2 小児がん経験者がもちうる身体的晩期合併症と主原因

合併症	主原因		
	化学療法	放射線療法	
		手術療法	全脳・全脊髄照射
中枢神経障害：白質脳症，認知・知能・記憶・学習障害，多動，情緒不安定	メトトレキサート（MTX）	局所照射では全項目	○
末梢神経障害：神経性疼痛，知覚異常，筋力低下			
内分泌系			
成長ホルモン分泌低下（低身長，成長速度の低下），易疲労感・倦怠感	ステロイド：プレドニゾロン（PSL）・デキサメタゾン（DEX）		○
性腺系：性腺機能低下，二次性徴欠如・遅発，性成熟の停止，思春期早発症，妊孕性低下	・アルキル化薬：シクロホスファミド（CPM），イホスファミド（IFM），ブスルファン（BUS），メルファラン（L-PAM） ・プラチナ製剤：シスプラチン（CDDP）・カルボプラチン（CBDCA） ・ステロイド：プレドニゾロン（PSL）・デキサメタゾン（DEX）		○
副腎系：易疲労感，体力減少，悪心，ふらつき，意識障害，低血圧，低血糖，低 Na 血症	ステロイド：プレドニゾロン（PSL）・デキサメタゾン（DEX）		○
甲状腺系：甲状腺機能低下症・亢進症，甲状腺結節	ステロイド：プレドニゾロン（PSL）・デキサメタゾン（DEX）		○
肥満，脂質代謝・糖質代謝異常，水・電解質代謝異常	ステロイド：プレドニゾロン（PSL）・デキサメタゾン（DEX）		○
骨・筋・軟部組織	・メトトレキサート（MTX） ・ステロイド：プレドニゾロン（PSL）・デキサメタゾン（DEX）		
歯牙の障害	・アルキル化薬：シクロホスファミド（CPM），イホスファミド（IFM），ブスルファン（BUS），メルファラン（L-PAM）など ・エトポシド（VP-16）		
視力障害	・ステロイド：プレドニゾロン（PSL）・デキサメタゾン（DEX）		○
聴力障害：伝音性聴力障害，感音性聴力障害	プラチナ製剤：シスプラチン（CDDP）・カルボプラチン（CBDCA）		
心機能障害：胸痛・動悸・息切れ・運動への耐久力低下	アントラサイクリン系薬：［ドキソルビシン（DXR），アドリアマイシン（ADR）］，ダウノルビシンなど		
呼吸機能障害：慢性咳嗽，息切れ，労作時呼吸困難，喘鳴	ブレオマイシン（BLM）		
消化機能障害			
肝機能障害	アクチノマイシン D（ACT-D）		
腎機能障害	プラチナ製剤：シスプラチン（CDDP）・カルボプラチン（CBDCA）		
妊孕力の低下			
二次がん	・アントラサイクリン系薬：［ドキソルビシン（DXR），アドリアマイシン（ADR）］，ダウノルビシンなど ・アルキル化薬：シクロホスファミド（CPM），イホスファミド（IFM），ブスルファン（BUS），メルファラン（L-PAM）など ・エトポシド（VP-16）		○ 脳腫瘍 甲状腺癌を含む

行に伴う苦痛の緩和を目的とした化学療法や，PCA（patient controlled analgesia；自己調整鎮痛法）ポンプの導入を含めた疼痛緩和薬物療法，そして訪問看護等を利用した輸血や抗生物質の投与といった支持療法，その他消化器症状や神経症状といった症状マネジメントと緩和を図りながら在宅ですごすことが少しずつ可能になってきた．確かな技術をもち，子どもと家族の意向に寄り添った在宅ケアの充実が求められている．

【第2章Ⅲ．文献】
1）Childhood Cancer Research Group：Childhood Cancer Registrations（http://www.ccrg.ox.ac.uk/datasets/registrations.html,2014.1.16）．
2）Ajiki W, Tsukuma H, Oshima A：Survival rates of childhood cancer patients in Osaka, Japan. *Jpn J Clin Oncol*, **34**（1）：50–54（2004）．
3）Perlman EL：Pediatric renal tumors：Practical updates for the pathologist. *Prdiatr Development Pathology*, **8**：320–338（2005）．
4）Vujanić GM, Sandstedt B, Harms D, et al.：Revised International Society Oncology（SIOP）working classification of renal tumors of childhood, *Med Pediatr Oncol*, **38**：79–82（2002）．
5）Murphree AL：Intraocular retinoblastoma：the case for a new group classification. *Ophthalmol Clin North Am*, **18**：41–53（2005）．
6）Sobin LH：TNM Classification of Malignant Tumors（UICC）. 7th ed, Wiley–Blackwell, UK（2009）．
7）Brown J, Perilongo G, Shafford E, et al.：Pretreatment prognostic factors for children with hepatoblastoma results from the International Society of Paediatric Oncology（SIOP）study SOPEL 1. *Eur J Cancer*, **36**：1418–1425（2000）．
8）Newton WA Jr, Gehan EA, Webber BL, et al.：Classification of rhabdomyosarcomas and related sarcomas. pathologic aspects and proposal for a new classification—an Intergroup Rhabdomyosarcoma Study. *Cancer*, **76**：1073–1085（1995）．

【第2章Ⅲ．参考文献】
Baba S, Ioka A, Tsukuma H, et al.：Incidence and survival trends for childhood cancer in Osaka, Japan, 1973–2001. *Cancer Science*, **101**（3）：787–792（2010）．
別所文雄，杉本　徹，横森欣司：新小児がんの診断と治療．初版，診断と治療社，東京（2007）．
堀部敬三編：小児がん診療ハンドブック；実地診療に役立つ診断・治療の理念と実践．医薬ジャーナル社，大阪・東京（2011）．
JPLSG長期フォローアップ委員会長期フォローアップガイドライン作成ワーキンググループ，前田美穂編：小児がん治療後の長期フォローアップガイドライン．医薬ジャーナル社，大阪・東京（2013）．
丸光惠子，石田也寸志監：ココからはじめる小児がん看護．第1版，へるす出版，東京（2009）．
奈良間美保，丸　光惠，西野郁子，ほか：系統看護学講座専門分野Ⅱ　小児看護学［2］　小児臨床看護各論．第13版，医学書院，東京（2015）．
日本小児がん学会編：小児がん診療ガイドライン．第1版，金原出版，東京（2011）．
日本小児血液学会編：小児白血病・リンパ腫の診療ガイドライン．第2版，金原出版，東京（2011）．
Parkin DM, Stiller CA, Draper GJ, et al.：The international incidence of childhood cancer. *Int. J. Cancer*, **42**：511–520（1998）．
Steliarova FE, Stiller C, Lacour B, et al.：International classification of childhood cancer, third edition. *Cancer*, **103**（7）：1457–1467（2005）．

（新家一輝）

第3章

子どもの安全・安心な在宅医療の支援

I. 呼吸ケア

1. 在宅酸素療法

1) 最近の動向

　在宅酸素療法（home oxygen therapy；HOT）は，自宅で酸素を吸入する治療のことである．わが国においては1985年に保険適応となり，以後，新生児慢性肺疾患児の早期退院から始まり，肺高血圧症，心疾患，慢性呼吸障害を有する児の在宅管理を可能とした．主な対象疾患として，循環器疾患ではチアノーゼ性の先天性心疾患や肺高血圧・慢性心不全，重症心身障害児や筋疾患などがあり，各病態に応じて，低酸素血症の改善，肺高血圧の治療や進行の予防を目的としてHOTが導入され，入院期間の短縮につながり，在宅生活が可能になることで児の成長発達の促進や家族の関係性の強化につながっている．また，慢性呼吸障害の場合，成長とともに酸素が必要ではなくなるという成人とは異なる特徴がある．

2) 在宅酸素療法に必要な機材

（1）酸素供給機器

a）酸素濃縮器（図3-1-1）

　膜型と吸着型があるが，現在，空気中の窒素を吸着して酸素を供給する吸着型が主流で，酸素濃度90％を供給するタイプか，また膜型では40％を供給するタイプがある．酸素濃縮器は電気で作動し，停電などで停止してしまう．そのようなときには速やかに酸素ボンベに切り替え

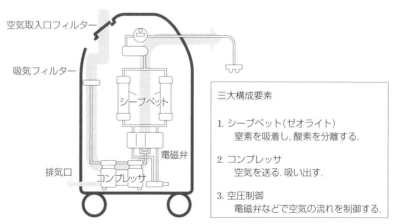

〔フィリップス・レスピロニクス：HOTガイドブックより掲載〕
図3-1-1　酸素濃縮器の構造

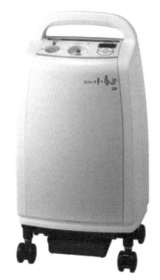 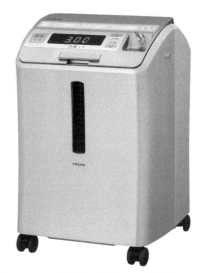

図 3-1-2　充電機能をもつエアウォーター社製の O₂グリーン小春® 3SP

図 3-1-3　うるおい機能をもつ帝人ファーマ社製のハイサンソ® 3S

る必要がある．最近ではバッテリーを内蔵した酸素濃縮器もある（図 3-1-2）．また，生活のしやすさを考慮した酸素濃縮器が開発されている．たとえば，吸着過程では水分も除去され酸素が乾燥してしまうため，加湿をする必要があるが，最近では加湿器を使わずに部屋の湿度程度に加湿する「うるおい機能」をもった酸素濃縮器（図 3-1-3）や従来空気を取り込む箇所にあるフィルターを定期的に清掃する必要があったが，自動清掃機能を搭載した酸素濃縮器（図 3-1-4）などもある．加湿器は 2l/min 以上の酸素吸入をする場合に使用する．

　機種の選択は，疾患の状況や酸素吸入の量，生活スタイルなどを考慮し行われる．疾患のある子どもを育てていく家族にとって，少しでも生活や経済的に負担がかからず安全面を考慮した機種選択を行うことが望ましい．

　b）酸素ボンベ

　酸素濃縮器は電気で駆動しているため，外出や停電時には酸素ボンベ（図 3-1-5）を使用する必要がある．酸素ボンベの色は黒と決まっているが，他のガスボンベと間違わないように種類によって異なる穴の開いたヨーク締め付け式のボンベが使用されている．ヨーク締め付け式の酸素ボンベに適合した圧力計や減圧弁が一体となったダイヤル式の酸素流量計を用いる．最近は圧力計・減圧弁・流量調節器が一体化された器具もあり，酸素ボンベ交換時の手間を改善している（図 3-1-6）．

　酸素ボンベには，酸素ボンベを長持ちさせるため，吸気を感知して吸気時のみ酸素を流す呼吸同調器がある（図 3-1-5）．呼吸同調器には吸気努力が必要であるため，吸気の弱い小児では同調器が作動しない可能性が高い．導入する際は試用し安定した動作が得られるか確認することが望ましい．また，気管支炎など呼吸器疾患に罹患し鼻汁などで鼻からの吸気が弱くなった

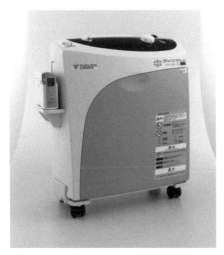

図3-1-4 フィルター自動掃除機能をもつフクダ電子社製のクリーンサンソ FH-30/3 L

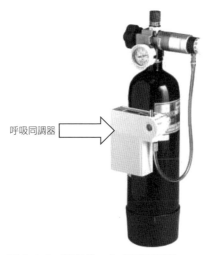

図3-1-5 酸素ボンベ，呼吸同調器

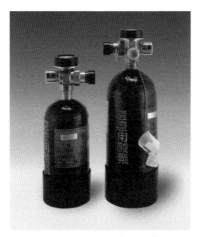

図3-1-6 レギュレーター一体型の酸素ボンベ（フクダ電子社製のグリーンバルブボンベ）

場合には，速やかに呼吸同調器を中止し連続流量に切り替える必要がある．酸素ボンベを使用するうえで留意する点は，使用前の残量の確認である（図3-1-7）．外出する場合には使用時間を考慮し持参する酸素ボンベの本数を調整する．

c）携帯型酸素濃縮装置（図3-1-8）

最近，内蔵バッテリーで作動する携帯型酸素濃縮装置が開発され，酸素ボンベより軽くコンパクトサイズであるため，より外出しやすい環境を作り出している．しかし，呼吸同調機能や最低1 l/min での使用となるため，小児での使用は困難な状況である．

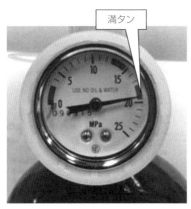
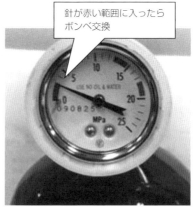

満タン

針が赤い範囲に入ったらボンベ交換

図3-1-7 ボンベ残量の見方

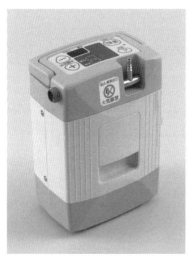
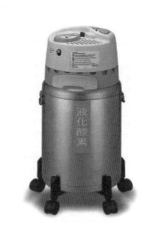

図3-1-8 携帯型酸素濃縮装置（フクダ電子社製のエアウォークライトAW-L）

図3-1-9 液体酸素供給装置（チャートジャパン社製のヘリオス™リザーバー）

　d）液体酸素供給装置（図3-1-9）

　酸素は−183℃にすると液体になる．酸素ガスが液化されると凝縮され，液体酸素1 l は酸素ガスに換算すると約800 l もの大容量のガスに相当する．液体としてボンベに詰め，気化した酸素を投与する装置が液体酸素装置である．液体酸素装置には親機と子機があり，親機に入っている液体酸素を子機に移して使用する．子機は外出時や室内移動時に使用する．

　e）酸素濃縮器と液体酸素装置のメリットとデメリット

　a）〜d）の酸素供給措置のメリット・デメリットを表3-1-1に示す．

（2）酸素投与方法

　酸素投与の方法には，経鼻カニューレ，酸素マスク，気管切開チューブからの酸素投与（図

表 3-1-1　酸素濃縮器と液体酸素装置のメリットとデメリット

	酸素濃縮器	液体酸素
メリット	・操作が簡単である ・比較的容易に連続使用ができる ・メンテナンスに手間がかからない ・ボンベは長期保存できる	・電気代がかからない ・電気を使用しないので停電時にも使用できる ・高流量の酸素投与ができる ・子器が小型・軽量かつ比較的長時間使用できる ・酸素濃度はほぼ100％である
デメリット	・電気代がかかる ・停電時に使用できない ・使用中，冷蔵庫程度の振動音と排熱が発生する ・高流量の酸素吸入が必要な場合には不向きである ・ボンベは交換が必要である	・デリバリーが不便な地域がある ・定期的に設置型容器の交換が必要である ・設置型容器が重い ・充填作業がやや困難である ・子器は旅行時に機内へ持ち込むことができない

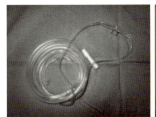 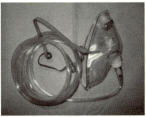 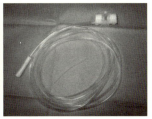

　　経鼻カニューレ　　　　　　　酸素マスク　　　　　　気管切開時人工鼻使用

図 3-1-10　酸素投与方法

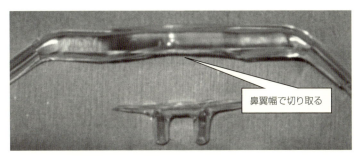

鼻翼幅で切り取る

図 3-1-11　経鼻カニューレの工夫

3-1-10）もあり，小児の場合は人工鼻や加湿器による加湿には注意が必要である．もっとも一般的なものは経鼻カニューレである．小児用サイズもあるが特に乳幼児の場合は固定が十分にできないため，テープで固定することが多く，テープかぶれに注意が必要である．また，経鼻カニューレの酸素が流出する突起部分のサイズが鼻腔と合わない場合にはカニューレの先を切り取り（図3-1-11），穴を鼻腔に向けて固定する工夫をしている．

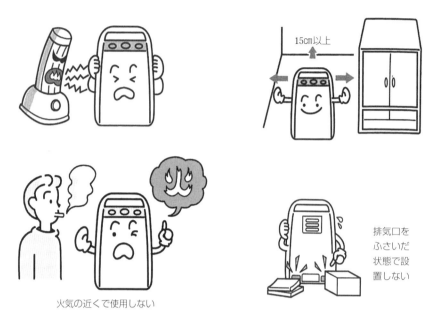

火気の近くで使用しない

〔フィリップス・レスピロニクス：HOTガイドブックより掲載〕
図3-1-12　酸素濃縮装置を設置するうえでのポイント

3）在宅移行と日常管理
（1）退院指導

両親に対して疾患および継続治療の必要性を医師が説明し，理解してもらい，HOTに関する承諾を得る．また，児の理解力に合った児への説明も忘れてはならない．自宅での酸素吸入量や病状などを医師に確認し，酸素供給機器の機種を選定する．自宅で使用する機器と同じ酸素濃縮器や酸素ボンベなどの見学と使用方法の指導を受け，習得後退院となる．退院前に，業者による自宅への機器の設置を行う．自宅設置時に留意する点として，家屋の構造や居住空間の移動範囲・生活行動を配慮し，設置場所や延長チューブの利用について確認を行う．

　a）酸素濃縮装置

酸素濃縮装置を設置するうえでのポイント（図3-1-12）は，酸素装置の設置や保管では，火気から2m以上離し，直射日光が当たらない場所を選び，湿気・水気がある所には置かないように注意する．酸素濃縮器は熱の放出があるため，壁から15cmは隙間をつくる．

　b）液体酸素供給装置

液体酸素供給装置は，大型であり床面が安定した場所で，火気に注意し引火性・発火性のもの，電気配線，アース線などが近くにない場所に設置する．余剰気化ガスが酸素容器周囲に漏れ出すので，最低でも装置の半径2m以内にはなにも置かないように注意する．また，直射日光が当たらない40度以下の場所で，換気のよい場所に設置する．

　c）酸素ボンベ

酸素ボンベは風通しのよい場所が好ましく，高温になる所には置かないように気をつける．

たとえば炎天下の車内へ置くのは控える．また，移動時に使用する携帯用酸素ボンベの受け渡しについても確認しておく必要がある．

　d）急病時

　救急受診が必要となる病状の変化や緊急時の対応などについても，医師が説明し理解を深めていくことも重要であり，在宅酸素療法に対する医師の指示書へも酸素流量の記載を平常時や緊急時別に考慮し記載することが望ましい．

　e）保育・教育機関との連携

　保育園や学校に通っている場合は，関係者へ両親がどのように説明しているのか確認し，必要であれば両親に承諾を得て，医師から病状とHOTの必要性を説明する．教育現場に看護師が配置されている場合は，看護師に対して持ち込む機器の使用方法や留意点などの説明を行う．看護師が不在の場合には，教師や養護教諭などと両親が打合せを行い，通園・通学に備える．また，緊急時の連絡先の確認や対処方法についてもしっかりと伝え，対応できる体制を確立し，安心・安全を確保することが重要である．

　（2）日常管理

　HOT導入後，最初の数週間はさまざまな不安やトラブルが多いため，退院後の最初の外来を1〜2週間後に設定し，児の状態の把握や家族の不安などの解消に努め，酸素のある生活に慣れてきているかを確認する．生活上で不便に思っていることがあれば家族と相談し，適時業者に協力を得る．また，自宅にてパルスオキシメータによるモニタリングを実施している場合には，午前・午後・睡眠時・覚醒時・授乳時などの変化や変化の幅を把握してもらい，外来時に医師へ情報を提供してもらう．パルスオキシメータの機種によってはSpO_2（経皮的動脈血酸素飽和度）・HR（heart rate；心拍数）値のメモリ保存と解析ソフトによる解析も可能となり慢性呼吸障害などに対し効果的に在宅酸素療法がされているかを確認するうえでも有効である．病院へのデータ転送も行われており，遠隔医療の一環としても普及が見込まれている．児の状態が安定してきたら，診療報酬上1か月に1回の外来受診において定期的に外来診察や検査を行い，病状の経過観察を行う．

　また，旅行などに出かける場合は，旅先に酸素濃縮装置や酸素ボンベを事前に設置するサービス提供がある．旅行などに出かける予定がある場合には，医師の許可および指示書発行のうえ，1週間前には事業者にサービスの申し込みを行う．

　（3）機器の管理

　a）酸素濃縮器

　フィルターのほこりや目詰まりを防止するために，週1回程度機種に応じてフィルターの掃除や水洗いを行う（図3-1-13）．

　b）液体酸素供給装置

　貯留酸素の残量の確認を行い，必要時事業者に補充依頼を行う．また，漏れ出てくる余剰ガスが低温のためリリーフ弁付近が氷着し弁が閉塞することがある．寒期には必ず確認し，氷着している場合は，素手で触れると凍傷を負う危険性があるため，皮製の手袋を着用し皮製の布

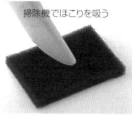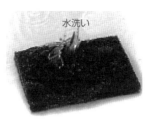

〔フィリップス・レスピロニクス：HOTガイドブックより掲載〕
図 3-1-13　機器の管理（例）

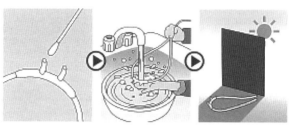

〔フィリップス・レスピロニクス：HOTガイドブックより掲載〕
図 3-1-14　使用備品の管理（例）

で拭き取る．

　c）加湿器

　加湿瓶の精製水は少なくなったら補充し，定期的に水洗いを行う．

　d）使用備品

　鼻に直接装着する部分は汚れがたまりやすいため，適時掃除する（図 3-1-14）．また，カニューレの破損や劣化などないかを確認し，劣化の程度によっては新しい物に交換し，常に予備を準備する．予備などは事業者に連絡すると提供される．

　e）点検

　日ごろより使用者は機器の外観チェック（汚れ・破損など），機器の動作異常（動作音・振動・熱など），指示設定流量や加湿水量の確認を行う．また，事業者は専門技術者により使用時間・使用期間に合わせ，コンプレッサ・電磁弁などの作動状況やゼオライト吸着剤，バクテリアフィルターの劣化，酸素流量精度，液体酸素供給機器の場合は，容器の耐用の確認などの点検を行うために自宅訪問する．

4）機器に関するトラブルや災害時の対応

（1）平時のトラブル

　HOTに用いられる酸素供給装置は，災害時も含めて安全な在宅酸素療法施行上最低限必要とされている保守管理体制を満たすよう，HOT事業者に保守管理が委託されている．24時間

第3章　子どもの安全・安心な在宅医療の支援　　61

表 3-1-2　緊急時カード内容の一例

緊急時カード：連絡先	緊急時カード：処方
氏名	疾患名
連絡先（第1・第2）	内服薬（毎日・体調不良時）
医療機関名・連絡先・主治医名	酸素吸入量
在宅酸素事業者名・連絡先	その他

365日機器トラブルに対応する体制となっているため，事業者の連絡先を見やすい場所に掲示したり，外出時にも連絡先を携行するなどの準備をしておく必要がある．また，機器のトラブルで児への酸素供給ができない場合には，ただちに酸素ボンベに切り替え，緊急連絡先に連絡し，業者の対応を待つなど，日ごろからシミュレーションすることが望ましい．

　事業者によっては，使用者の承諾を得て自宅の酸素濃縮器の運転状態（酸素濃度・運転時間・酸素流量・運転状態など）を自動モニタリングしながら機器の性能低下を早期に検知し異常発生時は，使用者に連絡をとり必要な措置をとるシステムもある．

　(2) 災害時の対応

　a）災害時のトラブル

　平時のトラブルと同様，外出時には緊急連絡先を携行する．また，緊急時カードを作成する（表3-1-2）．在宅酸素事業者は，災害対策マニュアルを作成し災害対策システムを構築している．万が一の災害時のために事業者の対応を確認しておく必要がある．

2．在宅人工呼吸療法

1）最近の動向

　在宅人工呼吸療法（home mechanical ventilaton；HMV）は，病状が安定した呼吸不全患者に，在宅で長期的に人工呼吸療法を継続する治療法である．救急医療や集中治療の進歩により小児の救命率・延命率が向上し，在宅用の呼吸器の開発も進み，社会的にも在宅医療への移行が進んでいるため，在宅人工呼吸器を装着し在宅生活を送っている小児は増えてきている．しかし，在宅人工呼吸器を装着している児と家族が退院し日常生活をすごすためには，病状の理解や医療的ケアの習得，環境の調整，家族や社会の支援などのさまざまな状況を経験しながら，日々の生活を獲得してきている．小児の介護者は主に両親で，育児と介護と両方の生活となり負担は増えるが，家に人工呼吸器を持ち帰り児とともにすごすことにより，児の表情が豊かになり，外出するなど当たり前の生活が可能となり，生活の質（quality of life；QOL）を高めることができる．

2）主な対象疾患

　小児における在宅人工呼吸器療法の適応となる病態は，中枢性無呼吸，肺胞低換気，気道病変，肺疾患であり，人工呼吸器による補助換気を行うことが必要な病態である．人工呼吸療法

は，酸素化の改善，肺胞換気量の増加や維持，呼吸仕事量の軽減を目的として行われる．

3）在宅人工呼吸器の選択

在宅で使用できる人工呼吸器の種類は増加し，多機能になってきている．そのなかから児の病態や生活環境に合わせた機種を選択する．

（1）分類

HMV で主なものは，鼻や顔または鼻口マスクを用いた非侵襲的陽圧換気（noninvasive positive pressure ventilation；NPPV）と気管切開を行い，気管カニューレを介して行う人工呼吸管理（tracheostomy positive pressure ventilation；TPPV）の 2 つに分類される．病態の変化により，いままでは夜間のみ NPPV を装着していても，肺胞低換気状態の悪化などがあった場合は，日中もできる限り装着へと変更したり，繰り返される肺合併症により気管切開や喉頭気管分離による TPPV の導入となる場合がある．いずれにしても，児が安全に生活できることや QOL を高めることを念頭におき，家族の理解が得られる説明を行い，家族や児が安心した在宅管理を行えることが重要である．

（2）選択方法

それぞれの人工呼吸器の特徴をよく理解し，児の病態にあった機種を選択しなければならない．在宅で介護する介護者の状況も検討し選択することが大切である．選択時に，機械の大きさや重さ，作動音，内蔵・外部バッテリー，呼吸器回路やフィルターなどの扱いやすさ，費用負担，アフターサービスなどが選択する基準となる．そして，アフターサービスは在宅生活を行っていくうえで重要なポイントである．身近にアフターサービスが可能な人材や知識，故障時などのフォローができる体制があることで，安全が保障された生活が確保できる．

（3）主な在宅人工呼吸器

a）NPPV 専用人工呼吸器（図 3-1-15）

専用装置としては，BiPAP AVAPS（フィリップス・レスピロニクス社），NIP ネーザル® Ⅲ（ResMed 社），ViVO40（Breas 社），クリーンエア VELIA（ResMed 社）などがある．

b）TPPV 専用人工呼吸器（図 3-1-16）

専用装置として発売している人工呼吸器は減少している．Puppy-X（オリジン社），Newport™ HT70（コヴィディエンジャパン社）などがある．

c）NPPV・TPPV 両用人工呼吸器（図 3-1-17）

近年では NPPV も TPPV も両方実施できる高機能な人工呼吸器として発売されている．NPPV から開始した児が，機種を変更することなく TPPV に移行できる．両用できるということは，換気モードや設定パラメーターも多く，機能によっては呼吸器回路の変更も必要になる．トリロジー 200（フィリップス・レスピロニクス社），クリーンエア vs ULTRA（ResMed 社）などがある．

第3章 子どもの安全・安心な在宅医療の支援

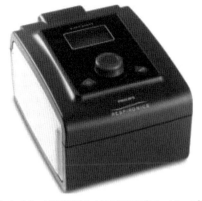

図 3-1-15 NPPV 専用人工呼吸器（フィリップス・レスピロニクス社製の BiPAP AVAPS）

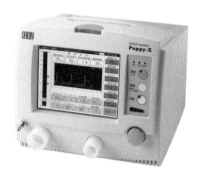

図 3-1-16 TPPV 専用人工呼吸器（オリジン社製の Puppy-X）

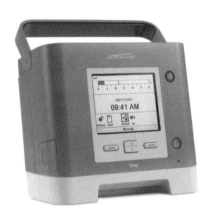

図 3-1-17 NPPV・TPPV 両用人工呼吸器（フィリップス・レスピロニクス社製のトリロジー 200）

4）在宅移行と日常管理

（1）退院指導（TPPV の場合）

在宅移行は，「導入期」「準備期」「移行期」の3つのステップで段階的に行われる．それぞれの時期について説明する．

a）導入期（ステップ1）

(a) 家族の意思決定と支えるチームづくり

人工呼吸器を装着した児を養育していくことは，家族がそのケアや介護の主体となり生活していくことである．家族にとって身体的・精神的・社会的にも大きな負担と責任を担うものとなる．そして，病気や障害の理解や受け入れ過程も家族により異なり，初めてのことばかりで戸惑うことも多々ある．そのような状況であることを踏まえ，家族が在宅移行への意思決定が行えるよう支援することで，家族と医療者で共通の目標を設定することができ，支えるチームづくりの出発となる．

表 3-1-3　アラームの種類と原因

アラームの種類	原因
気道内圧高圧アラーム	気道分泌物の貯留，咳嗽やファイティングによる気道内圧の上昇，カニューレや回路の閉塞など
気道低圧アラーム	回路の破損によるリーク，回路がカニューレから外れる，回路の接続が緩む，強制換気よりも大きい自発呼吸があるなど
低換気量アラーム	自己換気量の低下，回路の破損や緩みなどのリークなど
高換気量アラーム	自発呼吸の増加
呼吸回数過多アラーム	自発呼吸回数の増加，トリガーの過敏など
呼吸回数減少アラーム	自発呼吸の減少，トリガーの鈍感など
無呼吸アラーム	自発呼吸設定の患者の呼吸がない状態
バッテリー・電源アラーム	バッテリーの駆動時，バッテリーの残量が減少したときなど

（b）日常的なケアと医療的ケアの手技習得

急性期を乗り越えたころより，抱っこやおむつ交換，保清など日常的なケアに家族は参加しているが，在宅移行の時期からは家庭生活を意識したケアの方法を習得する必要がある．また，なぜそのケアが必要なのか，病態の理解も重要である．

指導する側は，家族が困惑しないように一貫したケア方法のマニュアルを利用し，進捗状況をチェックリストなどを利用し情報共有を行う必要がある．

導入期にケア習得を確認する項目として，栄養・清潔・排せつに関係するケアや体調の確認，気管切開部のケア，リハビリテーションに関するポジショニングや体操・トランスファーなどがある．それらのケア習得度を確認し，在宅用人工呼吸器の指導へ移行していく．

（c）在宅用人工呼吸器管理の指導

医師が呼吸の生理・人工呼吸器や加温加湿器の仕組みを家族に説明し，呼吸器回路の交換の指導は臨床工学士が行うことが望ましい．1回での理解は困難であるため，臨床工学士や業者などが繰り返し指導する場を設定する．

指導内容は，指示された換気条件の設定の確認，アラームの種類と原因（表3-1-3），対処方法，緊急時の連絡方法などである．また，呼吸器装着中の呼吸状態や痰の固さ，回路の結露など観察できることが日々の体調や環境を管理するうえで大切であり，入院中に児にあった呼吸器や加温加湿器の設定を主治医が行う．

b）準備期（ステップ2）

（a）在宅移行への意思確認とチームによる現状の確認と修正

ステップ1において習得した，在宅移行を視野に入れた医療処置や在宅人工呼吸器などの知識技術について家族とチーム内で確認し，次のステップの内容を検討する．院内関係者間でのカンファレンスは，現状の確認や修正を行うためには有効である．また，家族の生活スタイルに合わせた，注入時間等の調整や必要な医療機器や物品の準備を行い，訪問看護などの調整をこの時期に開始することが，スムーズな在宅移行を行ううえで望ましい．

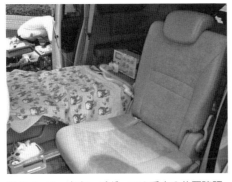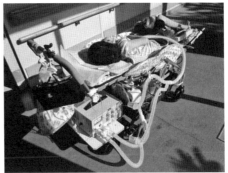

図 3-1-18　車中・バギーでの乗車の位置確認

(b) 移動方法の指導

　移動時に利用するバギーや車にどのように児を安全に乗せ，人工呼吸器や必要な医療機器や物品を乗せることができるかを理学療法士と相談する．実際のスペースや機器などの大きさを計測し計画を立てる．実際移動の練習を行う前に，介護者と児や吸引器などを乗せる場所の確認（図 3-1-18）や呼吸器回路の扱い技術の確認を行う．安全に移動を行うためには，何回も練習をする必要があり，ひとりで移動することができない場合は，介護者を援助する支援者とも，移動する順番や手順・役割等の打合せを行い，練習をする必要がある．

(c) 生活環境の整備

　在宅移行に際して，朴[1]は「安心して在宅医療に移行するためには，生活と介護の支援について評価をしておく必要がある．生活としては日常生活動作（食事，入浴，更衣，排尿，排便，移動など）と家屋（浴室やトイレ，家屋内の移動など）の評価が必要である．在宅移行後，子どもと家族の QOL を保ち，介護者の負担を軽減させるためにも，予測される症状に合わせた日常生活用具を準備する必要がある」と述べている．在宅人工呼吸器を装着し在宅生活を送る場合も，特に生活環境の整備は細やかに行っていく必要がある．

　まずは，児の居場所と介護者の生活場所が，児の状態が把握しやすい位置関係であるか，ケアを行うためや医療機器など必要な物品を置くスペースが確保できるか，室内外を移動する際の廊下や階段の広さや段差など，部屋の広さや間取りを確認する．また，在宅用人工呼吸器を始めさまざまな医療機器を使用するため，電源の確保や電圧の確保を行う必要がある．児の担当看護師や理学療法士が自宅訪問を行い家族といっしょに調査票（表 3-1-4）を用いて確認し，具体的にケアに応じた生活環境を確認し具体的なイメージづくりを行うことが望ましい．

(d) 外泊練習

　外泊練習の前に，病棟内で模擬外泊を行うことは，1日の流れを確認し児の状態を理解することができ，在宅生活のイメージづくりのひとつとなるため，望ましい経験となる．児の病状が安定しているときに，習得したさまざまなケア，実際に生活する場所や時間，準備した物などを統合的に評価するために，自宅への外泊を行う．実際自宅での生活を経験することで，よ

表 3-1-4　家屋調査票

在宅訪問チェックシート（ご家族用）　　　　　　年　　月　　日
患者様氏名　　　　　　　　　　　　　　　　　　記録者

		スタッフコメント欄
1：入口周囲	①住居の形態 　・一戸建て 　・アパートもしくはマンション（　　　）階 　　：エレベーター　有／無　：階段　有（　　段）／無 ②車で自宅前まで進入すること　　可能　／　不可能 ③進入場所　　玄関　／　窓　／　その他（　　　） ④駐車場（車）から自宅までの移動手段 　　　　バギー　／　抱っこ　／　その他（　　　　　） 　　※移動時の呼吸介助手段 　　　　バギング　／　呼吸器　／　その他（　　　　　　）	
2：通路	①部屋内移動方法に関して 　　　　バギー　／　抱っこ　／　その他（　　　　　） 　　※移動時の呼吸介助手段 　　　　バギング　／　呼吸器　／　その他（　　　　　　）	
3：居室	①自宅内にてお子さんが主に生活する場所：　1階　／　（　　）階 ②自宅内にて介助者が主に生活する場所： 　　お子さんと同室　／　同フロア　／　その他（　　　　） ③電源に関して 　　※家庭用ブレーカーの最大許容量：総アンペア数（　　　）A 　　※非常用バッテリー：　有　／　無	
4：浴室	①入浴実施予定場所：　浴室　・　ベッド　・　その他（　　　） ②入浴サポート利用予定：　有（　　　　　）／　無 ③入浴移動方法 　　　　バギー　／　抱っこ　／　その他（　　　　　　） 　　※移動時の呼吸介助手段 　　　　バギング　／　呼吸器　／　その他（　　　　　　）	

5：間取り　：下記例のように記入お願いします．

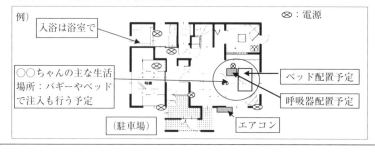

り家族や児にあった生活を目指すことができる。また、外泊時に訪問看護の導入を行うことができるよう、事前に情報共有や家族や児との顔合わせを行い準備する。

c）移行期（ステップ3）

外泊練習を繰り返し行い、生活状況について家族とともに評価を行い、病棟での生活を在宅での生活に合わせられるように工夫する。また、必要な社会資源を検討していくために、退院前カンファレンスを行う。人工呼吸器を装着した児を介護することは、家族にとって身体的・精神的・社会的な負担となるため、家族のニーズに合った支援を検討するうえで退院前カンファレンスは重要である。

（a）在宅療養中のサポート体制の確立

在宅支援関係者間の調整会議を行う。調整会議では、チームとして活動していくために顔合わせを行い、コミュニケーションをとる。在宅生活を支えるために、家族が抱えている課題を共有し、実際の生活時間に合わせた具体的な支援計画を立てることができ、医療・福祉・保健・教育が各々の専門分野としての協力体制を構築しサポート体制が確立する。

（b）緊急時の医療体制の確立

定期外来受診の確認に加え、緊急時の医療体制を確認しておくことが重要である。まずは、家族へ急変時の対応の指導を行う。病状の変化なのか、呼吸器の異常なのか、受診したほうがよいのかなど、家族が判断を行わなければならないため連絡経路を説明し、訪問看護師や外来看護師、主治医へスムーズに相談できる体制や、必要時どの医療機関に受診するのかを確認していく。また、緊急時の消防署への要請を行う場合や消防署からの確認があった場合などの確認を行っていく必要がある。長野県立こども病院では人工呼吸器装着児を、あらかじめ近隣の消防署に登録し家族には救急情報提供カード（図3-1-19）を児といっしょに携行させ、万一消防署通報を行う場合に慌てずに児の情報を伝えることができるよう工夫している。

（c）在宅移行後の確認

外来受診に在宅生活のようすを確認し、社会資源の利用ができ、支援者のサポート体制が機能し、在宅生活が安心安全に軌道に乗っているかを確認する。定期的に在宅療養生活の確認を行うための調整会議を行い、顔の見える関係づくりを継続していくことが、在宅療養を継続するために大切である。

（2）退院指導（NPPVの場合）

NPPVはインターフェイス（鼻マスク・フェイスマスク・鼻プラグ・マウスピースなど）を使用した人工換気法で、気管切開を行わず呼吸補助ができ、食事や会話を行うことができる。

a）必要な器具

（a）マスク（図3-1-20）

マスクには、full-face mask（口鼻マスク）、total face mask（顔マスク）、nasal mask（鼻マスク）などがある。開口によるリークが少なく視野も得られる。しかし、会話がしにくく、小児は顔が小さいため装着面積が限られる。眼にあたらないよう装着時に注意し、マスクによる閉塞感などの不快感の訴えの有無を確認する。

図 3-1-19　救急情報提供カード（長野県立こども病院）

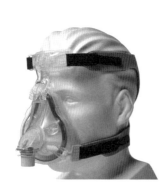
full-face mask（口鼻マスク）

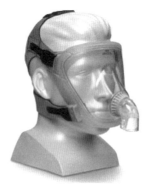
total face mask（顔マスク）

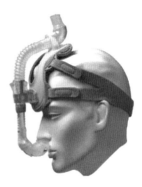
nasal mask（鼻マスク）

（写真提供：フィリップス・レスピロニクス合同会社）
図 3-1-20　インターフェイスの種類（例）

(b) マウスピース

口にくわえて使用する．他のインターフェイスとのローテーションで使用する．覚醒時に使用できるが，会話は困難であり嘔吐・流涎などの問題がある場合や睡眠中の使用はできない．

(c) 鼻プラグ

鼻腔に差し込んで使用する．他のインターフェイスとのローテーションで使用する．装着が容易で鼻の皮膚損傷がないが，圧迫や当たりによる鼻粘膜の損傷に注意する．

第 3 章　子どもの安全・安心な在宅医療の支援　　69

　b）日常管理

　（a）導入

　児の状態を維持・安定していくために，NPPV の使用が必要であることを，家族や児に主治
医が説明し理解を得ることが必要である．病状などから機種の選択を行う．NPPV の導入の際，
インターフェイスの種類から児にあった器具を選択する．学童期以前の小児が呼吸器装着をス
ムーズに行うために，まずはインターフェイスのみを装着し，圧迫箇所の有無や不快感，装着
できそうかなど，児のようすを確認する．機械のしくみを説明し，小児では機械からの送気に
不快感を訴えることが多いので，機械からの送気の出方や音を体験した後に，インターフェイ
スと機械を装着し，実際の換気モードで作動し呼吸補助を開始する．開始後はインターフェイ
スの体動などによるリークの有無や，皮膚の発赤や損傷の有無，口からのリークの有無，送気
の違和感の有無などの確認を行う．皮膚の状況によってはインターフェイスを覚醒時，睡眠時
と使い分けを行ったり，皮膚の損傷時は皮膚保護剤を貼付し，違和感のない送気となる設定を
模索するなど状況に応じて調整を行う．

　（b）日常管理

　呼吸器装着時間によるが，機械の設置場所や電源の確保など，日常生活の動線を考慮し呼吸
器の設置を行う．家族は業者より備品の管理について説明され，安全に清潔に使用できるよう
理解する．

【第 3 章 I．1〜2．文献】
 1）朴　明子：一般小児病棟から自宅へ．（前田浩利編）地域で支えるみんなで支える　実践!!小児在宅
　　　医療ナビ，60-66，南山堂，東京（2013）．

【第 3 章 I．1〜2．参考文献】
　石川悠加，竹内伸太郎：在宅人工呼吸管理に向けた準備，在宅呼吸ケア．小児内科，**45**（1）：105-108
　　　（2013）．
　川瀬泰浩，与田仁志：在宅酸素療法，小児在宅医療における医療ケア最前線；医療行為別の診療ポイン
　　　ト．小児内科，**45**（7）：1247-1252（2013）．
　倉田慶子：第 1-2　呼吸障害と安定した呼吸の維持（看護），訪問看護師のための重症心身障害児在宅療
　　　育支援マニュアル．第 2 版，52-60，東京都生活文化局広報広聴部都民の声課，東京（2013）．
　前田浩利：地域で支えるみんなで支える　実践!!小児在宅医療ナビ．146-168，南山堂，東京（2013）．
　前田浩利，岡野恵里香：NICU から始める退院調整在宅ケアガイドブック．86-163，メディカ出版，大
　　　阪（2013）．
　松井　晃：小児在宅医療に必要な手技；在宅人工呼吸器．周産期医学，**43**（11）：1433-1435（2013）．
　杦本　保：在宅酸素療法．*Clinical Engineering*，**18**（8）：844-852（2007）．
　鈴木康之：小児在宅医療に必要な手技；在宅人工呼吸療法．周産期医学，**43**（11）：1437-1440（2013）．
　武藤淳一，長谷川久弥：在宅人工呼吸；気管切開によるもの，小児在宅医療における医療ケア最前線；
　　　医療行為別の診療ポイント．小児内科，**45**（7）：1235-1240（2013）．
　渡部晋一：在宅人工呼吸器；非信州的陽圧換気によるもの，小児在宅医療における医療ケア最前線；医
　　　療行為別の診療ポイント．小児内科，**45**（7）：1241-1246（2013）．

（牧内明子）

図3-1-21 在宅での呼吸リハビリテーションの目的

3. 呼吸リハビリテーション

1）はじめに

　在宅ケアが必要な重度な心身障害をもつ児（以下，重症児）は，新生児期から身体の発育・発達が滞りやすい．児の呼吸器官も新生児期の未熟な特徴を継承しているため，呼吸労作の増加に耐えにくい，気道が閉塞しやすい，呼吸調整機能が未熟など呼吸予備力は小さい．さらに重症児は，全身の筋緊張のアンバランスを主因とする身体の変形や拘縮により，胸郭拡張不全（拘束性障害）や気道閉塞（閉塞性障害）が起きやすい．そのために，肺炎や無気肺などの呼吸器合併症を容易に発症する．日常的に呼吸器合併症を示す多くの重症児に肺間質の病変を認め[1]，肺炎や無気肺の発症は，児の呼吸器官や身体に負担をかける．施設に入所する重症児の死亡因子でもっとも多いのは，肺炎・気管支炎であり[2]，在宅療養児も同様の傾向があると思われる．呼吸器合併症の発症により入退院を繰り返すと家族の負担も大きく，呼吸ケア・リハビリテーションによる呼吸器合併症の予防は児や家族のQOL向上のために重要である．

2）在宅での呼吸リハビリテーションの目的

　重症児の在宅での呼吸リハビリテーションの目的を図3-1-21に示す．通常の呼吸リハビリテーションでは，筋力強化や呼吸調整能の促進も目的に入るが，重症児の場合，①気道の確保，②換気の促進，③排痰の促進，④呼気の促進による呼吸仕事量の軽減および酸素化の改善（＝児の呼吸が楽になる）が目的になる．特に換気・排痰の促進が，在宅療養児の肺炎や無気肺などの呼吸器合併症の予防に重要である．細菌やウイルスなどの病原微生物が肺内に入り，肺内換気の低下や分泌物の貯留が継続すると，病原微生物の排除機能が働かず，肺炎を発症する．また肺内換気の低下や分泌物の貯留は，肺胞虚脱による無気肺の発生要因となる．児の在宅での呼吸リハビリテーションの主な目的は，換気・排痰促進による呼吸器合併症の予防である．

3）在宅での呼吸リハビリテーションの手順

　重症児の在宅での呼吸ケアには，体位変換，吸引，酸素療法，人工呼吸療法，気道クリアランス法，口腔ケアなどがある．なかでも気道クリアランス法は換気・排痰の促進を目的とし，排痰体位，バッグ加圧，加湿療法，吸入療法，呼吸介助手技，排痰補助装置などの手段がある[3]．重症児の換気・排痰促進には，気道クリアランス法以外にも児の状態や目的に沿って体

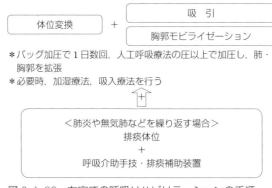

図 3-1-22　在宅での呼吸リハビリテーションの手順

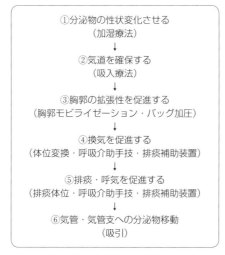

図 3-1-23　効果的な排痰の手順

位変換，吸引，胸郭モビライゼーションを組み合わせ，包括的な呼吸リハビリテーションを実施する．

　在宅での呼吸リハビリテーションの手順を図 3-1-22 に示す．普段は，定期的な体位変換と必要時の吸引で換気・排痰は促進される．さらに，胸郭モビライゼーションやバッグ加圧（1日数回，人工呼吸療法の圧以上で加圧し，肺・胸郭を拡張）で胸郭を柔らかく保ち，必要時に加湿・吸入療法を行う．加湿・吸入療法で気道を確保し，胸郭モビライゼーションやバッグ加圧で胸郭を柔らかく保つことで，過剰な圧をかけずに換気（吸気・呼気）が促進され，排痰もしやすくなる．

　効果的な排痰の手順を図 3-1-23 に示す．①分泌物の性状を変化させる，②気道を確保する，③胸郭の拡張性を促進する，④換気を促進する，⑤排痰・呼気を促進する，⑥気管・気管支への分泌物の移動の順に考慮し呼吸リハビリテーションを行うと，効果的に排痰できる．肺炎や

```
■昼間■
左右の完全側臥位
（2-3 時間ごと）
↓
座位の後に腹臥位
（午前・午後 1 セットずつ）
（座位・腹臥位 1 時間ずつ）

■夜間■
左右の完全側臥位
（児の様子・育児環境に合わせて）
```

図 3-1-24　重症児の体位変換パターン

無気肺などを繰り返す所見がなければ，先述④⑤での呼吸介助手技・排痰補助装置は必要ない．

4）在宅での呼吸リハビリテーションの方法

（1）体位変換

　定期的に体位変換を行うことで，肺の隅々まで均等な換気を促し，一定の部位に分泌物が貯留しないようにする．体位には仰臥位，側臥位（左右），腹臥位，座位（ファーラー位）があり，1 日のなかでスケジュールを組み体位変換を行う．重症児の基本的な体位変換パターンを図 3-1-24 に示す．重症児は，嚥下障害のために唾液の誤嚥で容易に肺炎や無気肺などを発症する．そのため，日常の基本的な体位は昼間・夜間とも唾液が誤嚥しにくい側臥位となる．側臥位では，効果的な換気・排痰のために体位が床面に対して 90°となる完全側臥位をとる．また，身体の変形・拘縮予防のために，左右対称的な姿勢を心がける．昼間は午前と午後に 1 セットずつ座位と腹臥位の体位をとる．座位は児の視野の拡大や家族とのコミュニケーションを図るうえで大切な体位で，重力の影響で胸郭の形状維持および横隔膜の下降も期待できる．しかし座位は唾液が肺内へ垂れ込む可能性が高いため，座位の後に腹臥位をとる．腹臥位はどの体位よりも排痰効果が高い．さらに腹臥位はどの体位よりも緊張が低下しリラックスしやすく，左右対称的な姿勢となるため側弯や身体の変形・拘縮が起きにくい体位である．側臥位・腹臥位のようすを図 3-1-25 に示す．座位を除く各体位は，唾液の誤嚥防止のためにベッドは平らとする．各体位は児の身体の変形・拘縮を助長しない安楽な良肢位保持を心がける．良肢位保持により児が安楽な姿勢を保持できると，全身の緊張が低下し，換気の促進が期待できる．換気の促進による吸気量の増加とスムーズな呼出は排痰の促進にもなる．

（2）吸引

　吸引は口鼻腔と気管があり，気管の多くは気管切開である．喉頭気管分離術を施行されていない児の場合，口鼻腔の分泌物は容易に気管・肺内に垂れ込むため，こまめに口鼻腔吸引を行う．急を要しないときは，口腔→鼻腔の順に吸引を行い，鼻腔吸引時のあえぎや呼吸の乱れで口腔内の唾液が気管・肺内に垂れ込まないようにする．常に多量の分泌物が口鼻腔内に貯留す

第 3 章　子どもの安全・安心な在宅医療の支援

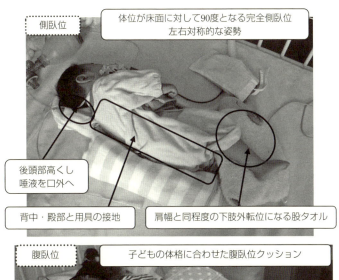

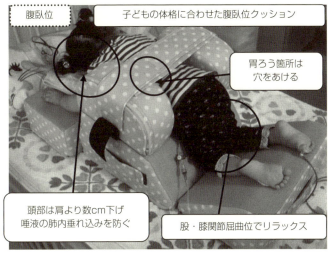

図 3-1-25　重心児の側臥位・腹臥位の様子

るような児は，側臥位保持を心がけ，後頭部を高めにし，唾液が口外に出やすくするか持続吸引を行う．体位変換や排痰体位などで排痰を促進し，気管へ分泌物が移動した際は気管内吸引を行う．気管内吸引のタイミングを図 3-1-26[4] に示す．気管内吸引で分泌物がひけるタイミングは，聴診上，気管で連続性ラ音（いびき音）が聴こえるかもしくは触診上，喉元で振動が感じられるときである．聴診上，胸部で断続性ラ音（水泡音）が聴こえるうちは，気管支レベルで水様の分泌物がある状態で，吸引してもいっこうに分泌物が吸引されない（右上葉で振動を感じる場合が多い）．吸引カテーテルの先端に分泌部が当たる状態で分泌物は吸引できる．吸引カテーテルの先端まで肺内の分泌物を移動させることが大切である．気管内吸引は児にとってたいへん苦痛であり，何度も吸引することなく，1，2 回の気管内吸引ですむように心がける．

（3）胸郭モビライゼーション

胸郭を圧迫し肋間筋を伸張する手法で，胸郭の肋間や関節の組織を柔軟にし，胸郭の拡張性

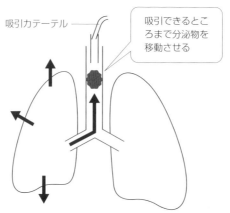

〔木原秀樹:新生児発達ケア実践マニュアル,187-199,メディカ出版,大阪,2009より改変〕
図3-1-26 気管内吸引のタイミング

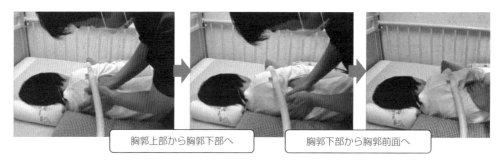

胸郭の肋間に施行者の指を入れるように両手を当て,肋間筋を伸張するように胸郭全体を順にゆっくりと圧迫する.
図3-1-27 胸郭モビライゼーションのようす

を高めるために用いる.胸郭の柔軟性・拡張性を維持・改善するために重症児や神経筋疾患の児への施行は必須である.胸郭モビライゼーションのようすを図3-1-27に示す.胸郭の肋間に施行者の指を入れるように両手を当て,肋間筋を伸張するように胸郭全体を順にゆっくりと圧迫する.胸郭周囲の筋も伸張することで,胸郭の拡張性をより高めることができる.そのために,肩関節の屈曲・外転(バンザイ),脊柱の回旋(両膝を立て腰を捻じる)の運動も行うことが望ましい.胸郭の拡張性を保つことで,呼吸筋力が低下しても楽に分泌物が排出でき,人工呼吸器管理でも肺炎になりにくいといわれている[5].また,重症児(者)は,胸椎右凸の側弯が多く,反対側に無気肺が発症しやすい傾向がある[6],側弯変形は一回換気量低下と呼吸数増加と有意に相関するとの報告がある[7].胸郭を柔らかく保ち,側弯を予防することは無気肺や呼吸機能低下の予防に有効である.

(4) 排痰体位

肺炎や無気肺などの呼吸器合併症の発症により入退院を繰り返す場合,在宅で積極的な呼吸

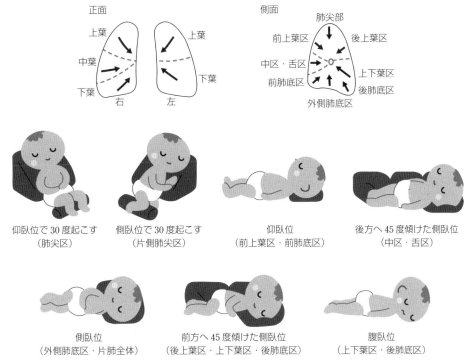

〔木原秀樹:新生児発達ケア実践マニュアル.187-199,メディカ出版,大阪,2009より改変〕
図3-1-28 子どもにやさしい排痰体位

リハビリテーションを行う.換気・排痰をよりいっそう促したい場合,排痰体位と呼吸介助手技もしくは排痰補助装置の導入を検討する.呼吸介助手技や排痰補助装置を用いることが困難な場合,排痰体位のみでも十分な効果が見込まれる.子どもにやさしい排痰体位を図3-1-28[4]に示す.低換気や分泌物が貯留しやすい肺野の部位をいちばん高くした姿勢をとり15〜30分間保持する.重力や線毛機能を利用し,分泌物の末梢から中枢(気管)の移動を促す.空気は肺下方より上方に移動しやすく換気改善も期待できる.以前は極端に頭部を体幹より低くすることで,排痰を促すことが示されていたが,成人も含め小児での排痰体位は頭部を極端に低くせず,児にやさしい姿勢を保持するようになっている.無理のない排痰体位は児にとって安楽で,換気・排痰の促進が期待できる.聴診上で水泡音がいびき音に変化したら気管内吸引のタイミングであり,排痰体位を終了する.

(5) 呼吸介助手技

小児での呼吸介助手技は,代表的な手技であるスクィージングを用いることが多い.スクィージングは,無気肺や分泌物貯留が確認される肺野(部位)の胸郭を手指や手掌で呼気時に圧迫し,①呼気流量・流速の増加を利用した末梢気道からの分泌物排出,②胸郭圧迫後の肺・胸郭の弾性圧(陰圧)により,分泌物で閉塞した気道の貫通,虚脱した肺胞の再拡張を促す方法である.スクィージングでは,児の胸郭に手掌をおき,呼気時に胸郭を圧迫し,吸気時

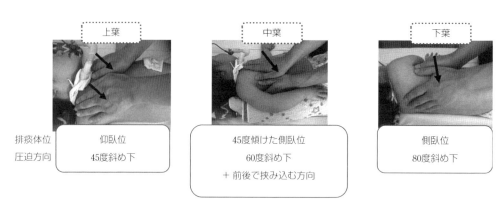

いずれの肺野も臍から身体真下（腹の中）に向かう3次元方向に圧迫する
〔木原秀樹：呼吸理学療法．小児科診療，75（増刊号）：56-60，2012より改変〕
図 3-1-29　肺野別の胸郭の圧迫方向

は胸郭に手掌をおいたまま施行者の手の力を緩め，児の吸気を妨げない．呼気時に胸郭を圧迫する肺野別の胸郭の方向性を図3-1-29[8]に示す．重症児は胸郭の変形や硬さのため，図に示す方向に圧迫できない場合もあり，対象児の胸郭が呼気時に収縮する方向に圧迫することを心がける．胸郭の呼吸の動きに合わせ，呼気の始めは軽く圧迫し，呼気の終了時には絞り出すように圧を少し強くする．人工呼吸器管理中は人工呼吸器の呼気に同調し，速い自発呼吸の場合は数回に1回圧迫する．肺内の状況が把握しやすく，児の緊張感や状態の変化から圧・換気量が調整できるバッグ加圧とスクィージングの併用を勧める．

(6) 排痰補装置

在宅での積極的な呼吸リハビリテーションでは排痰補助装置を用いることもできる．在宅で用いることができる器機には，機械的陽圧陰圧療法（mechanical insufflations-exsufflation；MI-E）（例：カフアシスト E70：フィリップス・レスピロニクス），肺内パーカッション換気（intrapulmonary percussive ventilation；IPV）（例：インパルセーター：パーカショネアジャパン），陽・陰圧体外式人工呼吸器（biphasic cuirass ventilation；BCV）（例：RTXレスピレータ：IMI），高頻度胸壁振動法（high frequency chest wall oscillation；HFCWO）（例：スマートベスト：東機貿）などがある．HFCWO以外は保険適応であるが，BCVは保険点数が低いため，在宅で用いられることは多くない．在宅で多く用いられているMI-EとIPVの概要を図3-1-30に示す．MI-Eは人工呼吸器管理の児に用いることができるが，IPVは人工呼吸器扱いのため，人工呼吸器管理の児に用いることはできない．IPVは汎用性が高く，効果として，酸素飽和度の改善，一回換気量の改善，胸部X線や胸部CT（コンピュータ断層撮影；computed tomography）の改善，肺炎や気道感染の減少などの報告がある[3]．排痰補助装置は医師や理学療法士による設定プログラムに従い家族や支援者らが実施できるため，呼吸介助手技より容易に換気・排痰を促せる．

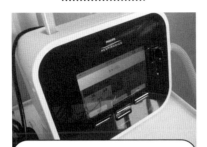
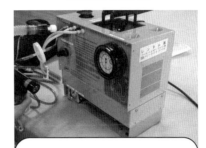

図3-1-30 排痰補助装置（MI-EとIPV）の概要

6）おわりに

　在宅ケアが必要な重症児の肺炎や無気肺などの呼吸器合併症の予防には換気・排痰の促進が大切である．日常から積極的に体位変換を行い，多様な姿勢をとれることが，換気・排痰促進の早道であり，もっとも効果的な方法である．気管切開や人工呼吸器管理の児も積極的に体位変換を行い，とれない姿勢をつくらないことが重要である．年齢を重ねるにつれ，身体の変形・拘縮が増強してくると，変換できる体位が限られてしまい，肺炎や無気肺を繰り返しやすくなる．長い年月の経過を見越して，身体の変形・拘縮を予防することで有効な呼吸リハビリテーションが展開できる．

【第3章I．3．文献】
1) 本山和徳, 谷川仁美, 平松公三郎：呼吸器症状を呈する重症心身障害児（者）における呼吸器病変の検討；間質性肺疾患マーカーを用いて. 日重障誌, **34**（1）：181-189（2009）.
2) 三上史哲, 三田勝己, 花岡知之, ほか：公法人重症心身障害児施設入所児（者）の実態調査の分析；施設入所児（者）の死亡. 日重障誌, **34**（1）：171-180（2009）.
3) 宮川哲夫, 木原秀樹：重症心身障害児（者）；小児科医に必要な知識　呼吸理学療法. 小児内科, **40**（10）：1626-1630（2008）.
4) 木原秀樹：新生児発達ケア実践マニュアル. 187-199, メディカ出版, 大阪（2009）.
5) Bach JR, Kang SW：Disorders of ventilation：weakness, stiffness, and mobilization. *Chest*, **117**（2）：301-303（2000）.
6) 水野勇司, 高松美紀, 曳野晃子：重症心身障害児（者）における無気肺の発生要因の検討と気管支鏡による治療の有効性. 脳と発達, **36**（4）：304-310（2004）.
7) 森　直樹, 黒澤　一, 松本香好美, ほか：重症心身障害児（者）の脊柱変形と呼吸機能の相関. 脳と発達, **38**（1）：10-14（2006）.
8) 木原秀樹：呼吸理学療法. 小児科診療, **75**（増刊号）：56-60（2012）.

（木原秀樹）

II. 摂食・嚥下のケア

1. 経管栄養法

　口から食べることができず，栄養が不足する場合には，非経口的に栄養を補う必要がある．その方法としては，栄養を血管から投与する経静脈栄養法と胃や腸を介して送る経腸栄養法があり，消化管に問題がなければ後者が選択される．経管栄養法は，確実に栄養が入るという利点があるものの，栄養カテーテルが鼻腔から胃まで通過することで，呼吸路の狭窄や損傷，細菌叢の変化などをきたすことがある．また，経腸栄養剤はバランスよく栄養が補われているが，長期間に同じ成分のものを注入し続けると，特定の栄養素が欠乏する可能性がある．これらの利点や問題点をよく理解したうえで経管栄養法を活用することが大切である[1]（表3-2-1）．

　小児の摂食・嚥下障害への支援は，口から食べることをどのように経験させていくかということも重要である．そこで，舟橋[2]は，経口摂食させる条件として①覚醒レベルが一定時間保たれている，②安静な呼吸（鼻呼吸）ができている，③咳反射・嚥下運動が存在する．①～③が整った状態であれば，経口摂食を開始しても誤嚥を起こし難く，次に食形態・食事姿勢・使用食器具，食事介助法の検討を行う．また，発熱の反復，痰の増加，嘔吐などに注意し，無理なくできる食事を心がける．そして，状況に応じて数か月から半年ごとに評価を行い経管栄養併用量内容などを含め検討するとしている．

　近年，摂食・嚥下機能に大きな問題がないにもかかわらず，長期に経管栄養から脱却できない状態にある乳幼児（幼児経管栄養依存症）が増加している．80%が約3年で経口からの摂食

表3-2-1　小児の持続的経鼻経管栄養法の主な問題点

1．食欲と関係ない注入
2．摂食・嚥下行動を必要としないための摂食・嚥下機能の低下
3．カテーテル挿入時の鼻咽腔内の損傷
4．鼻腔内の狭小化による呼吸路の狭窄
5．鼻咽腔刺激による分泌物の増加，細菌の繁殖（MRSAや緑膿菌）
6．周囲からの口唇・口腔への感覚刺激の減少
7．唾液の減少
8．食道・胃への刺激による胃食道逆流の増加
9．寝かせることが多くなるための生活空間の狭まり
10．味覚・触覚などの感覚刺激の減少
11．カテーテルによる喉頭蓋の損傷

〔田角　勝：経管栄養法と経腸栄養剤：その特徴や注意点とは，4章　小児の摂
食・嚥下障害における栄養の考え方，II臨床編，（田角　勝，向井美惠編著）
小児の摂食・嚥下リハビリテーション，186-190，医歯薬出版，東京，2006〕

に移行しており，その約70％が軽度の精神発達遅滞児であったとの報告がある[3]．補助的栄養が主であっても経口から摂食できる条件は，前述のように誤嚥による呼吸障害がなく栄養状態が良好で，基礎体力が維持できると判断される状態にあると考える．

1) 幼児経管栄養依存症

新生児期から乳児期に経管栄養を必要とし，それが数か月から数年に及んだ子どもたちの一部に幼児経管栄養依存症が生ずる[4]．これには，医原性の要素が大きく，経管栄養から脱却するための早期の適切な摂食・嚥下訓練が必須である間接訓練としての空吸啜，口腔周囲の過敏の除去，直接訓練としての味覚刺激訓練などが必要であり，NICU（neonatal intensive care unit；新生児集中治療室）でも取り組まれるようになってきている[5]．

2) 経管栄養法とその注意

経口から十分栄養がとれないときに，栄養障害を起こさないように補助的な栄養法として用いられる．例外として中心静脈栄養は消化管が使えない場合に使用される[2]．また，直接消化管にチューブを入れ栄養物を注入するが，どこから（食道下部まで，胃まで，十二指腸空腸まで）入れるか，また留置するか間欠的にチューブを入れるかによって，種々の方法がある[6]（表3-2-2）．注入時の姿勢は，座位がとれるときは座位で行い，座位がとれないときには体の変形や筋緊張が減るような体位をとる．胃食道逆流を防ぐためには，上半身を少し挙上した右側臥位，あるいは腹臥位がよい．側彎が強いときなどは個別に検討する必要がある．基本的には注入物が胃から十二指腸に送られやすい姿勢をとるようにする．注入速度は，一般的に30〜60分くらいの速度とされているが，病態によってかかる時間，速度に注意が必要であるため，主治医と相談する．注入中に咳込んだり，嘔吐，チアノーゼなどによる呼吸状態に変化がみられた

表3-2-2　補助的栄養法

方法	長所	短所
経鼻経管栄養法 （NG法）	・長く入れておける ・意識障害，睡眠中でも注入可能	・咽頭正常菌叢が乱れる ・胃食道逆流の誘発
口腔ネラトン （OG法）	・嚥下反射を誘発できる ・間欠挿入で経口摂食へのステップとして	・咽頭反射過敏や咬反射の強い例には困難
経鼻十二指腸栄養法	・胃食道逆流が減少	・挿入がむずかしい ・成分栄養剤に限られる ・少量ずつ長時間かけて注入
胃ろう	・口鼻からの管がない ・誤嚥性肺炎の減少	・手術が必要 ・皮膚管理が必要
腸ろう	・胃食道逆流が減少	・手術が必要 ・成分栄養剤に限られる ・少量ずつ長時間かけて注入

〔舟橋満寿子：摂食嚥下障害のリスク管理．小児の摂食嚥下障害リハビリテーションの実際．メディカル・リハビリテーション，26：58-63，2003〕

らすぐに中断する[1].

3）事例紹介

　気管切開，人工呼吸器装着管理中で経鼻栄養チューブによって主たる栄養を摂取している児が，摂食機能療法によって経口摂食できるようになった事例を紹介する[7].

　（1）ケース1「口から食べられるようになり，経管チューブがとれた」

　心室中隔欠損術後，経鼻経管，気管切開，人工呼吸器装着，14歳女児.

・現症：生後2か月ごろに心室中隔欠損の手術を施行．その後，飲んだミルクを誤嚥し再入院となり，経鼻経管チューブにて栄養補給となる．1歳7か月ごろに気管切開術を施行し，人工呼吸器を装着している．2歳ごろより経口摂取を開始するもうまく食べられなかった．お粥とお茶は，数匙程度であれば受け入れるが，他の食べ物は嘔吐する．ほとんど水分しか受け入れられないため，口から経腸栄養剤，お茶，ジュースなどを飲んでいた.

・主訴：口から食べられるようになりたい，経鼻経管チューブを外したい

・初診時の摂食所見：座位および体幹の保持は可能．手づかみ，食器・食具食べ機能は，食具の把持力，手と口の協調動作ともに良である．水分は，少量ずつ吸うように飲む．固形物は，数匙なめる程度しか摂取できない．捕食できるが口唇の力が弱い．顎は単純上下の動きである．口角はほとんど動かない.

・診断評価：呼吸と嚥下の協調不全（気管切開，経鼻経管チューブ），口唇閉鎖不全による嚥下障害.

・指導内容と経過：食形態はペースト食とし，直接訓練法としての捕食訓練（口唇での捕り込みを意識させる）を中心に指導した．経腸栄養剤の量は，経口から摂取できた量との差分で調節していくように指導した．お粥など好んで食べられるものから摂取させるようにした．また，食べられたら褒めるようにした．摂取できる食品のレパートリーを広げるようにした．1年経過して経口から食べられる量が増してきた．口唇の閉鎖が強くなってきた．2年目には，スピーチカニューレを使って鼻呼吸訓練を開始した．麺類などをすすれるようになった．食べ物のレパートリーが広がった．4年目には，状態が良好につき，気管切開孔の閉鎖術を施行することとなった．そこで，鼻呼吸下における確かな嚥下様式をイメージさせるための嚥下訓練を指導し，2か月経過観察の後にチューブを抜管した．その後，安定して経口から食事を摂取できるようになった．抜管後1年を経過し，捕食時の開口量が増して，口唇もしっかりと閉鎖できるようになった．左右の口角が同時に引かれるようになった．食形態は，ペーストから舌と口蓋でつぶせる硬さの押しつぶし食へ変更した．抜管後2年を経過し，軟らかい煮野菜などの咬断訓練と咀嚼訓練を開始している.

　（2）ケース2「むせ，誤嚥はなく，摂取量も増えて，気管カニューレがとれ，気切口も閉鎖できた」

　多発奇形症候群，精神発達遅滞，先天性喉頭気管軟化症，難聴，胃食道逆流，11歳女児.

・現症：生後の哺乳状況は，人工乳，吸啜力が弱く，生後2〜7か月には喉頭軟化症のため胃

チューブを挿入. ほかに感音性難聴のため補聴器を装着している. 風邪や気管支炎で年に3～4回入院することがあった. 1歳8か月には気管切開術を施行している. 1歳11か月に某病院で嚥下造影検査を行ったところ, トロミがないと誤嚥しやすくむせない誤嚥があると診断された. その後, 作業療法士から摂食指導を受けている. 3歳ごろから経鼻経管チューブからの栄養を開始. 3歳6か月には座位保持いすを作成. その後, 熱発, 肺炎等で5回入退院を繰り返していた. 粗大運動は, 独歩ができる. 睡眠リズムは昼夜逆転がある. 便通は便秘気味である.

- 主訴:むせずに口から食べられるようになりたい. 経鼻経管チューブをはずしたい
- 初診時の摂食所見:捕食時の口唇の閉じが弱い, 舌の突出があり, 顎のコントロールはやや良であった. 顎運動は単純上下. 口角はほとんど動かない. 水分摂取時は舌の突出はないが, 口唇の閉じが弱かった. 嚥下後はむせることがある. また, 喘鳴を認める. 口の中の触覚過敏を認めた. 食行動としては, 溜めた固形物や水分をぺっと出すことが多い. 手で食具をもつが口には入れない. 常時, 多動傾向が強かった.
- 診断・評価:呼吸と嚥下の協調不全(気管切開, 経鼻経管チューブ), 食事姿勢の不適, 口唇閉鎖不全, 顎のコントロール不全による嚥下障害.
- 指導内容と経過:直接訓練としては, 捕食時の口唇閉鎖を促すように介助した. むせ, 咳き込みに対する訓練法は, 毎食前に歯肉マッサージ法を行った. むせずに水分摂取ができるまでは, 液体にはトロミを加えた. 口に溜めた固形物や水分を吐き出すため, まず口への触覚過敏に慣れさせるために玩具などを使って口に物を入れる練習から始めた. また, スプーンを把持させて口元まで誘導介助を行った. 1か月経過して, 玩具など物を口に入れられるようになった. 水分はトロミを添加することによって, むせずに飲めるようになった. 4か月ごろに, 胃食道逆流の検査を行ったところ, 咽頭付近までの逆流が認められたが訓練を続けた. 8か月経過して, 口の中に溜めたものをぺっと出すことがなくなった. 同時に喘鳴も少なくなった. 1年4か月経過したころに, 再度喘鳴が出てきたため, スピーチカニューレを装着した状態で嚥下訓練や鼻呼吸訓練を行った. 1年10か月経過して, 牛乳などをコップから飲めるようになった. 学校では, スプーンに慣れ, 少しずつ食べられるようになってきたが, 時々むせることもあった. 2年4か月経過して, 学校の環境が変わり慣れないせいか食べが悪くなった. 2年9か月経過したころ, 環境にも慣れ状態がよくなってきたため, 気管切開孔を閉じる目的での呼吸と嚥下の協調をイメージするための訓練を始めた. 訓練内容は, 鼻呼吸訓練, 歯肉マッサージ法, 口唇訓練, 頬訓練などを施行した. 3年2か月経過して, 体幹が安定できるように車いすにベルトを付与した. このころ水分はトロミを付けなくてもむせずに飲めるようになったため, 気管カニューレを撤去した. 3年7か月ごろには, 完全に気切孔を閉鎖できた. しかし, 嚥下訓練は継続した. 4年6か月経過して, 通常の鼻呼吸訓練を行った. 捕食時の口唇閉鎖を促すように訓練した. 5年1か月経過して, 粗大運動面では, 独歩と階段登りまでできるようになった. 喘鳴は, なくなった. 捕食時の口唇閉鎖ができるようになり, 処理時に左右の口角が同時に引かれ顎のコントロールが良好になっ

表 3-2-3　無歯期から歯が生えるまでにみられる口の中の病気と異常

舌小帯の異常	舌小帯（舌の裏側中央と下の歯茎の内側をつなぐヒダ）が短いと舌の動きを妨げることにより哺乳障害を生じたり，話し方や食べ方，飲み方に影響を及ぼすことがある．
リガフェーデ病	先天性歯（まれに出生時や新生児期に生えている歯）により哺乳時に舌の裏側の舌小帯付近が擦れて潰瘍になることがある．潰瘍ができることで，吸啜することが困難になり栄養状態に影響を及ぼすことがある．
上皮真珠	出生後間もない乳児の歯槽堤に直径1mmから数mm程度の白色の光沢がある小さな半球状の塊ができることがある．これは，痛みや不快症状は伴わない，哺乳にも影響しない，数週間から数か月で自然に脱落する．

〔向井美惠：お母さんの疑問にこたえる乳幼児の食べる機能の気付きと支援．55，医歯薬出版，東京，2013より改変〕

た．食形態は，粒の少ない押しつぶし食が処理できるようになった．5年2か月ごろには，食べる形態も量も安定して摂取できることからチューブをはずした．6年経過して，捕食時の口唇閉鎖もできるようになり，市販の子ども用スプーンでも食べられるようになった．姿勢も安定して食べられるようになった．

2．口腔ケア

障害児者における口腔ケアは，口腔清掃を中心にした口腔の器質面での口腔ケアと摂食・嚥下などの機能的健康を援助するための口腔ケアとによって，清潔な口腔で，安全に口から美味しく食事がとれることが，QOLの向上に非常に大きな意味をもつ[8]とされている．

口腔清掃を中心とした口腔の器質的ケアの目標を達成させるために，①口腔内の異常を早期に発見する，②日常の口腔のケアでの評価ができる，③適切な口腔衛生の指導がなされている，④家族や介助者などへの口腔のケアに関する知識と技術を普及していくことが重要とされている．そのためにライフステージに応じた口腔ケアの支援が生涯必要とされる．摂食・嚥下などの機能的健康を援助する摂食・嚥下のリハビリテーションに関しては後述する．

1）口腔内の異常の早期発見

乳児の歯と口腔の疾病・異常としては，先天性歯・リガフェーデ病，上皮真珠，ヘルペス性口内炎，萌出性歯肉炎，哺乳瓶齲蝕（ボトルカリエス）などがある[9]（表3-2-3）．幼児期以降は，乳歯・永久歯の萌出によって，齲蝕，多発齲蝕（図3-2-1a），歯肉炎，口内炎などが認められるようになる．抗てんかん薬のフェニトインの服用者では，服用開始から数か月で歯肉肥大（歯肉増殖，歯肉肥厚あるいは歯肉過形成）を生じることがある（図3-2-1b）．

また，歯を過度に強く咬むことで歯牙破折や歯の動揺，脱臼が生じたり，緊張により口唇や舌などの粘膜の咬傷が生じ（図3-2-2），いちじるしい歯ぎしりにより咬耗・磨耗からさらに歯髄が露出する場合もある（図3-2-3a）．口唇裂や口蓋裂の顎・顔面の奇形などは哺乳障害や嚥下障害をきたすことがある（図3-2-3b）．

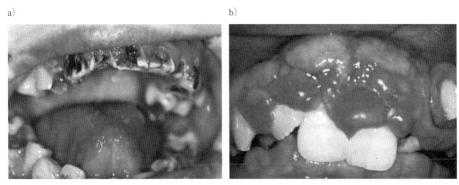

a) 多発齲蝕, b) 歯肉肥大（フェニトインの副作用による歯肉増殖）
図 3-2-1　歯肉の異常所見

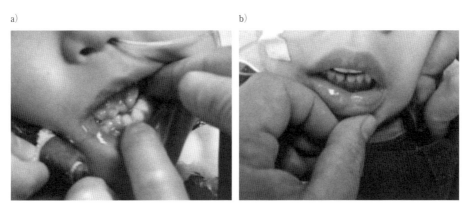

a) 舌尖裂傷部, b) 口唇粘膜を嚙んだ後
図 3-2-2　咬傷

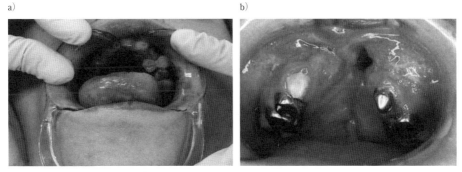

a) 歯ぎしりによる咬耗・磨耗, b) 咬み合わせの異常より, 口蓋裂など顎奇形
図 3-2-3　咬耗・磨耗と顎・顔面の奇形

2) 日常の口腔ケアでの評価

　日常の歯口清掃状態を簡単に確認する方法には, 歯垢染色法がある. 通常, 歯面に付着した歯垢を肉眼的に確認することがむずかしいことから, 歯面を乾燥するか, 歯垢染出液を使用することになる. その場合, 綿球塗布, 希釈液で洗口, 錠剤を口の中で嚙み砕くなどの方法がと

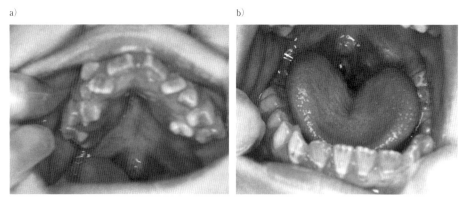

図 3-2-4 歯垢染色した写真

られる.歯垢染出液は,色調が目立ち,容易に脱色する,粘膜などを刺激しない,防腐および殺菌性がある,口腔周辺や衣服を汚さない,味が悪くない,発がん性がないなどの性質を備えているものが用いられる.現在は,フロキシン(食品衛生法施行規則による赤色104号)を使用した製品が主流となっている[10].

通常の歯磨きを行ったあとに,歯垢染出液で磨き残しがないかの評価をする.使用方法は,うがいができない場合は,綿棒などに液を数滴つけて,歯の表面全体に塗りつけ,水で口をすすぐか吸引しながらすすぐようにする.うがいができる場合は,洗口用の染出液を口に含み数回ブクブクして吐き出す.赤く染まったところが,磨き残した歯垢のある部分として確認できる.染出後には,赤く染まった部分を取り除くように清掃する.赤色に染まったところが磨き残しのある部分で,むし歯になりやすい箇所である(図3-2-4)ため注意する.

3)適切な口腔衛生の指導

齲蝕や歯周疾患などの口腔疾患および肺炎などの呼吸器感染症の予防のための口腔ケアは,いつ歯を磨くかではなく目的をもって磨くことが大切である.口腔内細菌の繁殖を抑制するためには,唾液の分泌量が大きく関係している.就寝時に唾液の分泌はほとんどなく,その状態が数時間続くと起床時に細菌数がもっとも多い状態となる.そのため就寝前の歯磨きや抗菌洗口薬などの使用が,細菌数の減少に非常に有効と考えられている.また,図3-2-5はジュースなどを飲んだあとの歯面に付着している歯垢中のpHを示したものである.飲食後には歯垢中のpHが酸性(pH5.0)になる.これにより歯面の脱灰が始まるが,元に戻るのには約1時間がかかる.したがって,だらだら飲食しないことが大切なのである.

また,歯垢中の細菌が原因で起こるものには,齲蝕のみでなく歯周疾患(歯肉炎・歯周炎)がある.その発病は歯肉辺縁部に蓄積した歯垢の厚みと時間的な持続性によって左右される.歯肉に限局した歯肉炎から歯の周囲組織へ病変が波及すると歯肉炎から歯周炎と移行する.もし,歯肉炎に気がついたら適正な歯ブラシで1週間くらい歯磨きを試みると図のように元に戻ってくる(図3-2-6).歯周疾患に関しては,食物による歯肉や歯に対する物理的刺激が健康

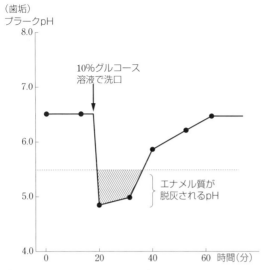

[Stephan RM, Miller BF, 1943 より]
図 3-2-5 Stephan カーブ

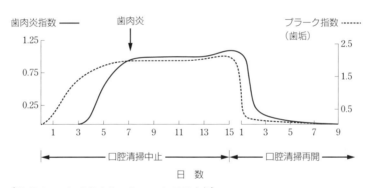

[Theilade, et al.：*J. Periodont. Res.*, 1：1, 1966 より]
図 3-2-6 実験歯肉炎

な歯肉に影響していると考えられており，食物の硬さや食物繊維などを考えて摂取するとよい．特に，歯や歯槽骨の形成・成長には，タンパク質，カルシウム，ビタミンA・C・B複合体・Dなどの栄養素が重要とされている．食生活によって齲蝕や歯周疾患を防ぐ健康な口腔環境をつくることができる．齲蝕に関しては糖質を含む食品の量，摂取に要する時間，クリアランスされる時間を考えて摂取することも大切である．

4）家族や介護者などへの口腔ケア指導

障害児者は，日常の生活や社会生活を営むうえで，口腔衛生管理をほとんど他人に委ねることが多い．そのため，管理次第では衛生状態が不良なまま経過して，疾患の発生の原因となり，症状を増悪させることになる．そこで，かかりつけの歯科医院で口腔衛生管理計画を立ててもらい口腔の健康を維持させるようにする．

（1）無歯期から第一大臼歯の萌出完了までの口腔ケア[11]

①歯が萌出していないころ：顔や口の周囲を触ってあげることから始め，口のまわりの触覚過敏をなくしていくようにする．

②乳歯の前歯が萌出し始めるころ：口の中を指で触ることから始め，ガーゼや綿棒で萌出したばかりの乳歯をぬぐう．口の中を触られることに慣れてから歯ブラシを使用するように注意する．

③乳歯の前歯8本が萌出してくるころ：歯ブラシで1日1回は軽く磨いていく．最初は機嫌のよいときに，ひざの上に寝かせて歯磨きをする．

④乳歯の奥歯が萌出し始めるころ：寝る前の歯磨きを習慣化する．家族みんなで歯磨きをする場面をみせることで，自分も歯を磨くということに興味や意欲を促す．できれば毎食後，寝る前の歯磨きを習慣づける．

⑤乳歯が萌出完了するころ：子どもといっしょに手を取って歯磨きしたり，仕上げ磨きをする．そのときに，歯と歯の間に糸ようじなどを使う練習をする．食後の歯磨き習慣を定着させる．

⑥永久前歯が萌出し始め，第一大臼歯が萌出するころ：萌出したばかりの永久歯の磨きと個々の歯の状態に合わせた磨き方を行う．

（2）学童期の口腔ケア[12]

①小学校低学年児童：永久歯の上下の切歯が交換する．また，第一大臼歯の4本が噛み合う．萌出したばかりの第一大臼歯は，齲蝕に罹患しやすいため，食べたら歯磨きをする習慣を身につけるようにする．規則正しい生活（間食・生活リズム）を身につける．

②小学校高学年児童：犬歯，小臼歯がそれぞれ交換する．第二大臼歯が萌出を開始する．この時期は，歯肉炎がみられるようになる．また咬みあわせの異常も認められる．第二大臼歯の齲蝕が増してくる．歯肉炎の予防のためにブラッシングを行う．規則正しい食事や間食の管理を行う．第二大臼歯を含めてていねいに歯磨きをする．

③中学校生徒：永久歯28本が萌出完了し，大人の歯並びが完成すると，永久歯の齲蝕の罹患が多くなる．歯肉炎が多くみられるようになるが，齲蝕は女子に多く，歯肉炎は男子に多くなる傾向がある．歯と歯の間，歯と歯肉の境はていねいに磨く，歯肉炎の予防のためのブラッシングを行う．永久歯の萌出が完了し，歯並びの異常が目立ってくる．

④高等学校生徒：永久歯列が完成，第三大臼歯が萌出し始める．また，顎の発育はほぼ完成する時期で，齲蝕歯や歯肉炎のある者が半数にみられる．歯石沈着が多くみられ，歯周炎の者も増える．智歯周囲炎や口臭を訴える者もみられるようになる．規則正しい生活（生活リズム，間食，歯磨き習慣）を心がける．また，栄養の偏りにも注意する．定期的に歯科医院で口の健康診査を受けるようにする．

5）障害の状態と個人差によるアプローチ

障害児者では，疾患によって口腔内に何らかの特有な症状をきたす場合があり，その特性を

表 3-2-4　疾患と主な口腔症状

	口腔症状
脳性麻痺	1．齲蝕と歯周疾患は，障害が重度になると治療が困難となるため多くなる 2．歯の異常（構造の異常，奇形，エナメル質の低形成，着色歯） 3．口腔の自浄作用が不良，食物残渣や歯垢が溜まりやすい 4．いちじるしい咬耗 5．歯の外傷が多い（転倒やスプーン，歯ブラシなどの使用による） 6．緊張による口腔粘膜の損傷 7．不正咬合が多い（口呼吸や舌突出，口唇の緊張状態によって上顎前突，開咬，歯列弓狭窄や歯間離開が起こる） 8．口腔感覚異常（過敏・拒否・鈍麻） 9．口腔機能障害（口唇閉鎖不全，舌突出，食塊形成・移送不全，咀嚼機能障害など） 10．開口保持が困難（大きく開けると呼吸困難，閉じると開口困難） 11．胃食道逆流症や繰り返す嘔吐による歯の脱灰
筋ジストロフィ	1．咀嚼筋の萎縮により咬合力が低下する 2．口呼吸，開咬，上顎前突，口唇肥厚 3．食物の口腔内残留も多く，進行すると摂食・嚥下障害が起こる 4．運動と姿勢の保持が困難で，口腔清掃の不良による歯周疾患や齲蝕が発生 5．言語障害を伴う 6．呼吸筋が弱くなって，呼吸機能が低下する 7．口腔内異物を吐き出したり，気管に入ったものの排出が困難になる
Down 症	1．大舌症（舌が大きく，表面に深い溝をもつことがある） 2．歯が小さく（特に永久歯），円錐歯，先天欠如が多い 3．口蓋が深い（高口蓋） 4．歯周疾患の罹患が高く，同一年齢の児に比べて早期に永久歯を喪失する 5．不正咬合や歯列不正が多い（下顎前突，開咬，叢生，歯間離開など） 6．易感染性（抵抗力が弱い） 7．増齢的にてんかんの発生率が上がる 8．白血病の罹患率が高い口腔内の出血，歯肉の潰瘍をみる 9．口呼吸による口唇乾燥，ビタミンB欠乏症（口唇炎や口角炎）で口唇亀裂が生じる 10．周期性の嘔吐があり，口腔衛生状態が不良になる
てんかん	1．発作時の意識消失や転倒で，頭部や顔，口や歯に受傷することが多い 2．舌の咬傷，口唇裂傷，歯冠や歯根の破折，歯の脱臼や陥入，歯槽骨骨折など 3．フェニトインなど抗てんかん薬による歯肉肥大

理解する必要がある（表3-2-4）．全身状態が悪く，家庭の都合，保護者の高齢化などにより，通院困難な者が増加してきている．そのため訪問診療による口腔ケアシステムを確立しなければならない．

（1）経管栄養チューブでのみ栄養補給している場合

「口から食物を食べていないため口腔ケアは必要ないのではないか」と思われがちであるが，経口摂食していない場合でも口腔ケアは非常に重要である．口腔内には，300〜400種類の細菌が数千億個以上も生息している．また，経口摂食していない人では唾液の分泌量が減少し，口腔の活動性も低下するため自浄作用が働きにくく，結果として細菌が繁殖しやすい環境になる．全身の抵抗力の低下した障害児者の場合は，繁殖した細菌を含む唾液の誤嚥による誤嚥性肺炎や歯周ポケットや根尖病巣による慢性病巣により細菌が血液中に入り込むことで敗血症や

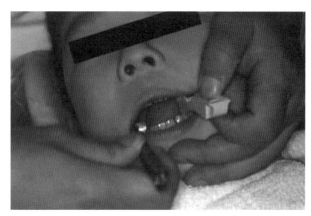
図 3-2-7　バイトブロックを利用した口腔ケア

感染性心内膜炎などの重篤な感染症を引き起こす可能性がある．そのため口腔内を清潔に保ち，口腔内細菌の量をできる限り少なくしていくことが重要である[13]．

(2) 脳性麻痺

神経，筋の異常な反応や緊張，不随意運動があるため，開口保持が困難なことが多い．また，驚愕反射や咬反射などで急に口を閉じることがあるため，口腔清掃を行うときは，口腔内に開口保持具を挿入して行う（図 3-2-7）．全身が緊張して頭部が安定しなかったり，過開口になってしまい，呼吸困難や顎関節の脱臼を生じることもあるため注意する．口腔ケアのとき仰臥位なら顔を横向きにし，座位ならば顔をうつ向きかげんにして顎を引いた姿勢のほうが緊張が少なくなる．姿勢保持いすに座らせた状態が本人にとって楽であれば，そのまま後方から抱え込むようにして磨くとよい．歯磨きの最中に突然のけぞる場合は，首の後ろに介助者の腕がくるように，本人の肩のほうから腕を回し，首の後方部を伸ばすようにして状態を丸くする姿勢をとらせる[14]．精神発達遅滞のない脳性麻痺では，口腔衛生の知識を学習させることにより，年齢とともに清潔の意義を理解することができるようになる．したがって年齢や能力，運動機能に合わせた対応が必要である．

(3) 精神発達遅滞

口腔感覚の未発達，あるいは口腔周囲筋や舌の低緊張のために，食物が口腔内に滞留していることが多い．特に頰側の前庭部や歯面，歯間部に食物が付着した状態で滞留していても，本人はそれを意識しておらず，いつまでも残留している．軽度の障害の場合では，一見口腔清掃が自立しているようにみえても，実際はできていないことが多く，何らかの形での指導と介助が必要である[14]．

一般的には，自分ですべての歯を磨けるようになるには，5歳以上の発達レベルが必要とされている[15]．4歳以下の発達レベルでは，歯ブラシを執筆法で把持することができないため，複雑な運動を学習することがむずかしく，横磨きが中心となる．これらを目安として発達レベルに合わせた支援，指導をする必要がある．

第3章　子どもの安全・安心な在宅医療の支援　　89

　（4）てんかん

　抗てんかん薬の服用者では，副作用で増殖した歯肉によって歯の転位，傾斜や挺出などの歯
列不正が生じることがあるため，口腔衛生状態を保つことが困難である（図3-2-1b）．口腔ケ
アを行う前にその日の体調と発作の状態を確認する．小発作は気づきにくいことから，保護者
や慣れた介助者と共に行うようにする[14]．てんかん発作時の意識消失や転倒で，頭部や顔，口
や歯に受傷することがあるため注意する．

　（5）筋ジストロフィ

　病状の進行に伴いいちじるしく困難となる．本人は病気の進行を認めたくないという気持ち
と，できうる限り自分の生活を自分自身で行いたいとの気持ちをもっていることが多い．介助
者は本人の心情を理解したうえで，ブラッシングをしてあげるのではなく補助的にそれを手伝
うといった配慮が大切である．電動ブラシの使用は本人が使用するには重く適当でないが，介
助者には有効である．筋力が減退してほとんどの行動ができなくなっても，口腔の機能は比較
的保たれているため，残された能力が十分活用できるよう，口腔衛生や機能の維持に努める[16]．

3．摂食・嚥下のリハビリテーション

　小児の摂食・嚥下障害への支援は，口腔・咽頭の成長・変化にともない口腔機能も発達・変
化するため，小児の成長を考慮した発達療法として考える．そのため発達期における特徴的な
動きと機能不全の症状や異常運動のとらえ方についての知識が必要である．発達障害が成人期
を迎えた場合には，摂食・嚥下機能に異常パターン化してしまうことが多くあるため，その改
善には困難を要することから，金子[17]は，摂食機能の獲得には最適期があることから，できる
限り低年齢から早期に機能評価を行い訓練・指導を開始することが重要だと指摘している．

　高橋[18]は，摂食・嚥下機能がどの発達段階に問題があるかを評価しながら，個々の状態に合
わせて機能獲得段階に適した訓練・指導法を示した（表3-2-5）．ここでは，訓練指導を実行す
るために発達期における粗大運動レベルと特徴的な動きとその機能不全症状から摂食・嚥下障
害を重症度別に7タイプ[19]に分けて提示する（表3-2-6）．

1）摂食機能障害を重症度別にみた訓練指導法

　成長発達の途上にある小児の摂食・嚥下機能は，障害がなければ離乳期の過程をたどりなが
ら機能獲得がなされる．また，その時期に発達が阻害された場合は，それぞれの時期に特有な
症状がみられる[20]．

　ここでは，小児の摂食・嚥下リハビリテーションを実行するために，タイプ別にみた a）粗
大運動，その他の特徴，b）特徴的な動きと機能不全の症状および食形態を基に評価がなされ，
c）摂食の到達目標と d）訓練・指導内容についてそれぞれ示した．診断・評価においては，
図3-2-8のように食物の移動する過程と摂食・嚥下の機能発達段階との関係から機能発達のど
の段階で，摂食・嚥下過程のどこに機能不全がみられるかを理解できる（表3-2-7）．また，障

表 3-2-5　摂食機能獲得段階からみた主な訓練・指導法

	機能不全の主な症状	指導・訓練法
経口摂取準備期	拒食，過食，接触拒否，触覚過敏，誤嚥，原始反射の残存	過敏の除去（脱感作），呼吸訓練，姿勢訓練，嚥下促通訓練など
嚥下獲得期	むせ，乳児嚥下，逆嚥下（舌突出），食塊形成不全，流涎など	嚥下促通訓練，摂食姿勢訓練，舌訓練（口外法），顎運動制御など
捕食獲得期	こぼし（口唇からのもれ），過開口，舌突出，スプーンかみなど	捕食訓練（顎閉鎖，口唇介助），一口量の調節，適切なペース，口唇訓練など
押しつぶし期	丸飲み（軟性食品），舌突出，食塊形成不全（唾液との混和不全）など	捕食訓練（顎・口唇，一口量の確認，ペース），舌訓練（口外法），頬訓練など
すりつぶし期	丸飲み（硬性食品），口角からのもれ，処理時の口唇閉鎖不全など	一口量のかじり取り・咬断訓練，咀嚼訓練，舌訓練（口外法），頬訓練など
自食準備期	犬食い，押し込み，流し込みなど	摂食姿勢（自食）訓練，種々の理学療法，手と口の協調訓練
手づかみ期	手掌で押し込む，歯で引きちぎる，こぼす，咀嚼不全など	手指からの捕食・咬断訓練，種々の作業療法
食具食べ期	食具で押し込む，流し込む，こぼす，咀嚼不全など	食器からの捕食訓練，食具の把持訓練，種々の作業療法

〔高橋摩理：小児における摂食機能療法，2章　小児の摂食・嚥下リハビリテーション基本，Ⅱ章　臨床編．（田角　勝，向井美惠編）小児の摂食・嚥下リハビリテーション，130-133，医歯薬出版，東京，2006 を一部改変〕

表 3-2-6　摂食・嚥下障害の重症度別7タイプ

	摂食機能障害の特徴
タイプ1 嚥下獲得期障害 （胃ろう・経管との併用）	鼻腔チューブまたは胃ろうからの栄養と経口からの栄養摂取を併用しているが，嚥下時のむせ・咳込みがある（年に数回肺炎を起こすことがある）．
タイプ2 嚥下獲得期障害	経口のみから摂食している．固形食ではむせないが水分にむせる．または，この逆の場合
タイプ3 捕食獲得期障害	捕り込むときに口唇閉鎖ができない（筋緊張のためよく口を閉じられない）．または，舌が出てくる．スプーンを噛むこともある．
タイプ4 触感過敏，心因性障害	摂食拒否，触覚過敏，緊張のために口を開けられないなどある．
タイプ5 押しつぶし期障害	むせることなく何でもすぐに丸飲みする．舌が出ることもある．噛まない，噛めない．
タイプ6 咀嚼期障害	噛んでいるようだが口唇が閉じていないため口の中がみえる．食物をこぼす．噛む回数が少ない．
タイプ7 食具食べ期障害	自分で食べているが，「一口量が多い」「ペースが速い」「掻き込み・流し込み食べ」「こぼす，よごす」「丸飲み」「詰まらせる」などのいずれかがある．

〔大塚義顕：摂食機能の重症度別の実践症例と訓練の効果判定について　平成23年度　NHO ネットワーク共同研究事業「重症心身障害児（者）における摂食機能療法の普及推進のための研究」H21—（重心）—01 研究成果報告書．5-7，2011 を一部改訂〕

害児者に提供する食形態の分類[21]（表3-2-8）と摂食機能療法を実際に使う場合の訓練法[22]（図3-2-9）を示した．タイプ1〜7の内容は，あくまでも参考であり年齢や個々の病状や周囲との関わり方によって変わることのあることを念頭に小児の摂食・嚥下障害の訓練指導の参考とし

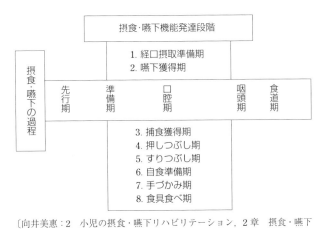

〔向井美惠：2 小児の摂食・嚥下リハビリテーション，2章 摂食・嚥下リハビリテーション総論，総論．（才藤栄一，向井美惠監）摂食・嚥下リハビリテーション，第2版，17-19，医歯薬出版，東京，2007〕

図 3-2-8 小児の摂食・嚥下過程と機能発達段階からみた摂食嚥下障害

表 3-2-7 摂食・嚥下の過程における嚥下障害の各期の主な症状

	嚥下障害の症状
先行期	吐き出す，食物をとばす，早食い，溜め込み，食べこぼし，流し込み，詰め込む，押し込みなど
準備期	咬まない，食品（硬性・軟性）の丸飲み，舌挺出，チュチュ食べ，過開口，舌突出，スプーン咬み，口唇が閉じられない，咬めないなど
口腔期	飲み込まない，飲み込めないなど
咽頭期	食事中のむせ・咳込み，食事中の喘鳴，誤嚥など
食道期	逆流，嘔吐，胃食道逆流など
その他	食形態の不適，食事姿勢の不適，食器・食具の選択の不適，食事介助法の不適
心因性	経管依存，拒食，偏食，誤食，異食など

てほしい．

(1) タイプ1：嚥下の獲得期障害（胃ろう・経管との併用）

a) 粗大運動，その他の特徴

未定頸（首が据わっていない）および定頸不良である．呼吸器疾患，心疾患，多発奇形など合併のある重度障害児，重症心身障害児など．

b) 特徴的な動きと機能不全の症状および食形態評価

・未頸定であることが多い．
・むせ・せき込み，喘鳴がある．
・鼻呼吸ができない．
・嚥下時の口唇閉鎖，顎および舌の動きに明らかな問題がある．
・現状では，嚥下に明らかな問題がある（通常，押しつぶし・咀嚼機能はまだ望めない）．
・食事時の姿勢制御がむずかしい．

表 3-2-8　障害児（者）の食形態 5 段階

機能発達段階	嚥下・捕食獲得期	押し潰し期	すりつぶし期	自立準備期	自立期
動きの特徴	口角の動きなし，顎が単純上下運動	口唇が閉じ，左右の口角が対称に引かれる．臼磨運動への移行運動	左右の口角が非対称に引かれる．臼磨運動	各器官の協調運動，手と口の協調運動	自立動作の確立
名称	ペースト食	押し潰し食	すりつぶし食	固形ソフト食	普通食
形状	ペースト/ミキサー	刻み（ごま粒程度のつぶあり）	粗刻み/刻み（ごま粒以上一口以下）	粗刻み/一口大/固形	固形/一口大
形状内容・特徴	固さが軟らかく，大きさはすべて粒のない，なめらかなペースト状，粒なし	固さは，舌でつぶせる程度．粒の大きさすべてごま粒状	固さは，歯茎でつぶせる程度．粒の大きさは食品により変更，葉物野菜はごま粒状	固さは歯・歯茎ですり潰せる食品	咬断，咀嚼できる食品
調理のポイント	ミキサーまたはブレンダーでペースト状に仕上げる	主にフードプロセッサでごま粒に仕上げる	主にフードプロセッサで 2～3 cm の大きさに仕上げる	主にフードプロセッサで 2～3 cm に仕上げる	軟素材を選択する
主食の例	酵素を使用したミキサー粥	酵素を使用したミキサー粥	離水しないように配慮した前粥	離水しないように配慮した前粥	全粥またはやわらか米飯

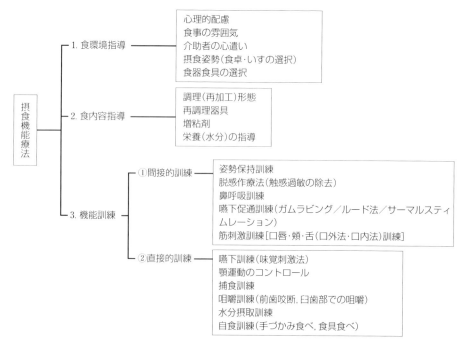

〔金子芳洋：5 章　摂食障害児のリハビリテーションを成功させるために．（金子芳洋編）食べる機能の障害　その考え方とリハビリテーション，152，医歯薬出版，東京，1987 を一部改訂〕

図 3-2-9　摂食機能療法の実際

第3章　子どもの安全・安心な在宅医療の支援　　93

・食形態は，主にペースト食である．

　c）摂食の到達目標

嚥下時のむせ・咳込みをなくし，嚥下機能の獲得．

　d）訓練・指導内容

・姿勢制御訓練（緊張抑制姿勢など）．食事の介助は，側方ないし後方からの顎介助を行う必要がある．

・食器具の選択は，固形食用に平スプーン．水分は基本的には経鼻管チューブから補給する．

・食形態は，副菜にペースト食と主食にはパン粥など．

・直接訓練：味覚刺激訓練，嚥下訓練（顎閉鎖の介助，捕食から嚥下までの顎介助），捕食訓練（一口量，ペーシング）など．

・間接訓練：脱感作療法（過敏がある場合），鼻呼吸訓練（過敏なし時に開始），口唇訓練，舌訓練（口外法）歯肉マッサージ法など．

　（2）タイプ2：嚥下獲得期障害

　a）粗大運動，その他の特徴

定頸不良もしくは，座位が不良または不十分である．重症心身障害児など．

　b）特徴的な動きと機能不全の症状および食形態評価

・未頸定ないし頸定不良．座位はとれないことが多い．

・姿勢の制御が不良，困難である．

・むせ・せき込み，喘鳴がみられる．

・鼻呼吸ができない．

・嚥下時の口唇閉鎖，顎および舌の動きに問題がある．

・現状では，主に嚥下に問題がある．

・筋緊張が強く，不随意運動がある．

　c）摂食の到達目標

水分嚥下時のむせ・咳込みをなくし嚥下機能の獲得．

　d）訓練・指導内容

・姿勢制御訓練（緊張抑制姿勢）．食事の介助は，側方またはないし後方からの顎介助を行う．

・食器・具の選択は，固形食用に平スプーン．水分用にスプーン（量の調節ができる）を使う．

・食形態は，副菜にペースト食と主食にパン粥（粒がない）．水分でむせるため，液体はハニー状．

・直接訓練：嚥下訓練（顎閉鎖の介助，捕食から嚥下までの顎介助）．捕食訓練（一口量，ペーシング）．水分摂取訓練は，トロミ添加のある液体をスプーンから摂取させる．

・間接訓練：鼻呼吸訓練，歯肉マッサージ法，口唇訓練，舌訓練（口外法）など．

　（3）タイプ3：捕食獲得期障害

　a）粗大運動，その他の特徴

定頸可能．座位不良および可能．脳性麻痺児など．

b）特徴的な動きと機能不全の症状および食形態評価

・定頸不良ないし頸定している．

・基本的には捕食障害であるが，時々むせがみられる．

・筋緊張が強い，顎の不随意運動がある．

・捕食時の口唇閉鎖と顎および舌の運動に問題が多い．

・現状では，捕食機能に問題がある（通常，押しつぶし・咀嚼機能の獲得は望めない）．

・捕食時の過開口，舌突出，スプーン咬みなどがみられる．

　c）摂食の到達目標

　捕食時の口唇・顎・舌の協調性を高め，捕食機能の獲得．

　d）訓練・指導内容

・食事姿勢は，ほぼ垂直座位．食事の介助は，側方からの顎介助を行う．

・食器具の選択は，固形食用に金属平スプーンまたはソフトゴム平スプーン（スプーン咬みの対策），水分用はスプーン（量の調節ができる）．

・食形態は，副菜にペースト食と主食に全粥．水分はなめらかピューレ状，ゲル状のトロミをつける．

・直接訓練：嚥下訓練（顎閉鎖の介助，捕食から嚥下までの顎介助）．捕食訓練（下唇に合図，舌突出の抑制，捕食時の上唇の介助，顎のコントロール，一口量，ペーシング）．水分摂取訓練はトロミ添加のある液体を一口ずつ摂取させる．

・間接訓練：鼻呼吸訓練，口唇訓練，舌訓練（口外法）など．

　（4）タイプ4：触感覚障害，過敏，心因性障害

　a）粗大運動，その他の特徴

　頸定している．座位不良もしくは座位可能，独歩できる者もいる．精神発達遅滞，てんかん，各種症候群など．

　b）特徴的な動きと機能不全の症状および食形態評価

・摂食拒否，拒食は，精神発達遅滞や各種症候群で比較的多くみられる．

・粗大運動発達の遅れは少ない．

・経口摂取の経験が乏しく触覚に感覚異常がある場合は，過敏や拒否が認められる．

・呑気，嘔吐，逆流，反芻などがみられる．

・精神的・心理的な手法により訓練がうまくいくことがある．

・環境適応が苦手である（無理強いは避けて，徐々に慣れさせるように，環境づくりから始める）．

・食形態は，ペースト食からすりつぶし食まで適応範囲が広い．

　c）摂食の到達目標

　感覚過敏・拒否などをなくして問題なく摂食できる．

　d）訓練・指導内容

・姿勢はほとんどがいすで垂直座位がとれる．食事の介助は，側方または前方からの介助であ

る.

・食器・食具の選択は，固形食用に普通のスプーン．水分用にスプーンまたはコップを使う．

・食形態は，副菜がペースト食から押しつぶし食，またはすりつぶし食．主食は全粥から軟飯．水分は必要に応じトロミを加える．

・直接訓練：捕食（直接）訓練（一口量，ペーシング）．水分摂取訓練（必要に応じスプーン，コップから摂取）.

・間接訓練：脱感作療法は適時選択，鼻呼吸訓練，歯肉マッサージ法，必要に応じ筋刺激訓練（口唇訓練，頬訓練）など.

（5）タイプ5：押しつぶし期障害

a）粗大運動，その他の特徴

座位保持ができ，つかまり立ち，つたい歩き，ときに独歩までできる．てんかん，精神発達遅滞（特にダウン症候群），自閉症児など．

b）特徴的な動きと機能不全の症状および食形態評価

・座位がとれる．または上体が不安定であることが多い．

・口の運動機能より，手の運動機能の発達のほうが先行している場合がある．

・嚥下時の口唇閉鎖と舌突出はみられない．捕食時や処理時に口唇閉鎖が弱いかできず，舌挺出がみられる．

・口腔の前方部の食感認知が不足するため，丸飲みがみられることが多い．

・食べるペースおよび一口量が多い．

・食形態は，押しつぶし食からすりつぶし食（軟菜・粗刻み）程度．

c）摂食の到達目標

食物処理時の丸飲み，舌突出をなくし咀嚼機能の獲得．

d）訓練・指導内容

・姿勢は，ほぼ垂直座位である．

・食具は，固形食で浅めの子ども用スプーン，水分用で大きめのスプーンやカットカップなどを使う．

・食形態は，副菜がすりつぶし食まで．主食は全粥程度．液体はネクター状かそのまま飲用させる．

・直接訓練：捕食訓練（下唇に合図，舌突出抑制，顎の閉鎖の介助，一口量，ペーシング）．軟固形食を使った一口量のかじり取り訓練．水分摂取訓練はわずかにトロミ添加した液体または，そのままの液体をスプーン，コップから介助下で与える．

・間接訓練：鼻呼吸訓練，口唇訓練，舌訓練（口外法）など.

（6）タイプ6：咀嚼期障害

a）粗大運動，その他の特徴

座位からつかまり立ち，つたい歩き，独歩までできる．軽度の脳性麻痺および精神発達遅滞，てんかん，自閉症児.

ｂ）特徴的な動きと機能不全の症状および食形態評価

・座位ができる．介助すれば歩行できる．

・嚥下および捕食機能に問題はみられない．押しつぶし・咀嚼機能の獲得を目標とする．

・捕食・嚥下時の口唇閉鎖はでき，舌突出はみられない．しかし，処理中の口唇と顎および舌の協調運動に問題がみられる．

・食べこぼし，よだれ，硬性食品の丸飲みなどがみられる．

・自食では，早食い，掻き込み食べもみられる．

・食形態は，一口大/固形食まで．

　ｃ）摂食の到達目標

　口唇，顎，舌の協調不良，不全をなくし高次の咀嚼機能の獲得．

　ｄ）訓練・指導内容

・姿勢は，垂直座位．食事の介助は，前方からの顎介助とする．

・食器・食具の選択は，固形食用に通常スプーン，水分用には大きめのスプーン，レンゲ，カットコップなどを使う．

・食形態は，副菜がほとんどすりつぶし食，固形ソフト食，練習食として一口大/固形．主食は軟飯程度まで．液体はそのままの状態とする．

・直接訓練：押しつぶし訓練（できれば顎閉鎖の介助），捕食訓練（一口量，ペーシング），軟固形食を使った一口量のかじり取り・咬断訓練，必要に応じ咀嚼前訓練（ステック状の食材を粉砕して使う）．水分摂取訓練はスプーン，コップから連続で摂取させる．自食訓練（部分介助）．

・間接訓練：頬訓練，舌訓練（口内法）など．

　（7）タイプ7：食具食べ期障害

　ａ）粗大運動，その他の特徴

　座位可能，つたい歩き，独歩．軽度の脳性麻痺，精神発達遅滞，染色体異常，自閉症児など．

　ｂ）特徴的な動きと機能不全の症状および食形態評価

・安定した座位がとれる．介助歩行もできる場合が多い．

・上肢を動かしたり，手指を動かすこともできるが未熟である．

・全介助下での捕食および嚥下時の口唇と舌の運動評価では問題は少ないが，食具を使わせるとうまく動かすことができない．

・咀嚼機能の獲得までは，ほぼ獲得できている（嚥下・捕食機能に問題がない）．

・食形態は，固形ソフト食から一口大/固形食まで．

　ｃ）摂食の到達目標

　自食訓練によって高度な手と口の協調機能の獲得．

　ｄ）訓練・指導内容

・食事姿勢は，いすとテーブルの高さが，テーブルに肘をついたときにほぼ直角となる．脇が開かない．体幹が安定している．

・食器・食具の選択は，固形食用に自助スプーンなど，水分用にカットコップ，コップを使う．
・食形態は，副菜が一口大・固形食まで，手指の運動機能によっては固形ソフト食程度．主食は軟飯程度．液体はそのままの状態とする．
・直接訓練：自食訓練は，一口量を繰り返し捕り込ませることから始める．続いて，食具を把持させ，口元まで誘導介助する．このとき，口唇でしっかり捕食させ，一口量の学習に加えて捕り込む位置と場所を確認させる．続いて口まで誘導している途中で手放しをすることで，それまでの運動経路の軌跡を自力でたどらせる（手と口の協調運動）．水分摂取訓練は，液体をスプーン，コップから全介助下で嚥らせる．続いて手添えで口元まで運び飲ませ，最後はわずか容器を支える程度で飲ませる．
・間接訓練：特になし．

2）在宅障害児の摂食・嚥下リハビリテーションのあり方

摂食・嚥下障害を有する児が通学する特別支援学校においては，誤嚥を防ぐ安全な食事介助ができる，食べる楽しみを確保させる，また栄養管理などに配慮しながら最適な栄養摂取法を常に見直し提供していく必要がある．また，特別支援学校に在籍する子どもたちの重度化・重複化に対応して医療的ケア（経管栄養，吸引）が導入され，適切な医療的ケアの実施には医療と教育の連携が必須とされている[23]のが現状である．

学校で医療的ケアを行うことによって，医療的ケアを行っている特別支援学校在籍時の死亡率は1.5％と，それ以外の特別支援学校の死亡率2.4％より有意に低く，またローレル指数でやせすぎに属する頻度も低く，体格もよかったとの報告がある[24]．さらに，北原[25]は医療と教育の連携に関して「適切な医療情報の提供と共有」が重要であり，実際の学校環境での評価に基づいて，情報提供・対応のアドバイスを行うことの必要性を指摘した．

すなわち，障害児（者）が楽しくおいしく食事を食べられるようにするためには，個々の状態を的確に診断して最適な栄養摂取方法を常に見直し提示できるように医療と教育の連携が必要である．

将来的に，在宅障害児の摂食・嚥下リハビリテーションのあり方は，専門性のあるチーム医療体制で取り組むことが不可欠であると考えられる．そのためには，医師，歯科医師，看護師，歯科衛生士，言語聴覚士，理学療法士，作業療法士，栄養士，調理師，教員や介護福祉関係職種と家族とが密接に関わっていかなければならない．

【第3章Ⅱ．文献】
1) 田角　勝：経管栄養法と経腸栄養剤；その特徴や注意点とは，4章　小児の摂食・嚥下障害における栄養の考え方　Ⅱ臨床編．（田角　勝，向井美惠編著）小児の摂食・嚥下リハビリテーション，186-190，医歯薬出版，東京（2006）．
2) 舟橋満寿子：摂食嚥下障害のリスク管理，小児の摂食嚥下障害リハビリテーションの実際．メディカル・リハビリテーション，**26**：58-63（2003）．
3) Ishizaki A, Hironaka S, Tatsuno M, et al.：Characteristic of and weaning strategies in tube—dependent

children. *Pediatrics International*, **55**（2）：208-213（2013）.

4）田角　勝，加古結子，飯倉洋治，ほか：幼児経管栄養依存症について．第2回日本摂食・嚥下リハビリテーション研究会抄録集，56（1996）.

5）西出康晴：子どもの摂食機能障害に対するアプローチ：早産児に対する治療．第6回日本摂食嚥下リハビリテーション学会抄録集．91-93（2000）.

6）藤森まり子：経管栄養の種類と役立つ知識・技術，嚥下リハビリテーションと口腔ケア．194-199，メヂカルフレンド社，東京（2001）.

7）大塚義顕：障害児の摂食・嚥下障害の診断と対応マニュアル．60-61，平成21年度千葉県健康福祉部健康づくり支援課，千葉県歯科医師会，特殊歯科保健委員会発行，千葉（2009）.

8）向井美惠：2．障害者と口腔保健，第5章　障害者と口腔保健，第2編　口腔保健学の実践．（宮武光吉，末高武彦，渡邊達夫，ほか編）口腔保健学，第2版，271，医歯薬出版，東京（2001）.

9）向井美惠：お母さんの疑問にこたえる乳幼児の食べる機能の気付きと支援．55，医歯薬出版，東京（2013）.

10）高木興氏，川崎浩二：第4章　口腔領域の疫学，第1編　口腔保健学の基礎．（宮武光吉，末高武彦，渡邊達夫，ほか編）口腔保健学，第2版，91，医歯薬出版，東京（2001）.

11）日本歯科衛生士会編：歯科保健指導ハンドブック．72，医歯薬出版，東京（1998）.

12）安井利一：第3章　学校保健における口腔保健，第2編　口腔保健学の実践．口腔保健学，第2版，242-244，医歯薬出版，東京（2001）.

13）石井里加子：発達に応じた口腔ケア，3章　小児の口腔ケア，Ⅱ章臨床編．（田角　勝，向井美惠編著）小児の摂食・嚥下リハビリテーション，166-175，医歯薬出版，東京（2006）.

14）江草正彦：2章　スペシャルニーズのある人の健康支援，Ⅲ編　スペシャルニーズのある人の歯科医療．（日本障害者歯科学会編）スペシャルニーズデンティストリー障害者歯科，260-267，医歯薬出版，東京（2009）.

15）小笠原正：発達障害児のブラッジング行動におけるレディネスに関する研究，第2編　発達障害児への認知行動．障害者歯科，**10**（2）：21-37（1989）.

16）大塚義顕：1　摂食・嚥下障害がある小児の口腔衛生管理，3章　摂食・嚥下障害と口腔衛生管理，臨床編Ⅱ　評価・検査・診断・訓練法の基本．（才藤栄一，向井美惠監）摂食・嚥下リハビリテーション，第2版，211-215，医歯薬出版，東京（2007）.

17）金子芳洋：5章　摂食障害児のリハビリテーションを成功させるために．（金子芳洋編）食べる機能の障害　その考え方とリハビリテーション，135-137，医歯薬出版，東京（1987）.

18）高橋摩理：小児における摂食機能療法，2章　小児の摂食・嚥下リハビリテーション基本，Ⅱ章　臨床編．（田角　勝，向井美惠編）小児の摂食・嚥下リハビリテーション，130-133，医歯薬出版，東京（2006）.

19）大塚義顕：摂食機能の重症度別の実践症例と訓練の効果判定について　平成23年度　NHOネットワーク共同研究事業　「重症心身障害児（者）における摂食機能療法の普及推進のための研究」H21―（重心）―01（研究代表者　千葉東病院　大塚義顕）研究成果報告書．5-7（2011）.

20）向井美惠：2　小児の摂食・嚥下リハビリテーション，2章　摂食・嚥下リハビリテーション総論，総論．（才藤栄一，向井美惠監）摂食・嚥下リハビリテーション，第2版，17-19，医歯薬出版，東京（2007）.

21）永井　徹，小原　仁，大塚義顕：重症心身障害児（者）へ提供する摂食機能に応じた食事の名称と形状を統一する試み．ヘルスケア・レストラン，58-59，日本医療企画，東京（2013）.

22）金子芳洋：障害者の摂食のためのリハビリテーション．日本歯科医師会雑誌，**43**：143-148（1990）.

23）木下憲治，服部佳子，戸倉　聡，ほか：摂食・嚥下障害に対するチーム医療，教育との連携，小児NST栄養シリーズ：摂食・嚥下障害．小児外科，**42**（3）：303-307（2010）.

24）三宅捷太：医療的ケアと学校教育：横浜市・神奈川県の現状．障害者問題研究，**24**：94-101（1996）.

25）北原　佶：肢体不自由児の課題と展望．総合リハビリテーション，**30**：151-159（2009）.

（大塚義顕）

III. コミュニケーションの支援

1. コミュニケーション支援の考え方

　筆者が看護学生時代，初めて病院で看護助手として短期間アルバイトをしたとき，人工呼吸器を装着した人に出会った．ひとりは，筋萎縮性側索硬化症（amyotrophic lateral sclerosis；ALS）の男性，そしてもうひとりが筋ジストロフィの少年であった．それまで病棟実習で初めてみた人工呼吸器の患者は，すい臓がんの終末期で意識障害を起こしており，恥ずかしながら人工呼吸器を装着した人とは意思疎通が図れないと思い込んでしまったのである．それでも声かけをしながら看護を行う看護師の姿に感銘を受け，看護とは，声かけをしながら行うものだということを学んだ．

　それ以来，人工呼吸器装着者には，意思疎通は図れないと思いながらも，あいさつや声かけを忘れなかった．それは，一方的なものであり，返事を期待していなかったが，にっこと微笑んでくれる2人の姿に，不思議な感じを抱きつつも，癒されベッドサイドに足繁く通ったことを覚えている．

　その後，自分の思い込みを恥じるとともに，ALSの男性には文字盤が，筋ジストロフィの少年には，ボールペンにスポンジを巻いて太くして書く筆談という手段があることを知った．

　いまにして思うと笑い話であるが，当時の自分は，何の手段ももたずに「微笑んでくれること」だけに癒された．どうしたら微笑んでもらえるかが，ケアの中心であった．

　コミュニケーションとは，話し手は自らの観念（伝えたい事柄）を何らかの記号媒体（通常は言葉）をとおして聞き手に伝え，聞き手はその記号媒体（言葉など）をとおして，話し手の伝えたい観念を把握する．そして，今度は話し手と聞き手が役割を交代して，再びこの流れが展開される[1]．

　つまり，コミュニケーションとは，相手との相互作用の下で展開されるものである．「微笑む」という非言語的手段によっても成立するものであるといえる．

　子どもの成長発達という視点から考えると，コミュニケーションのなかに，①気持ちの「分かり合い」「通じ合い」を主眼としたもの，②「伝える」「理解する」ことを主眼にしたものの2つの側面があるといえる[2]．気持ちの「分かり合い」「通じ合い」を主眼としたコミュニケーションから，「伝える」「理解する」ことを主眼としたコミュニケーションへの発達ラインは，「分かり合い」「通じ合い」が消失してから「伝える」「理解する」が現れるのではなく，「分かり合い」「通じ合い」を基盤に，そのうえに乗る形で「伝える」「理解する」コミュニケーションが現れ，次第に完成したものになっていく．人とのコミュニケーションにおいて「気持ちの

分かり合い」「通じ合い」は，欠くことのできないとても重要な部分であり，発達に遅れのある子どもたちとの関わりでは，特に大事にしなければならない．

　赤ちゃんが，言葉でない形の声を出したり，泣いたりしたとき，お母さんはそれがどういう意味か分かる．それは，「言葉以外のことにも目を向けて，どんな気持ちで言葉や声を出しているか理解しようとしている」からである．気持ちを向けて，場面を考慮し，子どもの表情や振る舞いをひとつ残らずとらえて，短い言葉や声の意味を豊かにくみ取ろうと努力する．「コミュニケーション支援とは？」とむずかしく考えてもしっくり出る答えはそう多くはない．相手を知りたい，分かり合いたいに尽きるのではないだろうか．相手の全体像をみて気持ちを汲みとることが必要であり，互いに相手の意を汲み取ろうとする相互作用がコミュニケーションであろう．

　子どもへの支援は，同時にその親への支援でもある．子どもが障害をもっているということ自体に，親は非常に複雑な思いを背負って日々生きている．そんなとき，どう育ててよいか迷うことは当然であり，自分がだれかに支えられていると同時に，自分がだれかを支えなければならない存在であることを知ることは大きな力になる．自分がだれかにとって「かけがえのない存在であり，価値があり，必要とされている」ことを知ることは，生きているということを実感させてくれるだろう．支援者1人ひとりが，日々の関わりのなかで，そんなメッセージを親に届けていけることで，あきらめでもない，居直りでもなく，価値の変容すなわちナラティブの書き換えにつながるといえる．

　一般に，コミュニケーションの方法としては，①原始的コミュニケーション（受け手の「読み取り」「汲み取り」が大事），②非（前）言語的コミュニケーション（身振り，サイン等の諸記号で表現する・理解する），③言語的コミュニケーション（言葉で伝える・理解する．代替手段で自由な表現と相互作用）に分けられるといえるが，これらを意識的・無意識に使い分けているのである．さまざまな疾病・障害により，順に成長発達していくとは限らない．その子どものもてる力を最大限に引き出し，その子らしさを追求することがコミュニケーション支援の真髄ともいえる．

　そのもてる力を最大限に引き出すための手段のひとつに AAC（augmentative and alternative communication；拡大・代替コミュニケーション）の概念がある．

　近年の高度情報化社会に伴い，さまざまな情報機器が生活に大きな影響を与えている．教育の情報化に関する手引作成検討会は，「情報化の推進は，支援を必要としている児童生徒の移動上の困難や，社会生活の範囲が限定されがちなことを補い，居ながらにしてさまざまな情報を収集・共有していくことによる，大きな社会的意義をもっている．また，インターネットをはじめとした広域ネットワークの世界は，参加する者の，国籍，性別，障害のあるかないかを問わない新たなバーチャル社会であり，そこに参加していくことは，障害のある人にとっての新たな積極的な社会参加の形である」[3]と情報活用能力を育成することの重要性を指摘している．すなわち，「活動」「参加」の障害を ICT（information and communication technology；情報コミュニケーション技術）の力で克服するという ICF（International Classification of Functioning,

Disability and Health：国際生活機能分類）の理念にも通じることといえる[4]．このAACの考え方では，「コミュニケーションをとること」が重要なのであって，その手段については，言語のみでなく，コミュニケーションを可能にするあらゆる方法を検討していくこととしている．すなわち，表情，指さし，ジェスチャー，わずかな発声などの身体的なコミュニケーション手段を活用したり，コミュニケーション支援機器を利用するなど，さまざまな意思表現の手段を工夫してコミュニケーションの可能性を広げていこうというアプローチとなる[5]．

　子どものコミュニケーション指導においては，身体的な表現手段を利用した取り組みと支援機器を利用した取り組みの両方が重要である．これらのさまざまなコミュニケーション手段を，日常生活の必要な場面で適切に使いこなすことが大切である．コミュニケーション手段の利用を検討する場合には，子どもがもっともコミュニケーションをとりやすい手段を中心に，それを核にしてコミュニケーション手段を広げていくことが大切である．

　ここで，落とし穴にはまりがちになるため気をつけたいことが，「手段が目的になっていないか」ということである．AACでは，さまざまな方法があり，便利なツールがたくさんある．支援を始めると，これらをどう使うか，どれなら使えるかと使いこなすことに頭がいっぱいになり，「何のために」を見失ってしまうことになる．

　ある筋疾患の青年の例を紹介する．彼は手の巧緻性が低下し，携帯電話を押すことが困難になっていた．携帯を使用するときは体幹を傾け，脇の下の絶妙な位置に固定し，ゆっくり，ゆっくり，入力していた．途中うまく押せずに失敗することも多々あった．このようすから，ほかの方法のほうがやりやすくなるのではと考え提案してみた．しかし，ほかの方法については，ことごとく，受け入れがむずかしかった．よかれと思って提案しても，受け入れられないことも多々ある．そんなとき，一呼吸おいて「なぜ」受け入れがむずかしいのかを考える余裕があるとよい．携帯電話には，入力時に予測変換機能があり，これを利用することで負担が軽減していた．また，単にメール機能だけではないさまざまな機能を1台に集約しているという使い勝手のよさは，彼にとってなにものにも代えがたいものであった．これまで使用してきたことによる慣れや愛着もある．手段を変えるということは，彼にとって病気の進行を意味することかもしれない．一見，困難そうにみえる彼の入力方法であるが，自身で不便を自覚しているとは限らない．「不便」とは，ほかの手段と比較してはじめて感じる概念である．このようなことを1つひとつ探っていくとアプローチの方法が1つではないことに気づく．手段を変更するということの前に，操作する手指の可動性・筋力の再アセスメントや携帯電話の固定の仕方の工夫など，できることがいくつかある．このようなアプローチを本人とともに続けること自体がコミュニケーションであり，ほかの機種の体験を含め本人が納得，折り合いをつけながら変遷していく．

　さて，在宅ケアにおいてこのようなコミュニケーション支援は，だれ（職種）が行うべきか，行うことができるのかという課題が浮かぶ．子ども以外のコミュニケーション支援における課題としても，コミュニケーション手段の導入，その後のフォローや変更支援における専門職種の不足，支援ネットワーク整備が課題となっている．子どもの支援においても，同様の課題が

指摘できる．学齢期のうちは，学校でその子どもにあった方法について指導を受けられるだろう．しかし，卒業後のフォローの体制はない．これはコミュニケーション支援に限ったことではなく，卒業後の「居場所のなさ」としての課題に通じている．特に筋ジストロフィなどの神経筋疾患においては，非侵襲的陽圧換気療法（NPPV）をはじめとする医学的管理が改善し，生命予後が飛躍的に増加した．子どもの病気（大人まで生きられない病気）から，ほとんどが成人まで生きると予測される状況となっているのである．子どもから大人への「移行」が課題になっているのである[6]．

これは，これまで存在しなかった新奇な課題ともいえる．これに対し，筋ジス親の会（parents project muscular dystrophy；PPMD）は，2011年にDMD（Duchenne muscular dystrophy；デュシェンヌ型筋ジストロフィ）の成人移行エキスパート会議を開催し，この課題に対する情報集約とガイダンスに向けたコンセンサスを得た．それは，参加者らが成人移行に関する経験をドキュメンタリー形式で持ち込み，関わる主要なテーマを選択し，6つの「ファクトシート」（教育ツール）としてまとめたものである．

①ファクトシート1：タブーとされる話題についてのオープンな話し合いの促進．5つのタブーとして，終末期ケア（たとえば死），性，親のケアからの分離，負担になることの負担（たとえば罪悪感），喪失の連続である予測があり，これらについて話し合い，協力を得ることがここでの目標となる．

②ファクトシート2：早期に移行を考える．ここでは，早期の自立のための教育方法や発達段階のうちの適切な時期で，もっとも早期に移行を始めることに力点をおくことを目標とする．ティーンエイジ・青年・成人に至る過程のDMDとその家族にとって個別の慣れた支援を要求する．それはどの年代においても，ケアの目標が見据えられ，手軽にアクセスでき，簡便で，効果的かつ，外来で入手できるものであるとよい．

③ファクトシート3：患者のタイプとDMDへの対処法．ここでの目標は，思春期のDMDにとって自身がケアの最前線におり，移行において役割を担うことを意識させることにある．これにより，エンパワーと情報提供に役立つ．移行の過程においては，ヘルスケア専門家，個人，家族がバランスよく役割を果たすことが重要で，そのバランスは，医学的問題，心理的問題，社会環境的な問題に影響を受ける．

④ファクトシート4：医学的転機に関するきっかけ．ここでは，4種類の主要な転機に関する情報を与えることが目標となる．これには，医学的分岐点（人工呼吸，日常生活における喪失，小児から成人ケアへの移行，脊柱側彎の影響，繰り返す生命を脅かす肺炎），予期可能な契機，予想可能だが，予期困難なこと，予期できないこと，予期できるが話せないことなどがある．

⑤ファクトシート5：青少年の個人と外見に関する事柄．ここでの目標は，ステロイドを使用している思春期におけるDMDのコーピング支援とエンパワメントである．ステロイドの副作用として，第二次性徴の遅れ，低身長，クッシング症候群などがあり，これに加え，車いす等への依存，人工呼吸の増加，運動機能の低下による外見上の変化は，思春期や成人のDMDにとって共通するテーマとなる．

⑥ファクトシート6：正しい支援を見つけること．このシートの目標は，現代の青年・成人期のDMDやその世代に，成人期に自立した生活を送り参加する機会が得られることを情報提供し，適切な移行の究極の姿を示すことにある．

　これら6つのファクトシートは，ドキュメントで描かれた成功要素（社会・身体的支援が自立につながる，ゴールを設定し，創意に富む方法で到達することが大切，日々の活動が満足につながる，受容的・対処・楽天的であることが必須，良質な医療・心理社会的情報へのアクセスが必須，成人への移行支援は継続的であることが必須）と共通しているという．これらを参考に，わが国にどう適応させていくか，真の意味での子どものコミュニケーション支援のひとつとなるだろう．

2．遊びや学びの支援

　子どもの成長発達に欠かせない教育の視点からコミュニケーションを考えると「自立活動」と関係が深いことがいえる．

　学校での各教科，道徳，特別活動，総合学習という教育課程に，特別支援学校では，「自立活動」の領域が加わる．障害がある子どもの成長発達に対応するために設けられた重要な教育の領域である．ここでいう自立とは，職業自立等の狭い意味での自立ではなく，主体的に自己の力を発揮してよりよく生きていこうとするという広義の意味である．自立活動の目標は，障害そのものの改善を目指すものでなく調和的な発達や成長ができるように，子どもたちの「障害の状態」の改善を図ろうとすることである．

　各教科では学年に対応した教育内容が系統的に配列され，指導もその配列に従って行われるが，自立活動では，子ども1人ひとりに応じた目標と内容を設定して個別的に指導計画を立てることが原則となっている．それに対応して，国の基準である「学習指導要領」に示されている内容は，「1. 健康の保持」「2. 心理的な安定」「3. 環境の把握」「4. 身体の動き」「5. コミュニケーション」の5つの項目で，それぞれに4〜5つの下位項目が掲げられ，多様で概括的な内容となっている（表3-3-1）[7]．

　このように自立活動のなかでは，コミュニケーションに関する多くの内容が含まれており，自立活動の指導では，これらの内容について，1人ひとりの子どもの障害の状態や教育的ニーズに応じて，さまざまな取り組みが行われている．それが，個別指導計画であり，①長期的な指導目標と段階的な指導事項の設定，②子どもの主体的な取り組みと成就感を味わうことの重視，③障害に基づく種々の困難を改善・克服しようとする子どもの意欲を高めることができるような指導内容の設定，④発達が遅れている面だけではなく，より進んでいる面を指導内容として設定することが求められている．

　では，その遊びや学びの支援の実際であるが，子どもにとって遊びは，生活の中心のひとつであり，さまざまな学習要素が含まれている．遊びには，次のようにいくつかの発達段階に応じた遊びの段階に分けられる[8]．

表 3-3-1 子どもの自立活動の内容

1．健康の保持
　1）生活のリズムや生活習慣の形成に関すること
　2）病気の状態の理解と生活管理に関すること
　3）損傷の状態の理解と養護に関すること
　4）健康状態の維持・改善に関すること
2．心理的な安定
　1）情緒の安定に関すること
　2）対人関係の形成の基礎に関すること
　3）状況の変化への適切な対応に関すること
　4）障害に基づく種々の困難を改善・克服する意欲の向上に関すること
3．環境の把握
　1）保有する感覚の活用に関すること
　2）感覚の補助および代行手段の活用に関すること
　3）感覚を総合的に活用した周囲の状況の把握に関すること
　4）認知や行動の手掛かりとなる概念の形成に関すること
4．身体の動き
　1）姿勢と運動・動作の基本的技能に関すること
　2）姿勢保持と運動・動作の補助的手段の活用に関すること
　3）日常生活に必要な基本動作に関すること
　4）身体の移動能力に関すること
5．コミュニケーション
　1）コミュニケーションの基礎的能力に関すること
　2）言語の受容と表出に関すること
　3）言語の形成と活用に関すること
　4）コミュニケーション手段の選択と活用に関すること
　5）状況に応じたコミュニケーションに関すること

　①感覚・運動を中心とした遊び：感覚の集中を促す（揺れる感覚，鈴・ガラガラなどの音）や，追視や注視を促す（モビール・光るおもちゃ・ぬいぐるみなど），手を伸ばす（おもちゃをみせ，手を伸ばすことを繰り返す，起き上がりこぼしなど），繰り返し動作を促す（太鼓や鉄筋，引っ張るなどのおもちゃ），ものごとの関係づけを促す（穴にボールを入れる，棒にものを通す，など道具を目的に合わせて使うための基礎力となる）．

　②道具を操作する遊び：目と手を協応させる遊び（容器から容器へ移し替える，殴り書き，めくるなど），形を理解する遊び，創作遊び（粘土・積み木工作など），ごっこ遊び

　③見比べ・仲間集め：色や平面図形（絵）を理解する遊び

　④構成遊び：形合わせ遊び（パズル）

　⑤学習につながる内容：さまざまな概念理解を促す遊び（カテゴリーに分類），数の概念，遊び描きから文字へ

　これらをその子どもに応じて，集中できる環境を整えることが重要な支援となる．特に，運動機能の制限により姿勢の困難さや力が弱い，コントロールがむずかしい場合などが想定されるため，座位保持いすの利用や姿勢の工夫が欠かせない．

　子どもが遊びから学んでいくために，必要な配慮について次に挙げる．

第3章　子どもの安全・安心な在宅医療の支援

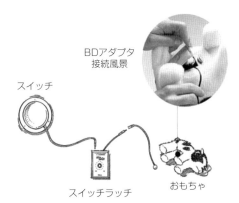

○電池容量などにより，おもちゃの種類によっては使用できないものがある．
〔パシフィックサプライ：BDアダプタ（http://www.p-supply.co.jp/products/241,2015.4.1）〕

図3-3-1　BDアダプタ（おもちゃをスイッチで動かすためのアダプタ）

1）その子どもにとってのおもしろさ

　子どもは，周囲にあるさまざまな情報のなかから，自分にとって意味のある情報をピックアップして興味・関心を向けていく．日常の生活のなかで，その子どもが自分でおもしろいと感じるものを探索しながら，取捨選択しているだろう．その意味で，周囲が子どもに自由な探索をする場を設定し，注意深く観察し，子どもが，なにに対して，どのように関わっているかを把握することが大切である．また，子ども1人ひとりの興味・関心の多様性に配慮し，幅広い選択肢を用意していくことも必要となる．

2）その子どもにとっての働きかけやすさ

　子どもが自分の起こした行動とその結果との関連が分かるためには，いまその子どもができる身体の部位を使って直接関わることができる状況を設定する必要がある．その子どもが，できるだけ最少の努力で動かせる身体の部位，その動きの方向と強さに応じた仕掛けが重要で，特に動きを起こしにくい重度の運動障害のある子どもには，わずかな動きでON・OFFができるスイッチの活用が有効となる．「こうしたら，こうなる」というフィードバックがかかることで，外界への興味・関心を引き出すことができる．

　これには，市販のBDアダプタを使うと乾電池式のおもちゃがスイッチで利用でき，効果的にフィードバックが図れる可能性がある（図3-3-1）．

3）感覚障害への配慮

　重度の障害のある子どもの場合，視覚や聴覚などに障害を重複して併せ持つことがあり，その子どものみえ方や聞こえ方の特徴に応じた配慮を要する．視覚を例にすると，視野の暗点，中心視野欠損，コントラストの低下を伴う視野の狭窄など，いわゆる視力のほかにもみえにく

さのある子どもがいる．みえやすさや聞こえやすさに配慮すると，子どもがより働きかけやすくなる．たとえば，室内の照明を間接的な照明にしたり，光度を調節したりすることにより眩しさを軽減する，目を向けてほしいものにコントラストのはっきりした縞模様をいれる，背景の色を調節するなどの工夫により，子どもにとってみえやすさが変わってくる．重度の肢体不自由のある子どもの場合は，顔の向きを変えたり，提示された教材と自分との距離を自ら調節したりすることが困難な場合が多くある．眼から近ければみえやすいということではなく，子どもの視力や視野に応じた提示物の大きさや位置，明るさやコントラストなどを考慮する必要がある．また，視覚，聴覚に限らず，前庭感覚（直進，回転の速度），嗅覚，味覚，体性感覚（触覚，温度感覚，振動感覚）など多様な感覚に併せて働きかけていくことが大切であるといえる．

4）姿勢の配慮

子どもの活動を支える身体の姿勢はたいへん重要である．たとえば，子どもが物に手を伸ばすときに，子どもは身体全体のバランスを一度崩しながら，姿勢を調整し直そうとしている．姿勢を保つという一見静的な状況のなかで，実は常に動的な調整をしているのである．また，動くところばかりに注目していると全体のバランスを見失うことになりかねない．スイッチ操作だからといって手にばかり注目していると，うまく使えないことになる．座位が不安定であるために，姿勢を崩してスイッチを必死で操作しようとする光景をみることがある．まずは，座位の安定性から評価し直す必要が生じる．

3．障害別支援の実際；遊びや学びと AAC

近年，ざまざまなコミュニケーション支援機器が開発され，市販されるようになった．前述したAACの概念により，機器を活用したコミュニケーション方法への広がりである．一般に子どもにおけるAACの種類と特徴を表3-3-2に示した．

子どもにおける大きな特徴は，非（前）言語的方法から言語的方法獲得への発達ラインといえよう．

遊びや生活を通して，快不快を表現することやさまざまな「分かりあいたい」というアプローチによりその子なりの表現を体得していく．そこに，自分の行為とその成果を結びつけるという意味で，「押せば鳴る」や「引っ張ると動く」といったように，フィードバックがかかるスイッチやセンサー類の活用やそれと同時に，シンボル（絵や記号）を用いて，「理解を促す」関わりが期待できる．

そういった基盤のうえで，音声出力型コミュニケーションエイド（voice output communication aid；VOCA）を活用していくことにより，コミュニケーションに幅をもたせることが期待できる．VOCA は，押すことやスイッチ操作をすることで，「合成音声」や「あらかじめ登録しておいたメッセージ」を伝えることができる．言葉を理解できていない段階でも，遊びのなかで使用することで，音声を使う楽しみを感じることができる．その子どもが好きな手遊び歌を

第3章　子どもの安全・安心な在宅医療の支援　　107

表 3-3-2　子どもの AAC の種類と特徴

	方法	特徴	製品等の例
非（前）言語	サイン/ジェスチャー	瞬き，うなずき，眼の動き，表情など身体の部分・全体を使って，表現する	
	スイッチ・センサー	残存機能を生かした形で，スイッチやセンサーを操作し，呼び出しブザーや操作スイッチ（おもちゃを動かすなど）として使用する	
		随意筋の動き	
		圧迫（押す）	ビックスイッチ
			マイクロスイッチ
		接触（触れる）	タッチスイッチ
			トラックボール
		（引っ張る）	
		赤外線反射量の差	光電スイッチ
		眼振（瞬き・眼球運動）	網膜電位差スイッチ
		生体信号（眼電，筋電，脳波）	マクトス
		呼気	呼気スイッチ
		脳血流	脳血流スイッチ
	コミュニケーションボード	シンボル（絵や記号）を用いて伝える方法 学習には，実物，写真，絵，シンボルと順を段階を追って学んでいくと理解しやすい	カード，ブック，ファイル，ボードなど用途に応じた使用
	VOCA Voice Output Communication Aid （コミュニケーションエイド）	音声出力型コミュニケーションエイド 　音が出るコミュニケーション機器の総称 　ボタンを押す，スイッチを操作することにより，合成音声やあらかじめ録音したメッセージを伝えることができる 　言葉を理解できていない段階でも，遊びのなかで使用することで，音声を使う楽しさ，便利さを経験できる 　自発性・能動性を引き出せる	あらかじめ定められたシンボルを選択 　メッセージメイト あらかじめ任意のメッセージを録音 　トーキングブリックス 　クイックトーカー 50 音のキーボード 　トーキングエイド 　ボイスキャリーペチャラ 　レッツチャット
	発語・口話	発声，構音障害が進行すると聞き取りにくくなる 気管切開を行っていても，構音機能が保たれていれば，スピーチカニューレやスピーキングバルブなどを使用することで可能な場合がある．人工呼吸器下で使用可能なタイプも市販されている 構音機能が保たれている間に自分の声の保存，再生をする取組みがなされることもある	スピーチカニューレ スピーキングバルブ 自分の声保存・再生ソフト（マイボイス）
言語的手段	筆談	筆記具などで，文章を書く，または筆記具を用いない「指文字」がある	
	文字盤	用件を羅列したものや，ひらがなや五十音や数字を書き込んだ盤を用い，指し示したり，透明アクリル盤を使用し，対面して目の動きを読み取ることで意思を伝える 聞き手が五十音を読み上げ，非言語の合図（サイン）を送ることで会話が成立する「口文字盤」など目の疲労を緩和する方法もある	不透明文字盤 透明文字盤 読み上げ式
	意思伝達装置/PC	ワープロの機能を，療養者の残存機能に合わせたスイッチ操作で使用可能にしたもの．市販のパソコン専用に開発したコミュニケーション用のソフトを組み合わせてあるものが多い．出力スイッチは，瞬きを利用するものなど，療養者の状態によって工夫する必要がある	伝の心 オペレートナビ マイトビー（視線入力） ハーティーラダー

〔東京大学学祭バリアフリー研究プロジェクト：AT2ED（エイティースクウェアード）（http://at2ed.jp/,2015.4.1）を参考に筆者まとめ（作成）〕

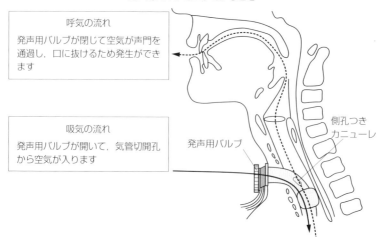

〔インターメドジャパン (http://intermedjp.co.jp/products/respiratory/, 2015.4.1)〕
図3-3-2 発声用バルブ（一方向弁の仕組み）

録音しておいて，スイッチを操作したら，その曲が流れ，それに合わせて手遊びをしたり，簡単な要求（笑って，怒って，泣いて）などを録音しておくことによって，相手がそれに反応することをみて楽しむことができる．こうした経験が，言葉の理解につながったり，人とのやりとりの楽しさを覚え，もっとやりたいという自発性・能動性を引き出していくことにつながる．

さらに，「食べる」「飲む」「トイレ」「吸引」などケアの内容についてシンボル化し，それを選ぶことでケアの要求が可能となったりもする．そのような選択型VOCAや，五十音を入力することで，自由に文を創造するコミュニケーションの広がりを可能とするVOCAもある．これらは携帯型会話補助装置とよばれるもので，障害者総合支援法に基づく地域生活支援事業のなかの「日常生活用具の給付」の対象項目でもある．給付内容や基準は，市区町村によって異なるため，最寄りの療育機関等に相談するとよいだろう．

また，言葉を獲得したら（たとえ獲得していなくても）話すということや声を諦めたくないだろう．気管切開がされている場合，話すということがむずかしくなる．声帯に空気の振動が届かなくなるからである．これに対して，スピーキングバルブという一方向弁を用いた方法がある．吸気は，気切側から流入し，呼気時に弁を閉ざすことで，空気を声帯側に通過させることで発声が可能となる（図3-3-2）．この方法は，呼気を声帯に通すための隙間が必要になる．小児の場合，カフつきのカニューレを使用しているケースは多くないため，隙間さえあれば，一方向弁を用いなくても発声が可能な場合がある．気管に対するカニューレの太さが鍵となる．また，人工呼吸器下の場合，接続可能なスピーキングバルブを国内で入手することが困難な状況になっている．これに対して，特殊なタイプのスピーチカニューレ（2重管式）を用いることで，同様に呼気を声帯側に通すことが可能である（Blom® スピーチカニューレ，図3-3-3）．この方法は，カフエアを抜かないまま実施することが可能であり，人工呼吸管理上も適切な方法であるといえる．

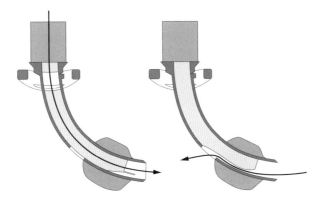

〔インターメドジャパン（http://intermedjp.co.jp/products/respiratory/,2015.4.1）〕
図3-3-3　発声用スピーチカニューレ

　また，気管切開をするということが予想されている状況であれば，あらかじめ「自分の声を録音する」という取り組みがある．マイボイスと名づけられたその方法は，ICレコーダーを用い，五十音やよく使う単語等を録音しておく．それを専用のフリーソフトハーティラダーに取り込むことで，入力した文字を読み上げる際に「自分の声」で読み上げてくれるというものである（ハーティラダー・マイボイスについては，以下のホームページが参考になる．http://takaki.la.coocan.jp/hearty/）．

　さらに，「自分の声を残す」方法での製品版もある（ウォンツ社製の自分の声ソフトウエアボイスターなど）．製品版は，録音行程に時間とコストがかかるが，より明瞭な音源が期待できる．口述する重度障害者用意思伝達装置との併用も可能となっている．

　声を搭載したパソコンに，わが子がいるようだと感涙した例もある．本人そして，親にとっても，声の喪失は耐え難いものであり，それを残し使うという取り組みは貴重であり，適切な時期にその機会に関する情報を提供することが大事であるといえる．

　発声がむずかしくても，文字や言葉を獲得していれば，筆記や筆談という方法が可能となり，伝えることの幅が広がる．また，IT技術によらない，いわゆるローテクな方法として「文字盤」がある．目で示す，手指で選択するなど，さまざまな方法で指し示すことができれば，自由に会話を楽しむことにつながる．

　さらに，IT技術の活用では，パソコンを用いたメール通信やインターネットなど可能性は無限大に広がる．こうしたことで，視野を広げ，趣味を見つけたり，あるいは就労につながる場合もある．「重度障害者用意思伝達装置」に該当する意思伝達装置であれば，障害者総合支援法に基づく「補装具費の支給」により，購入費用の一部の助成を受けることが可能である．

　以上，AACの種類について段階的に記述したが，大切なのは，成長発達によって移り変わっていくというよりは，蓄積を重ね，手段を増やすなかで，場や状況にあった選択を可能とすることを目指したい．また，AACは手段に過ぎないことを知ることも必要なことといえる．どのAACが使えるのかと方法の選択ばかりが注目されると，目的を見失うことになりかねない．「なにがしたい」「なにをするために」という目的があっての手段であるということ，また究極

的には手段を問わず，人と人とが通じ合うこと，それこそがコミュニケーションである．

　ここに，そのことの重要性を教えてくれるいくつかの事例がある．

1）事例A：脊髄性筋萎縮症（SMA Type I 型；spinal muscular atrophy type 1）4歳男児

　A君は，生後まもなくして人工呼吸器を装着し，発声は困難だが，左右の指をわずかに動か
せる．2歳半になり，「名前に反応したり」「歌に合わせ指を動かしたり」と，家族や周りの呼
びかけを感じているようであった．そこで，家族の写真をみせ，「ママはどっち？」と支援者が
言葉の理解を確認しようと試みたが，どの写真をみせても，同じ反応を示すばかりで，どうし
たら「YES」「NO」の理解が可能なのか，支援者の勝手な解釈になっていないかと，A君の言
語的コミュニケーション習得のむずかしさを感じていた．

　まずは，A君のできる「遊び」から始めてはどうだろうかと思い，軽い竹ひごを指に持たせ
たところ，ゆっくりと揺らし始め，次第に動きを追視するようになった．それまでA君の手の
動きは，"のれんに腕押し"であった．自分の行為がフィードバックされて，活動は意味のある
行為として理解される．現在，A君は乾電池で動くおもちゃをスイッチで動かすことができ，
「もっと，もっと」と，さらなる興味を膨らましている．遊びから始まる関わりが，「こっちよ
りもあっちがよい」と，選択の可能性も見いだしていくことにつながる[9]．

2）事例B：脊髄性筋萎縮症（SMA Type I 型）8歳女児，人工呼吸器装着中

　特別支援学校の担任からパソコン操作の相談を受けた．操作方法をみさせてもらうと，担任
がBさんの手を介助していた．画面にはパワーポイントでつくられたキャラクターの絵があ
り，クリックすると画面が変わる仕組みになっている．「介助でここのキャラクターまでカーソ
ルを移動して，Bさんがクリックしてくれます」とのことであった．

　先日，パワーポイントを使った教材教具の研修で学んだことを生徒といっしょに試したいと
考えたようである．要望どおり，Bさんに合わせたスイッチ操作も考えられるが，ここでは，
まず先に，なにを目的とした活動なのか整理したい．Bさんには発話がない．普段のコミュニ
ケーションで「YES」のサイン方法を尋ねると，「瞬き2回」「目の動きをみる」ということで
学校や家族・医療スタッフ間で特にルールは定まっていなかった．コミュニケーション能力を
引き上げたいのであれば，なにに興味があるのか，理解力はどのくらいあるのか，活動におけ
る「行為と知覚」の状態を評価することが大切である．この道具をどうやって使おうかと考え
てしまうと途端に手段であったはずの作業が目的へとすり替わってしまう[9]．

3）事例C：アテトーゼ型脳性麻痺，18歳男性

　肢体不自由養護学校を卒業するまでコミュニケーション活動の一環としてパソコン入力の練
習をしていた．不随意運動が強い脳性麻痺児には"キーガード"とよばれる支援機器がよく利
用されている．C氏も担任の勧めによりキーガードを使っていたが，強い不随意運動のため，
思うように文字が打てていなかった．学校卒業後，C氏が入所した施設では，同じ脳性麻痺の

患者同士が携帯電話でメールのやりとりをしていた．このような楽しめる仲間の雰囲気があり，次第にC氏も興味をもつようになった．

　C氏は，食事や移動といった活動は困難であるのにもかかわらず，膝の上に携帯電話を置き，両脇をしっかり締めて揺れる身体を固定し，一文字ずつゆっくりと入力していた．「キーボードさえ使えなかったので，数倍小さな携帯電話のボタン操作は無理だと思っていた」とC氏の以前の担任は予想もしなかった携帯電話の利用に驚いていた．

　われわれ支援者は道具の導入を一定の決まり事と思いこんでいる節がないだろうか．パターンやマニュアル化は知識を共有するうえで必要となるが，道具の導入が形骸化してしまうと，かえってマイナスに働くことさえある．道具から求められる運動に対して人は柔軟に合わせようとする．道具の利用は，障害をもつ者の能力を十分に引き出すために使われるが，ときには，道具の使用方法（ルール）に制約され，可能性を発見できないままでいることがある．われわれが生活で行う行為は多くの選択肢のひとつを選んだにすぎず，手続き的な行いではない[10]．

　どの事例も，この疾患には，このスイッチというようなhow toで示せるものではないことを教えてくれる．いかに対象と向き合い，専門職種としての視点を駆使して，対象のニーズや無意識にある不便さまでを把握することの大切さを示している．在宅ケアの場においてこのような作業療法士に遭遇できることは，稀有かもしれない．しかし，作業療法士でなければ，コミュニケーション支援ができないというわけでは決してないだろう．さまざまな職種が存在する在宅ケアの場であるからこその「観る」を駆使した問題の明確化とアプローチによりその可能性を追求する支援を期待したい．そして，生活のなかに根づいていくためには，それがいつまでも「支援」ではなく，子どもと取り巻く家族やコミュニティのなかで楽しみをもって広がっていくことが期待される．

【第3章Ⅲ．文献】
1) 文部科学省特別支援教育課：肢体不自由児のコミュニケーションの指導．日本肢体不自由協会（1992）．
2) 濱崎健二：児童の実態に応じたAAC（拡大・代替コミュニケーション）の活用；子どもからの発信を広げる取り組み（http://www.ishikawa-c.ed.jp/content/houkoku/nairyuu/nairyuu2004/12hamasaki.pdf,2013.12.1）．
3) 文部科学省教育の情報化に関する手引作成検討会：第9章　特別支援教育における教育の情報化（http://www.mext.go.jp/b_menu/shingi/chousa/shotou/056/shiryo/attach/1249680.htm,2013.12.1）．
4) 厚生労働省社会・援護局障害保健福祉部編集・発行：国際生活機能分類；国際障害分類改訂版（ICF）（2002）．
5) 中邑賢龍：AAC入門，拡大・代替コミュニケーションとは．こころリソースブック出版会（2002）．
6) Schrans DGM, Abbott D, Peay HL, et al.：Transition in Duchenne Muscular Dystrophy：An expertmeeting report and description of transition needsin an emergent patient population, *Neuromuscular Disorders*, 23：283-286（2013）．
7) 文部省：盲・聾・養護学校小学部および中学部学習指導要領，平成11年3月告示，平成15年12月一部改正．
8) 小畑希実子：遊具と教材の工夫，療育の手引き；心身発達障害がある子どものために【解説編】．熊本（2007）．
9) 田中栄一：講座　コミュニケーション支援のコツ6，コミュニケーション活動と支援技術．作業療法ジャーナル，**43**（6）：553-559（2009）．
10) 田中栄一：2-10 環境を整える；不便を便利に整える．（澤田雄二編）考える作業療法，文光堂（2008）．

（中山優季・田中栄一）

第4章

子どもの在宅生活を支える支援

I. 子どもの成長と教育

1. 子どもの成長発達

　子どもは，成長発達していく存在である．形態的・量的変化をしていく身長や体重などの成長の側面と機能的・質的な変化をしていく運動・感覚などの発達の側面がある．そして，子どもの発達は，連続性や順序性があり，「粗大運動から獲得され，微細運動の獲得につながる」などの原則に従い変化する．しかし，子どもの成長は常に一定の速度で進行していくわけではなく，乳幼児期や思春期には急速な成長がみられる．たとえば，「乳児の身長増加は，1年で出生児の1.5倍，4歳半で約2倍になり，体重は生後3〜4か月で出生時の2倍，1年で3倍」になる．発達は段階的に進み，成長発達とともにその機能を獲得していくものである．たとえば，ピアジュによる認知の発達は4つの段階で示されている．第一の段階が，生後から1年半までの時期に対応する「感覚運動段階」である．これは，自分の感覚と運動だけで子どもは自分の世界を知るといわれている．第二の段階は幼稚園時代に相当する「前操作段階」であり，このころには，子どもたちは「言葉」という道具を持ち始めて思考することが可能になる．また，子どもたちは「象徴的な遊び」，つまり「ごっこ」の遊びを始めるようになる．学童期になると，子どもたちは「具体的操作段階」を迎え，子どもたちの認知発達が激変する時期である．この時期を迎えた子どもたちは，論理的な思考能力がより発達するためである．そして，青年期以降の「形式操作段階」を迎え，この時期になると，子どもたちは仮説演算や抽象的な概念を形式的に思考できるようになると考えられている．

　身長・体重・頭囲・胸囲を測定し，記録することが必要である．身長・体重の増加がみられなければ，栄養状態の不良を疑う必要がある．頭囲を観察するのは，中枢神経が発達する頭部の状態を把握するためである．生後300〜400gの脳の重量が生後半年で2倍，7〜8歳でほぼ成人の脳重量（1,320〜1,450g）の95％に達することから，頭蓋も大きくならなければならない．胸囲は，体幹の臓器の発育の指標となる．また，一般的な認知の発達の指標を基に，子どもの発達を評価していく必要がある．遅れが発見されたとしても，早期の関わりによって，子どもの能力は引き出され，変化していく可能性をもっている．このように，子どもは身体の成長発達とともに知的機能が発達していくため，その時期ごとに適切な関わりを必要としている．

2. 成長発達の遅れがある子どもたち

　「寝たきりで，立てない，歩けない，言葉が分からない，話せない，咀嚼できない，じょうず

に食べられない，むせやすい，おむつがとれない」などの身辺自立が未確立な状態にある子ど
もたちを重症心身障害児と定義している．重度の肢体不自由（運動機能の障害）と重度の知的
障害（認知機能の障害）とが重複した状態を重症心身障害といい，日常生活動作の全般におい
て介助を要するような状態という共通の特性をもっている．重症心身障害児の定義は，国にお
いて明確な判断基準はないが，一般的に「大島分類」（大島一良により考案された判定方法）と
いう方法を用いて判断される．縦軸に知的機能，横軸に運動機能をとり，1~25の分類をして
いる．大島分類1~4の範囲に入るものを重症心身障害児とし，5~9は，重症心身障害児の定
義にあてはまりにくいが，たえず医学的管理下におくべきもの，障害の状態が進行的と思われ
るもの，合併症があるものが多く，周辺児とよばれている．重症心身障害児（以下，重症児）
は，その原因となる疾患はそれぞれの対象においてさまざまである．原疾患にもよるが，こう
した成長発達の過程から遅れていることが多く，必ずしも目安どおりの発達がみられるわけで
はない．重症児の場合，正常な発達に歪みが生じたり，遅れたり，または停止したりしてしま
うことがあるが，発達の原則は健常児と変わらない．しかし，粗大運動の獲得が不十分なまま
成長していくことで正常とは違った運動習慣が身につき，偏りが生じてしまうことがある．運
動機能の発達が遅れている重症児は，自分の周囲においてあるもの（たとえば寝ている乳児の
身近にあるタオルや毛布）や遊び道具（ガラガラなど）などに触れることができずその感触や
臭いなどを認知する機会を得られずに，発達が遅れたり獲得できなかったりする場合がある．
また，移動運動ができなければ探索行動もできないため経験を積み重ねることができず，感覚
器官を活用した認知機能に遅れが生じてしまう．子どもが発達過程のどの地点にいるのかを評
価し，発達の順序性を踏まえてその子どもに合わせて支援することが必要である．

　ゆっくりではあるが，重症児も健常児と同様に，身体の成長発達とともに知的機能が発達し
ていくため，その時期ごとに適切な関わりを必要としている．身長や体重は適切に記録するこ
とが必要である．また，薬の量の変更や栄養剤の量や内容の変更などもいっしょに記録してい
くとよい．一度処方された抗けいれん薬などが，体重が増加しているにもかかわらず処方量が
変更されていなかったり，身長が伸びているにもかかわらず経管栄養チューブの留置の長さが
以前のままになっていることがある．成長に合わせてケア方法を変更していく必要がある．

　在宅療養を継続している重症児の状態は慢性期であることが多く，療養期間も長期にわた
る．子どもの成長発達の経過や家族の介護力，ライフステージに沿って支援内容が変化してい
くため，記録は欠かせない情報源となる．また，初めて子育てをする親の場合，子どものよう
すが正常な状態であるのかどうかが分からないことがある．さらに重症児の場合，正常に発達
していく子どものようすと比較できない状態であることが多く，家族が子どもの異常を発見し
にくい場合も少なくない．一方で，年長の重症児を介護している家族は，常に状態を観察して
いることから小さな変化にも気づきやすくなり判断も適切な場合が多い．こうした親の判断内
容を看護師が適切に把握していくためにも，重症児の記録は親と共に共有できるものが望まし
く，成長発達を評価していくツールとして欠かせないものである．

3．子どもにとっての教育とは

1）義務教育の変遷

「教育」という言葉から，まず初めに思い浮かべるのは，学校での教育であろう．黒板の前に机といすが並んだ教室で，教師の説明を受ける．教科書を広げ，ノートをとる．宿題があって，家庭で教科書を広げることもある．そうした光景を思い浮かべるのは，われわれは義務教育制度によって，みな等しく教育を受けたからにほかならない．

われわれは，等しく教育を受ける権利・受けさせる義務を法律によって定められている．日本国憲法第26条第2項に，「すべて国民は，法律の定めるところにより，その保護する子女に普通教育を受けさせる義務を負ふ．義務教育は，これを無償とする」と定められている．そして，教育基本法（2006年法律第120号）の第5条2項で「義務教育として行われる普通教育は，各個人の有する能力を伸ばしつつ社会において自立的に生きる基礎を培い，また，国家および社会の形成者として必要とされる基本的な資質を養うことを目的として行われるものとする」と規定されている[1]．文字の読み書きや足し算引き算の計算は，試験のために学習するのではなく，社会で生活するうえで欠かせない能力を身につけていくことなのである．1947年に教育基本法が制定された時代と現在では，社会環境は大きく変化している．科学技術は進歩し，より複雑で高度な情報が行き交うようになっている．核家族化が進み，子どもの育児に不安を抱える「親」も少なくなく，子どもの社会性を伸ばすための関わりが低下している現状もある．このようななかで，2008年に教育基本法は，「知・徳・体の調和がとれ，生涯にわたって自己実現を目指す自立した人間」「公共の精神を尊び，国家・社会の形成に主体的に参画する国民」「わが国の伝統と文化を基盤として国際社会を生きる日本人」の育成を目指すことを目的に改正された．教育基本法は，学校での教育だけでなく，家庭教育はすべての教育の出発点としており，保護者への支援を国や地方公共団体がなすべきことと規定している．家庭と学校は，子どもの成長発達には欠かせない場なのである．

2）特殊教育から特別支援教育へ

近年の障害児の教育は，1947年に公布された教育基本法・学校教育法のなかに，「特殊教育」として位置づけられ，盲学校・聾学校・養護学校（制度は創設された）への就学の義務化が含まれていた．しかし，重度の障害者に対しては就学免除・就学猶予の措置がとられ，ほとんどの場合，就学が許可されてこなかった．障害をもつ子どもの義務教育が実施へと進んだのは，1971年の参議院内閣委員会において，文部省設置法の一部改正法案に対する附帯決議の一項目として，養護学校義務制実施の促進が採択されてからである．そして，1973年に「学校教育法中養護学校における就学義務及び養護学校の設置義務に関する部分の施行期日を定める政令」が公布され，1979年度から養護学校教育が義務教育になることが確定した．この養護学校義務化によって，「施設にいるから通学できない」「重度で移動介助が困難なため自宅から通学できない」などの理由から学校に通学できなかった子どもに対し，教員が訪問して教育する「訪問

教育制度」ができ，全員就学へとつながっていった．その後，2003年にまとめられた文部科学省の「今後の特別支援教育の在り方について（最終報告）」において，「盲・聾・養護学校に在籍する児童生徒の障害の重度・重複化が進んでおり，概ね半数近くの児童生徒はその障害が重複していること，肢体不自由の養護学校等では日常的に医療的ケアを必要とする児童生徒が増加していること，知的障害養護学校に多く在籍している自閉症の児童生徒に対する適切な指導法の開発が課題となっていること等の情勢の変化があり，これらを踏まえて今後の適切な教育的対応を考えていくことが求められている」ことが報告された．また，「障害のある児童生徒にとって，自立や社会参加は重要な目的である．可能な限り自らの意思及び力で社会や地域のなかで生活していくために，教育，福祉，医療等さまざまな側面から適切な支援を行っていくことが求められている．障害のある児童生徒の教育については，自立や社会参加のための基本的な力を培うために障害の状態に応じて行う教科指導に加えて，自立活動の指導，すなわち，障害に起因して生じる種々の困難の改善・克服のための指導という重要な機能がある．この機能に関しては，近年の国際的な障害観の変化も踏まえれば身体機能や構造の欠陥を補うという視点でとらえることは適切ではなく，生活や学習上の困難や制約を改善・克服するために適切な教育及び指導を通じて，障害のある児童生徒の主体的な取組の支援を行うことを特別支援教育の視点として考えていく必要がある」とされ，障害をもつ子どもの教育は，特別支援教育へと変化していくことになった．

　特別支援教育は，「障害のある子どもたちが自立し，社会参加するために必要な力を培うため，子ども1人ひとりのニーズを把握し，その可能性を最大限に伸ばし，生活や学習上の困難を改善または克服するため適切な指導，及び必要な支援を行うものである」とされている．障害は一括りにできるものではなく，子どもの特性に合わせ支援するこの考え方は，学校教育法の一部改正によって2007年から実施された．

3）障害をもつ子どもへの教育と医療的ケア

　経管栄養法や気管切開カニューレからの吸引など，医療処置の必要な子どもは，全国の公立特別支援学校において，日常的に医療的ケアの必要な幼児児童生徒が7,531人であり，全在籍者に対する割合は6.0％である．各部別では，幼稚部2.9％，小学部10.7％，中学部6.4％，高等部3.1％となっている[2]．

　吸引は子どもの呼吸を助ける方法であり，経管栄養は栄養・水分補給には欠かせない日常生活の一部であり医療処置である．学習する場においても，こうした医療処置は必要不可欠であり，体調が安定しているからこそ，学習する状況が整うのである．しかし，教員は医療従事者ではない．医療行為は，「医師，歯科医師，看護師等の免許を有さない者による医業は，医師法第17条，歯科医師法第17条及び保健師助産師看護師法第31条その他の関係法規によって禁止」されている．この解釈をめぐり，1989年ごろから大都市圏を中心に，養護学校における医療的ケアの課題が表出してきた．この背景には，医学・医療技術の進歩，在宅医療の諸施策の推進等により，医療的ケアの必要な子どもの在宅化が進んだことなどがある．医療的ケアの必

要な子どもは年々増加傾向を示し，その対応が次第に全国的な課題となった．学校においては，医療的ケアが必要な子どもの生命の安全を確保し，適切な教育のあり方を検討する必要があった．医療的ケアの実施は，医師から指導を受けた家族であれば実施できたため，校内に家族が待機する必要があった．家族が待機できなければ，その子どもは学校を欠席せざるを得ない状況になった．このため，東京都や大阪府等のいくつかの自治体では，学校と医療機関との連携を図りながら，研修を受けた教員による対応や看護師の派遣などさまざまな形態での対応が試みられた．さまざまな対応を検討していく過程で，「介護サービスの基盤強化のための介護保険法等の一部を改正する法律による社会福祉士及び介護福祉士法の一部改正」に伴い，2012 年 4 月より一定の研修を受けた介護職員等は一定の条件の下に痰の吸引等の医療的ケアができるようになることを受け，これまで実質的違法性阻却の考え方に基づいて医療的ケアを実施してきた特別支援学校の教員についても，制度上実施することが可能となった．医療的ケアが必要な子どもたちにとって，安全で安楽な教育環境が制度として整ったことは，家族にとっても希望がかなった状況といえる．しかし，このような取り組みは，自治体の医療支援体制や人材確保状況などにも影響され，全国で必ずしも同じような教育環境が整っていない現状もある．

４）学校における教育の意義と看護の役割

さまざまな課題があるなかで，障害をもつ子どもが学校において教育を受けるということは，障害をもっていようともその子どもにとっての自立を促すことになるのではないだろうか．社会を形成する一員であるという子ども自身の自覚の育成は，多くの人との関わりや経験によって得られるものである．重度の障害をもった子どもは，生まれた直後から家族と離れ，医療環境のなか，子ども同士で触れ合う機会を得られないことが多い．関わりをもつのは，決まった医療者や家族のみで，活動の範囲も狭い状況下におかれている場合が少なくない．朝の光で目を覚まし，身支度をすれば，生活リズムもできてくる．ベッドに寝たまま，天井を見上げる日々では，身体機能は正常に機能しなくなってしまう可能性がある．車に揺られて登校し，友だちの笑い声や教員の話に耳を傾けることは，障害をもった子どもには刺激となりさまざまな潜在能力を引き出すきっかけになる．重度な知的障害がある子どもには，文字を書いたり，読んだりすることはむずかしいであろう．しかし，子どもへのさまざまな働きかけによって，快表情やあるいは不快のサインを他者に伝えることができれば，家族以外のたくさんの支援者とコミュニケーションがとれるようになる．そのような関わりをもつことができれば，家族と離れた場所での活動も不安なく経験できるようになる．教室で初めて聞く太鼓の音には驚くかもしれないが，躍動感が伝われば楽しい気持ちになるかもしれない．さまざまな音に慣れ親しめれば，どのような場所に行っても，緊張せずすごせるようになるかもしれない．また，家族から教えられる愛情とともに，周囲の支援者から向けられる優しい気持ちなどによって，感情も豊かになるであろう．障害をもった子どもは，成長発達がゆっくりではある．しかし，ゆっくりではあっても変化していく．重度であればあるほど，その変化はみえにくいかもしれないが，子どもがもつ能力を信じて，引き出す関わりが必要である．

就学は，子どもと家族にとってのライフイベントである．医療処置の必要な子どもの場合では，学齢前から時間をかけて準備をしていかなければならないことも多くある．まずは，子どもの体調が安定していることが重要である．子どもの体調を整えるためには，家族が子どもの体調不良に気づき，早期に対処できるようになる必要がある．そして，できる限り子どもが体調不良とならないように予防的にケアできるとよい．在宅ケアに関わる看護師は，子どもの状態を適切にアセスメントし，家族が主体的に子どもの体調管理をできるように促すケアが必要となる．そして，登校するためには，ケア時間などの生活リズムの調整が必要である．栄養剤の注入時間の配分などはあらかじめ施行しておかなければならない．主治医との情報交換や指示内容の調整も看護師の役割となるだろう．また，安全な移動手段を確保しなければならない．人工呼吸器の装着を必要とする場合は，それが搭載できる車いすを作成しておかなければならない．車いすの作成の申請から完成までは時間を要するため，計画的な準備が必要である．受診登校前の準備には，人手も要する．家族のみで役割分担ができるのか，支援体制の見直しも必要となる．看護師は，だれがどのような役割に担っているのか，情報を把握し，調整が必要な場合には，役所の福祉職などと連携する必要もある．きょうだいがいる場合には，登校時にだれが送迎をするのかなど，詳細な行動計画も必要となる．教育を受けることの意義を見いだせない場合，就学は家族にとってストレスともなりかねないほど，体制の整備は大切である．一方で，登校することに義務を感じ，家族の疲労を重ねることは好ましくない状況である．子どもと家族の体調や生活リズムにあった，登校の日数や時間を選択していくことが必要である．子どもの成長発達に合わせて，家族とともにケア内容を修正・変更していくことが在宅ケアに関わる看護師の重要な役割である．子どもが，安心して教育を受けられるように支援をしていくことは，子どもの成長発達を支えるケアである．

II. 親ときょうだいへの支援

1. 親ときょうだいを取り巻く現状

　わが国の核家族化は，増加し続けている．一般世帯数を家族類型別にみると，「単独世帯」（ひとり暮らし世帯）は 16,785,000 世帯（一般世帯の 32.4%），「夫婦と子どもから成る世帯」は 14,440,000 世帯（同 27.9%），「夫婦のみの世帯」は 10,244,000 世帯（同 19.8%），「ひとり親と子どもから成る世帯」は 4,523,000 世帯（同 8.7%）などとなっている．2005 年と比べると，「単独世帯」は 16.1% 増となっており，一般世帯に占める割合は 29.5% から 32.4% に上昇している．「ひとり親と子どもから成る世帯」は 11.1% 増となっており，一般世帯に占める割合は

8.3％から8.7％に上昇している．一方，「夫婦と子どもから成る世帯」は1.3％減となっており，一般世帯に占める割合は29.8％から27.9％に低下している[3)]．この結果,「単独世帯」が「夫婦と子どもから成る世帯」を上回り，もっとも多い家族類型となった核家族化が進み，子どもを育てる環境は両親のみとなっている状況がみられ，周囲からの支援も少ない[4)]．このため，子育てをしている母親の孤立感も強く，専業主婦の5割程度が「よくある」「ときどきある」と答えている．孤立感や子育てに対する不安をもち，子どもとの関わり方へのむずかしさから，虐待や育児放棄に結びついてしまう場合も少なくない．

　そのようななかにあって，重症な障害をもつ子どもの育児や年長となった子どもの介護を担う家族の負担は大きい．重症児を訪問する訪問看護ステーションやヘルパー事業所は少なく，家族の介護負担の解消にはつながりにくい現状がある．NICU（neonatal intensive care unit；新生児集中治療室）から退院する子どもをもつ家族は，年齢も若く経済的に安定していない場合もある．子どもの育児そのものが初めてであるにもかかわらず，支援を受けられる社会資源につながらない場合もあり，家族のみで試行錯誤していることもある．ファミリーサポート（ファミリー・サポート・センター事業は，乳幼児や小学生等の児童を有する子育て中の労働者や主婦等を会員として，児童の預かり等の援助を受けることを希望する者と当該援助を行うことを希望する者との相互援助活動に関する連絡，調整を行うものである；厚生労働省）や保育園できょうだいを預かってもらったりすることが社会資源としては存在する．うまく活用することで，育児の負担を軽減することはできるが，きょうだいが抱く「寂しさ」や「せつなさ」を解消することができるわけではない．重症児は日常生活動作のすべてにおいて支援を必要とし，医療依存度も高く注意深い観察を必要とする．家族は，重症児の介護に追われている状況にある．きょうだいは，その両親の姿を常にみている．自分への関心の程度や世話の内容に対してさまざまな思いを抱えているかもしれない．また，家族はきょうだいの思いに対応するために，重症児を預けようとしても，短期入所する施設は病床が少なく，利用したいときに利用できない現状がある．家族が健康を害して，育児する担い手がいなくても，重症児をすぐに預かってもらえる病床がないという現実である．このように，障害があろうとなかろうと親ときょうだいには，むずかしい課題が多い社会となっている．

2．親の障害の受容過程と治療の選択

　親は，子どもの疾病や障害の診断を受けそれらを受容していく過程において，医療者から多くの支援を必要としている．

　子どもの障害受容の過程は混乱から回復までの段階的な過程として説明されることが多い．Drotar D. ら[5)]の段階説では，先天性奇形をもつ子どもの誕生に対してその親の反応を，ショック，否認，悲しみと怒り，適応，再起の5段階に分類している．ここでは，多くの親は悲しみを乗り越え，新しい価値観を獲得し，子どもの障害を受容していく過程を論じている（図4-2-1)[6)]．

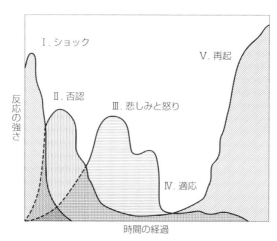

〔中田洋二郎：親の障害の認識と受容に関する考察；障害の段階と慢性的悲哀. 早稲田心理学年報, 27：83-92, 1995〕

図 4-2-1　先天奇形をもつ子どもの誕生に対する正常な親の反応の継起を示す仮説的な図

　一方，段階説とは異なった内容で論じているのは Olshansky S. で，親は子どもの障害を受容したようであっても，成長発達に伴う節目，節目に繰り返し悲しみがやってくるという慢性的悲哀を感じるというものである[6]．正常発達している子どもの小学校入学や運動会，修学旅行などのイベントの時期になると，重症児であるわが子の状況と比較し，悲しみや不安などを再燃させてしまう．しかし，親は慢性的悲哀を繰り返しながらも，成長発達していく子どものありのままの姿を受け入れられるようになっていくと考えられている．

　重症児をもつ親は，子どものありのままの姿を受け入れるようになっていっても，子どもの健康状態が変化するたびに，「なぜ，うちの子どもばかりに悪いことが起きるのだろう」「私のなにが悪くて，苦労が絶えないのだろうか」と，思いが揺れることがある．また，新たな治療を選択しなければならない場合（気管切開術を受ける，胃ろうを造設する，人工呼吸器を装着するなど）は，迷いが生じ混乱することもある．たとえば，筋疾患などで病状が進行した際には，以前には「呼吸器の装着はせずに，子どものもつ力で生き抜く」ことを決めていても，病状が悪化すると，「やはり呼吸器を装着したほうがよいのではないか」と思い悩むことがある．一度決めて医療者に伝えた治療方針であっても，悩んだり，再度検討し直すことはいつでもできることを説明し，子どもと親にとっての最善の選択ができるように支援していかなければならない．ときには，看護師も親の思いに寄り添い巻き込まれることはあったとしても，医療者として親の選択を尊重していくことが重要である．

3．乳幼児期にある子どもと親ときょうだいへの支援

　重症児の多くの親は，子どもと出生直後から触れ合う機会をもてなくなってしまう状況におかれる．なぜなら，子どもは，生命の危険にさらされている場合が多く，保育器内で治療を受

けていることがほとんどであるためである．重症児は，NICUなどで治療を受け，身体状況が安定するまで，長期に入院している場合がある．カンガルーケアなどにより，早期から親と子どもの関わりをもてるケアは実施されているものの，こうした子どもは，家族に抱かれたりあやして遊んでもらったりする経験が少なく，親にとっても自らの手で育児を開始することができない状況にある．しかし，医療技術が進歩し，家庭でも施設と同じような医療処置をしながら生活できるようになった現在では，低年齢の子どもが医療処置を必要とした状態で退院するようになった．医療機関から離れて提供される処置は，医療的ケアとして子どもにとっては生活上欠かせないものとなる．医療的ケアを必要とする重症児が，父親と母親にとって，第一子であれば，育児そのものが初めての経験になる．子どもとの生活そのものに，期待と不安を抱えるうえ，医療的ケアを必要としている場合であれば，さらに不安は大きい．カテーテルなどの衛生物品や医療機器の扱い方も，病院で教えてもらってはいるものの，家族だけで実施したことがないまま退院していかなければならないからである．第一子以降であっても，医療的ケアを必要とし，育児に手厚いケアを必要とする子どもの世話ときょうだいへの世話を「両立ができるのだろうか」というような不安を抱えていることもある．家庭状況を適切に把握し，支援体制を調整していくことが重要となる．そのためにも，家族の1日のすごし方やケアの役割分担などは，一覧に書き出し，だれがどの時間になにをするのかを明確にしなければならない．退院する前に，必ず課題と対応策を明確にしておくことが大切である．在宅に移行してからは，親は役所に行ったりする時間をもつことができない場合が多い．より具体的に行動と時間を書き出し，必要とする社会資源の申請などは，退院前に済ませておかなければならない．また，少しずつ必要物品をそろえていく必要がある．自宅では，病院と同じ環境で処置をすることはできない．住居環境などに合わせて，子どものすごす場所の設定や家族の導線を検討する．

　子どもが，病院から自宅へ帰り，家族の一員となって，地域での生活を経験するようになると，さまざまな出来事に遭遇する．われわれにとっては，当たり前の毎日の生活である外出や散歩であっても，子どもの適応力は低く，過敏に反応することを考慮しなければならない．医療施設から，自宅に戻ることは，劇的な環境の変化であることを念頭におく必要がある．子どもの状態は，急激に変化しやすく，観察を注意深く行う．子どもが，少しずつ家庭での生活環境に慣れていくまでは，家族の不安も大きく，常に相談する窓口を必要としている．「どのような症状になったら受診すればよいのか」なども分からないことがある．症状と対処法をフローシートで示したり，連絡先の一覧などを電話のそばに設置するなどして，予期されるエピソードをあらかじめ想定した対応を準備しておくことも重要である．親の心境は，医療施設のなかで子どもの処置されている状況をみてきてはいるものの，実際に自宅でひとりで実施する際とではまったく違うものであることを，在宅でケアする看護師は受け止めなければならない．

　親は，子どもに必要な医療的ケアを，病院で教えてもらったそのままを忠実に実施する場合がある．子どものケアを，親の生活時間とは別に考えて組み立てていると，ケアを担っている親にとっては，「大きな負担」となってしまう恐れがある．家族の生活時間に合わせて調整していくことが必要であるが，親自身が主体的にその判断をすることはむずかしい．退院した直後

では，親はケア時間や方法の調整をする余裕もない状況におかれている．在宅ケアをする看護師は，親の実践している方法を認めたうえで，ケア方法の変更などの助言をしていくとよい．

また，親は「障害のある子どもは周囲の他者にどのように思われるのだろうか」「経管栄養チューブが入っていることを聞かれたらどのように答えればよいのだろう」など，子どもと地域社会との関係や，他者との距離感をうまくとらえることができないでいることがある．何気ない周囲からの言葉に過敏に反応したり，悲しく辛い日々が続くこともある．重症児を家族の一員ととらえ，「障害を含めたいまある姿が自分の子ども」「経管栄養チューブは，子どもの生活を支えるための体の一部」などと思えるようになるまでには，時間もかかる．在宅ケアに携わる看護師は，家族の思いを受け止め，家族が肯定的に受け止められるようになるまで寄り添うことが必要となる．気持ちの変化やそれまでにかかる時間は，親によってそれぞれ違う．家族構成や子どもの歳が近いほかの家族を紹介し，仲間づくりや相談者を紹介するなどの調整が必要な場合もある．しかし，必ずしもそうしたことに積極的でない親もいるため，見守りながら進めていくとよい．

子どもとの初めての外出が，退院した病院に受診する場合であることも珍しくない．移動手段や経路などもあらかじめ親と検討しておく必要もある．移動中の車で吸引が必要な状況であればどこに車を停めるのかなど，母親ひとりでも外出できるような準備をしておかなければ，緊急時の対応もむずかしくなる．何らかのエピソードが発生した場合には，親が対処したことを振り返り，親ができたことを褒める言葉かけをする．少しずつ親が子どもの育児に自信がもてるようにしていくとよい．

子どもの病状と成長発達の過程に合わせて，自宅だけの関わりでなく，地域参加できるように支援することも必要となる．地域の通所施設や療育センターではどのような関わりをしてもらえるのかなど，親に情報提供する．そして，それに必要な支援体制を整備していくことが必要となる．人工呼吸器を装着している場合など，ベッドからバギーへの移動，そして車への移動，移動中の吸引や観察など，さまざまな場面で人手が必要となる．そうした人手がないことで，集団活動への参加の機会を失くしてしまうことは，親にとっても子どもにとっても「友だちができる」機会を失うことになる．医療的ケアを必要とする子どもは，大人の支援者に接する機会は多いが，子ども同士が触れ合う場への参加は少ない状況におかれている．また，親にとっても「親同士の情報交換」や「悩みや思いの共有ができる」などの効果が期待できる機会となる．インターネットが普及している社会ではあっても，だれもが情報を得られる状況にないことや他者とのつながりがないまま家族だけですごしている状況にある親もいることを理解しなければならない．

重症児が幼少であれば，きょうだいもまた育児に手がかかる時期にあるかもしれない．また，次の子どもの出産を控えている可能性もある．母親だけでなく，父親の育児参加と医療的ケアの実施なども必要となる．きょうだいは，保育園に預けられていたり，父親は仕事をしていて，在宅ケアに関わる看護師と直接会えない場合も多い．母親からの情報の把握とともに，可能であれば父親やきょうだいとの面会できる時間の調整なども行っておくとよい．

4．学齢期にある子どもの親ときょうだいへの支援

　就学は，子どもにとっても欠かせない「学習をする」機会である．これは，先の項目でも述べた．子ども同士で触れ合い，専門家からの発達を促してもらえるよい機会となる．

　ただし，登校するということは，決まった時間に外出できるように，子どもも親も準備をしなければならない．現状では，学校で親が付き添わなければならない場合も多く，家庭を留守にする準備もしなければならない．「子どもが楽しそうな表情をみせることがいちばんの楽しみ」と話す家族もいれば，「付き添いが大変で辛い」という家族の思いもあり，それらを受け止めることが必要である．負担感の軽減のための援助としてヘルパーの導入やボランティアの活用，訪問看護ステーションからの訪問時間の調整など家族の生活リズムの変化に合わせた援助を考えていくとよい．親が家庭を留守にしなければならない場合，きょうだいを保育園などに預ける必要がある．集団保育などの状況下では，きょうだいが感染症に罹患する場合も多い．きょうだいの突然の体調不良で保育園に登園できなくなれば，重症児が登校できないなど，家族事由によって状況はさまざまに変化する．

　親の年齢が若いうちは，社会資源の活用などせず「家族のみでの育児」を考えがちである．しかし，その場合，親が健康を害し，親の役割や機能が果たせなくなった際に，重症児ときょうだいにとって良好な環境を維持できない状況に陥りやすい．できる限り，親が若くて元気なうちから，重症児に関わる人材を確保しておくことが必要である．重症児のケアに関われる人材は，現在も多くは存在しない．「小さいころから知っている人」であれば，支援する側も重症児もきょうだいも慣れ親しみがあり，親の不安も軽減できる．突発的な出来事の際にも支援を受けられる体制を整備しておくことが重要である．

　学齢期は，子どもの成長発達が顕著である．子どもの体重の増加などに伴い，移動介助時に親の身体に負担をかけることもある．知らず知らずのうちに，腰痛などの症状を抱えてしまう親もいる．短期入所の利用は何か月も前に予約しなければならず，親の体調不良時や急に必要なときに利用できるとは限らない状況がある．親の疲労は子どものケアに直接影響を及ぼすため，常に配慮が必要である．

　自宅での介護の工夫も必要となる．身長が伸びると，車いすを大きくする必要もあり，マンションなどのエレベータを使用した移動などは，車いすが乗せられる大きさであるのかを確認して，作り変えなければならない．在宅ケアに関わる看護師は親が子どもの成長発達状況を適切に把握しているのかを確認していくことが必要となる．

　また，きょうだいが成長することによって，就学などきょうだい自身の生活環境の変化も生じる．きょうだいは，重症児を介護している親の姿をみているため，親が学校行事への参加ができないことなどに対して，寂しいと思う一方で我慢もしている．親自身が重症児への介護に注意が向きすぎている場合，きょうだいのそうした気持ちに寄り添えない場合もある．在宅ケアに関わる看護師は，そうした状況もアセスメントし，きょうだいにとっても良好な環境を提供できるように親に関わらなければならない．

きょうだいの出生・就園・就学など生活に変化が生じる際に，新たな取り組みや調整が必要となることが多い．こうした，子どものライフイベントに着目して支援の内容を検討していくことが大切である．

5．青年・成人期にある子どもと親の課題と支援

　重症児は，青年期から成人期にかけて，身体機能の低下や障害の重度化がみられることも多くなる．吸引と姿勢の保持で呼吸状態が安定していた子どもに酸素吸入が必要となったり，気管切開術だけで経過できていた子どもが，人工呼吸器の装着が必要になったり，経鼻経管栄養から胃ろうによる経管栄養への変更など医療依存度が高まることもある．しかし，子どもが成長していくということは，親も年齢を重ねているということである．ヒトの記憶機能は年齢とともに低下していき，長年，育児・介護を実践してきた親であっても，新たな医療的ケアを覚えることは容易なことではない．特に，人工呼吸器の装着などは，在宅ケアが維持できなくなる場合も想定しなければならない．また，親自身の健康問題を抱えている場合は，在宅で介護を継続していくことがむずかしい場合もある．ただ，重症児施設の入所待機をしている重症児は多く，何年も入所を待たなければならない場合もある．高齢の親の場合は，両親のどちらかが他界してしまい支援してくれる親族も周辺には存在しない場合もある．訪問看護やヘルパーをまったく利用したことがない親は，他者を家庭に招き入れることに抵抗を感じることもある．社会福祉担当や保健師などとともに，ケアの具体的な内容を提示し，在宅ケアを支援できるように体制を構築していくことが必要となる．そして，進行性疾患のみでなく，子どもの看取りについても考える必要がある．親は，子どもはいつまでも生き続ける存在であると思いたいが，重症児の場合，看取りが必要となるような命に関わる合併症を併発することもある．近年では，一般成人と同様に，重症児の成人期での悪性腫瘍の発生が増加している．原疾患の状況にもよるが，治療に耐えるだけの体力がないこともある．そうした場合，どのような看取りを希望するのか，親は選択しなければならない．親だけでなく，きょうだいの思いにも配慮が必要である．重症児をケアしていたのは，親だけではない．きょうだいがどのように重症児の状況をとらえているのかを確認する．急変時にはどこの病院で診てもらうのかなど，あらかじめ支援体制を整えておくことも必要である．また，親亡きあとの後見制度などの活用についても検討していかなければならない．

　特別支援教育を終了すると地域の作業所や通所施設などに通うようになる．医療的ケアを必要としている重症児の場合，受け入れ先が限られており，毎日通うことができない場合もある．通所職員や成人の障害福祉担当者など子どもを支援する関係者も新たに加わることになる．子どもの身体状況の把握や介護の方法などの情報共有が円滑に進むように，連携していかなければならない．作業所などでは，日常生活のリズムを整え，障害の状況に合わせた活動が行われている．地域の人々との交流や外出の機会などの経験を積み重ねることができる．子どもは家族ではない同年代の支援者との関わりを好んだり，楽しんだりするような自立の意思も芽生え

る．親は，「親離れ」を寂しいと感じることもあるが，一方で「大人になった」と喜ぶ思いもある．看護師は，子どもの自立を支えるための実際の支援と，親の思いを受け止めて支援する．

【第4章 I～II．文献】
1) 文部科学省：教育基本法（http://www.mext.go.jp/b_menu/kihon/about/index.htm, 2014.1.20）.
2) 文部科学省：平成24年度特別支援学校等の医療的ケアに関する調査結果について（http://www.mext.go.jp/a_menu/shotou/tokubetu/material/1334913.htm, 2014.1.20）.
3) 総務省統計局：平成23年国税調査結果（http://www.stat.go.jp/data/headline/back.htm, 2014.1.20）.
4) こども未来財団：平成18年度児童関連サービス調査研究等事業報告書；子育てに関する意識調査（2007）.
5) Drotar D, Baskiewicz A, Irvin N, et al.：The adaptation of parents to the birth of infant with a congenital malformation；a hypothetical model. *Pediatrics*, **56**：710-717（1975）.
6) 中田洋二郎：親の障害の認識と受容に関する考察；障害の段階と慢性的悲哀．早稲田心理学年報，27：83-92（1995）.

（倉田慶子）

III. 仲間づくりの支援

1. 友だち・仲間・顔見知り

1)「友だち」「仲間」「顔見知り」

人間にとっての人間関係の大切さの反映だろうか，われわれは人間関係を表す言葉を数多くもっている．

「友だち」「仲間」「顔見知り」という言葉はある近しさの人間関係を示している．試みにこれらを辞書で引くと，表4-3-1のようになっている．

これらによると，「顔見知り」とは「互いに顔を知り合う程度の場所と時間を共有するが，活動は共有しない存在」であり，「仲間」とは「場所と時間だけでなく，活動も共有する存在」

表4-3-1 「顔見知り」「仲間」「友だち」

顔見知り	お互いに顔を知っている間柄．また，その相手
仲間	ある物事をいっしょになってする者
友だち	いっしょに勉強したり仕事をしたり遊んだりして，親しく交わる人

〔大辞林 第3版より〕

で，「友だち」は「場所・時間・活動を共有するだけでなく，親しみという感情も共有する存在」と考えられる．「顔見知り→仲間→友だち」の順に関係が近くなる印象があるが，そのような印象は共有する範囲の拡大に対応しているのかもしれない．

第三者による人間関係の形成支援を考えるとき，「顔見知り」や「仲間」をつくることの支援は比較的容易だが，「友だち」をつくることの支援はむずかしい．なぜなら，「顔見知り」や「仲間」の関係に必要な「場所や時間や活動」は第三者が提供できるが，「友だち」の関係に必要な「親しみという感情」は第三者が提供できるものではないからである．

しかし，「友だち」の多くが「顔見知り」や「仲間」のなかから発展してくるものであることを踏まえると，第三者による「顔見知り」や「仲間」をつくる支援の意義の一端がそこにあると考えられる．第三者による支援は，「顔見知り」や「仲間」をつくることの支援をとおして，その後の人間関係の発展の基盤や源泉を培うことができるのである．

本稿では特に「仲間づくり」に焦点を当てて説明する．

2）大人にとっての仲間，子どもにとっての仲間

まず，大人にとっての仲間の意義を考えてみよう．

「ある物事をいっしょになってする者」である「仲間」は，「職場仲間」「趣味仲間」「ボランティア仲間」などの言葉があるように，「共通の課題をもつ者や集団」という一面をもつ．このため，仲間関係をとおしてなにかの課題を達成することは大人にとっての仲間の意義のひとつである．

合わせて，共通の課題に取り組むなかで，その課題達成に必要な知識や技術や経験を伝達し共有することも仲間関係の意義のひとつとなる．また，課題達成の経過に伴うさまざまなストレスに対処する心理的支援を提供することも仲間関係の一面である．

次に，子どもにとっての仲間の意義を考えてみると，その多くは大人にとっての意義と重なっている．

「クラス仲間」「遊び仲間」「部活仲間」などの言葉があるように，子どもにとっても仲間は「共通の課題をもつ者や集団」という面をもつ．このため，「それぞれの集団に応じた課題達成それ自体」「課題達成に関連する知識・技術・経験の共有」「心理的支援の提供」は大人と同様に子どもにとっても仲間の意義である．

ただ，子どもはみな「発達」という課題に取り組む存在である．このため，仲間集団をとおしてその集団の課題達成のみでなく，個々の子どもの発達も促進されるという点を忘れてはいけない．

仲間関係は子どもの発達それ自体に資する．その点が大人と比べたときの，子どもにとっての仲間の特徴と考えられる．

表 4-3-2 集団遊びの発達過程

遊びの種類	状況
①ひとり遊び	ひとりで遊び，他の子どもには関心を示さない
	【例】同じ公園で遊んでいる他の子どもに関心を示さず，走り回って喜んでいる
②傍観遊び	他の子どもの遊びに関心を示し眺めることを楽しむが加わらない
	【例】砂場で遊んでいる子どもたちを近くで眺めて笑ったりもしているが加わらない
③平行遊び	他の子どもと同じ場所を共有して，同じ種類の遊びをするが，互いに関わらない
	【例】砂場で他の子どもたちに紛れて遊ぶが，自分ひとりで砂山をつくっている
④連合遊び	他の子どもと同じ遊びを共有し，同じ目的に向かって遊ぶが，役割分担は明確でない
	【例】砂場でほかの子といっしょに，砂のトンネルや水路をつくっている
⑤協同遊び	役割分担のある遊びを他の子どもと協力して遊ぶ
	【例】公園でサッカーや野球の試合をしている

〔無藤　隆，子安増生編：発達心理学Ⅰ．東京大学出版会，2011，および，高橋惠子，湯川良三，安藤寿康，ほか編：発達科学入門［2］胎児期〜児童期．東京大学出版会，2012 より Parten, 1932 の記述を参考に筆者が作成〕

2．子どもにとっての仲間づくり

1）子ども同士の関係の発達[1,2]

　ここでは，子どもにとっての仲間づくりを考える基盤として，子ども同士の人間関係の発達に関する基礎的知識をいくつか確認する.

　（1）集団遊びの発達

　子どもの社会的な活動の多くは「遊び」に占められている．仲間関係も遊びのなかから生まれることが多い．そのため，子どもの遊びの発達，特に集団遊びの発達過程を知ることは，子どもの仲間づくりを考える際の基礎的知識になる.

　集団遊びの発達は，表 4-3-2 の①→⑤の経過をたどるといわれる.

《子どもの仲間づくりとの関連ポイント》

　前述したように，仲間とは場所・時間・活動を共有しいっしょになにかをする者である．一方，集団遊びの発達段階でみると，子どもが他の子どもといっしょにひとつのことをできるのは連合遊び以降の段階になってからといえる.

　つまり，子どもの仲間づくりを進める際，連合遊び以降の段階の子どもにとっては，文字通りの「仲間」の形成を期待できるが，平行遊びまでの幼い子どもに期待できるのは「顔見知りに近い意味合いの仲間」であることを意味している.

　しかし，幼い子どもにとっての「顔見知りに近い意味合いの仲間」という関係は，その後の仲間関係や友だち関係などの発達の源泉となるものであり，平行遊びまでの幼い子どもの仲間づくりを進めることも意義のあることといえるであろう.

　（2）他の子どもとの関係性の発達

　子どもが他の子どもと関係をもつ際，相手となる子どもの年齢の違いによる関係の取りやすさの段階があるといわれている（図 4-3-1）.

　一般に子どもは，まず，年上の子どもとうまく関われるようになる．これは，本人自身はま

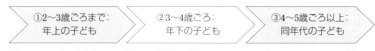

図 4-3-1　相手となる子どもの年齢の違いによる，子どもにとっての関係のとりやすさの発達段階

だもうまく意思を表現したり自分の要求を他者の要求に折り合わせたりすることがむずかしい段階であっても，関係を取る相手が年上である場合，うまく意思をくみ取ったり要求に折り合いをつけてくれたりするからと考えられる．

次の段階では，年下の子どもとうまく関われるようになる．これは，相手が自分より年下である場合，うまく操作したり誤魔化したりすることで自分の要求を通しやすいということが影響しているようである．

そして最終的に，同年代の子どもとうまく関われるようになる．同年代の子どもとの関係には，同等の能力をもつ者同士の間で，相手に伝わるように意思や要求を表現し，互いの要求に折り合いをつけるための交渉をすることが必要であり，比較的高い力が要求されるからである．

《子どもの仲間づくりとの関連ポイント》

4〜5歳以上の子どもであれば，大人からの支援の少ない状況の下でも，同年代の子ども同士で対等な仲間づくりを期待できる．しかし，3〜4歳以下の子どもの場合，同年代の仲間づくりを進めようとすると，環境設定や大人の支援が不可欠になるといえるであろう．

(3) 友だち関係の発達

子どもにとっての仲間づくりに関連することとして，友だち関係の発達についても知る必要がある．

まず，子ども同士が友だちになる要因が発達に伴って物理的要因から心理的要因に変化するといわれている．

たとえば，3〜4歳から小学1年ごろの子どもの場合，「クラスがいっしょだから」「席が近いから」「家が近所だから」などの物理的な要因を友だちになった理由として挙げることが多い．一方，小学校中学年以上の子どもの場合，「気が合う」「趣味が合う」「好みが合う」などの心理的要因を友だちになった理由として挙げるようになる．

また従来，小学校中学年ごろの子どもを中心に「ギャング集団」を形成することが知られてきた．ここでいう「ギャング集団」とは「同年齢・同性の子どもたちによる排他的な小集団」のことであり，その活動をとおして，子どもなりの社会的欲求が充足され社会的発達の基盤が提供されると考えられている．

小学校高学年から中学生以降の思春期は，「第二の誕生」や「心理的離乳」などの言葉が示すように，保護者からの心理的自立が子どもにとって重要な課題となる．この段階では，子どもにとって親子関係よりも友だち関係の比重が大きくなり，友だち関係が発達に与える影響はそれまで以上に高まる．

《子どもの仲間づくりに関連するポイント》

　子どもたちが時間と場所と活動を共有する機会をつくる仲間づくりの試みは，友だちづくりの観点からも有効といえる．小学校低学年以下の子どもにとっては，場所や時間を定期的に共有しているという物理的関係の近さがそのまま友だち関係につながっていくであろう．また，小学校中学年以上の子どもにとっては，活動を共有することで気持ちや考え方の合う相手を見つけるきっかけになると思われる．

　ところで，最近は少子化などの影響により，子どもたちは以前のようなギャング集団を形成しなくなった．また，思春期の自立の経過やあり様も以前とは異なってきている．しかし，子どもが子ども同士の関係のなかで社会的欲求の充足や社会的発達の機会をもつことの重要性に変わりはないと考えられる．子どもにとっての仲間づくりは，このような社会的欲求や社会的発達に関わる点にその意義の一端がある．

2）障害が仲間づくりに及ぼす影響

　障害のある子どもにとっても仲間をもつことの意義は，障害のない子どもと何ら変わるところはない．しかし，障害のある子どもはさまざまな面で仲間づくりに支障をきたすことが予測される．

（1）身体障害による影響

　身体障害のある場合，同年齢の他の子どもに比べて遊べる遊びの種類は制限される．たとえば，他の子どもと同じように走り回れなかったり玩具や遊具を扱えなかったりすることは，他の子どもと遊びを共有する機会の制限につながり，他の子どもと仲間関係になることに支障をきたす．

　このような遊びや仲間づくりの機会の制限は，そのままでは当然，社会経験の乏しさや社会的発達の機会の制限につながる．つまり，身体障害があることによって，子どもは同年齢の子ども集団での経験を得にくくなり，思春期における保護者からの心理的自立に必要な友だち関係を形成できなくなる可能性がある．

　特に精神発達に遅れのない身体障害児の場合，障害のない子どもたちと同様に年齢相応の社会的欲求をもち，保護者からの心理的自立を望むようになることを忘れてはいけない．その一方で，社会的欲求の充足や心理的自立の機会が制限されることは，子どもにとって大きなストレス状況となるであろう．

（2）精神発達遅滞，発達障害による影響

　精神発達遅滞のある子どもでは精神発達の遅れによって，発達障害のある子どもではその障害特性によって，同年齢の他の子どもに比べて遊べる遊びの種類を制限される場合がありうる．たとえばどちらの障害でも，他の子どもが楽しむごっこ遊びやルールのある遊びに参加できないことがある．

　発達障害のなかでも自閉症スペクトラム障害（autistic spectrum disorder；ASD）や注意欠陥多動性障害（attention deficit hyperactivity disorder；ADHD）では，その行動特徴を理解しても

らえないことから，遊びの機会それ自体が制限される場合もある．たとえば，子どもの衝動的な行動を心配する保護者が，子どもを公園などに連れて行くこと自体を控える場合などがこれにあたる．

また，前述した集団遊びの発達段階は，子どもの精神発達や社会的発達に深く関わっている．このため，精神発達や社会的発達に遅れのある精神発達遅滞児や発達障害児では，同年齢の他児に比べて幼い段階の集団にしかうまく適応できない場合がある．

これら遊びや集団適応の制限は仲間づくりの制限につながり，精神発達遅滞や発達障害のある子どもが仲間集団のなかで社会的経験を積む機会は乏しくなると考えられる．

自閉症スペクトラム障害の場合，社会的欲求のあり様や表現が他の子どもとは質的に異なる場合がある．たとえば，同年齢の他児のようには集団活動を好まず友だちを求めないことはありうる．また，仲間や友だちを求めるようになってもその表現が独特で相手に伝わりにくいこともあるだろう．このような場合，その子どもの状態に合わせた仲間づくりの支援が必要になると考えられる．

3）子どもの仲間づくりにおける在宅ケアの役割と提供できる支援

（1）在宅ケアの役割

在宅ケアに関わる専門職が子どもの仲間づくりを直接支援する機会は多くないかもしれない．

しかし，障害のある子どもを対象とする在宅ケアのなかで，子どもの仲間づくりを支援する必要性を感じる場面はあるだろう．その場合，仲間づくりの意義を本人や保護者や家族に伝え，仲間づくりに関するアイディアや地域内の資源を紹介するといった，間接的な支援が重要となる．

また，在宅ケアを利用する対象者の家庭で，その子どもが親側の何らかの理由（精神障害や生活困窮など）によって，幼稚園や保育所に通っておらず，その他の社会経験の機会も極端に乏しくなっている場合がある．そのようなケースでは，子どもの仲間づくりという観点からの支援が在宅ケアの役割になることもあるだろう．

（2）提供できる支援

子どもの仲間づくりを支援するには「場所・時間・活動を共有する機会の提供」が主要な手段となる．さらに細かくみると，そのなかには，「地域の仲間づくりの機会そのものの紹介」と「仲間づくりの機会を利用するための支援の紹介」の2つがある．在宅ケアに関わる専門職は情報提供という形でこれらの支援を行うことができる．

子どもの障害の種類や状態によっては，仲間づくりの機会を利用するために個別な支援が必要な場合もある．このような個別支援をいつも保護者などの家族が提供しなくてはならないとすると，家族の負担は過重になるし，仲間関係をとおした子どもの社会的発達や心理的自立の促進という面からも推奨できるものではない．このため，「仲間づくりの機会を利用するための支援」を家族以外の地域資源から調達することはたいへん重要である．

在宅ケアに関わる専門職は地域内のそのような支援資源を紹介できるよう準備しておく必要

がある．たとえば車いすを利用している子どもの場合，当然だが，車いすを押すなどの身体的支援が必要になる．また発達障害児の場合，一斉指示の内容を個別に伝えたり他の子どもとの関係を取り持ったりするような，情報伝達や関係形成に関わる個別支援が必要となる．

これらの個別支援を提供する社会的な機能としては，移動介護などの外出支援サービス，外出支援ボランティアなどを提供する社会福祉法人，NPO，ボランティア団体などがある．これらの支援に関する情報は市町村の障害児福祉担当窓口や社会福祉協議会で手に入れることができる．

3．子どもを取り巻くその他の仲間づくり

保護者の仲間づくりも子どもの支援のためには重要である．

保護者仲間をとおして，保護者は子育てに関する情報や経験を共有し心理的サポートを得ることができる．そのような保護者への支援には子どもの養育環境を安定させる効果がある．子どもの養育環境はひとつのシステムとしてとらえることができるが，保護者の仲間づくりという支援はその養育システム全体への支援につながる．

在宅ケアに関わる専門職はそのような視点からも子どもの養育支援を構想することが必要である．

IV．発達障害のある子どもの社会参加

1．子どもにとっての社会参加とは

1）子どもにとっての「参加する権利」[3,4]

1989 年に国連で採択された「子どもの権利条約（日本政府訳では「児童の権利に関する条約」）」では，図 4-4-1 に示す 4 つの権利を子どもの権利として規定されている．このうち，「生存」「保護」「発達」の権利は，1924 年の「子どもの権利に関するジュネーブ宣言」や 1959 年の「子どもの権利宣言」にも規定された，いわば伝統的な権利である．一方，「参加」については，「子どもの権利条約」から新たに加えられた比較的新しい権利である．

具体的には，表 4-4-1 に挙げる 4 つの条項が子どもの「参加する権利」に関わるものといわれている．これらの条項をみると，「参加する権利」は，単に社会のなかで行われている活動に子どもを参加させることにとどまらない，ということが分かる．子どもたちがその能力や発達年齢に応じて，自分たちの参加する活動について意見を述べ，さらには自分たちで活動を企

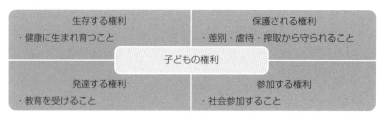

図 4-4-1　子どもの権利

表 4-4-1　子どもの権利条約における「参加する権利」に関する条項

参加する権利
第12条：意見を表明する権利（自分に関係する事柄に自由に意見をいうことができるということ）
第13条：表現・情報の自由（さまざまな情報や考えを表現する権利，および知る権利）
第15条：結社・集会の自由（他の人たちと自由に会をつくったり参加したりする権利）
第31条：休息，余暇，遊び，文化的・芸術的生活への参加

表 4-4-2　子どもの社会参加の場

家庭	家庭生活 親戚付合い	
地域社会	教育	就学前教育 学校教育
	公教育以外の場	学童保育 子ども会 部活動・クラブ活動 学習塾 習い事 地域のイベント・ボランティア活動
遊び		
友だち関係		

画・運営することも含めて，「参加する権利」を理解する必要がある．

2）子どもの社会参加

　子どもの社会参加の場として考えられるものを表 4-4-2 に挙げる．
　このうちの主要な場として，まず，「家庭」と「地域社会」がある．
　「家庭」はしばしば社会とは別物と考えられており，「社会参加」の対象とみなされないことが多い．しかし，個人が集団となって営む「家庭生活」は「社会」の最小単位であり，家庭での活動や決定に子どもが参加することも子どもにとっての重要な社会参加として理解すべきである．家庭への参加をとおして，子どもはより広い社会への参加を学び準備を進めると考えることもできる．また，「家庭」に関連するものとして，「親戚付合い」も子どもにとっての社会参加の場となる．たとえば親戚の冠婚葬祭に出席することなどは文化的・伝統的活動への参加

として重要である.

「地域社会」における子どもの社会参加の場として,もっとも主要なものは「教育」である.これには,小学校入学以降の「学校教育」だけでなく,幼稚園や保育園などの「就学前教育」への参加も含まれる.これらの教育の場を除く,地域における子どもの社会参加の場としては次のような例が挙げられる.放課後や夏休みなどの長期休暇中に子どもがすごす場所としての「学童保育」,同じく教育以外の時間に活動を行う地域の「子ども会」,教育と一部重なる「部活動・クラブ活動」,公教育を補完する教育的活動の場としての「学習塾」や「習い事」などである.また,子どものみでなく地域住民一般を対象とする自治会のイベントやボランティア活動などのなかにも,子どもの社会参加の場として利用可能なものはあるだろう.たとえば,自治会による地域の清掃活動,餅つきや盆踊りなどの地域の季節行事,市町村主催の文化祭などは子どもの社会参加の場として活用できる.

「子どもの権利条約」の条項にもあるとおり,「遊び」も社会参加ととらえる必要がある.遊ぶことそれ自体が子どもにとっては重要な社会参加であるが,遊びに関連する活動として,公園などの遊び場の設立や運用に,可能な範囲で子どもが関わることも社会参加のひとつになりうる.

最後に,物理的な場所を伴うものではなく,上述した場と重なり合いの多いものではあるが,「友だち関係」も子どもにとって非常に重要な社会参加の場である(「友だち関係」については,「第4章Ⅲ.仲間づくりの支援」を参照).

2.発達障害のある子どもの社会参加と在宅ケア

1)障害のある子どもにとっての社会参加

障害のある子どもにとっても障害のない子どもにとっても,社会参加は同等の価値や意義をもつ.しかし,障害のある子どもにとっての社会参加は,さまざまな阻害要因の影響によって,しばしば実現困難なものとなりがちである.

障害のある子どもの社会参加を阻害する要因としては,「子ども本人に関わる要因」と「子どもを取り巻く環境に関わる要因」の大きく分けて2つがある.

障害のある子ども本人に関わる要因として,1つには障害の本態である「機能障害」が挙げられる.たとえば,脳性麻痺のある子どもの運動麻痺や弱視のある子どもの視覚障害は,それ自体が社会参加を阻害する要因として影響を及ぼす可能性がある.

次に,機能障害などに起因する「能力制限」も,子ども本人に関わる要因といえるであろう.たとえば,脳性麻痺による運動障害の影響でコミュニケーション能力に制限がある場合や知的障害の影響で年齢相応のセルフケアを達成していない場合などでは,それらによって社会参加が阻害される可能性がある.

障害のある子どもを取り巻く環境に関わる要因としては,1つに,社会参加の場における「適切な配慮の欠如」が挙げられる.せっかく子ども向けに社会参加的な活動を企画しても,少し

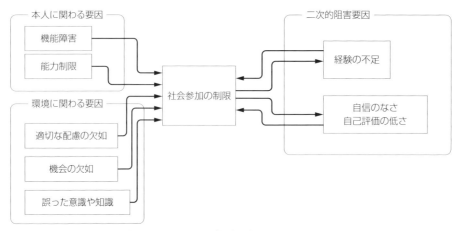

図 4-4-2 社会参加を阻害する要因の関連（概念図）

の配慮が欠けることによって障害のある子どもには参加しにくいものになってしまうことに留意が必要である．たとえば，定期的に開催される子ども会の会場のトイレが車いすで利用可能なものではないために，車いすを利用する子どもにとってその会に参加することは非常にむずかしいものになってしまう可能性がある．

次に，障害のある子ども向けに特化した社会参加の機会もときに必要であるが，しばしばそのような機会は欠如している．このような「機会の欠如」も障害のある子どもを取り巻く環境側の社会参加阻害要因といえる．

また，障害のある子どもの社会参加に関わる人々の「意識や知識」も，環境側の要因として重要である．たとえば，子どもの保護者が子どもの社会参加をあきらめていたり過保護であったりする場合，子どもの社会参加が制限される可能性がある．また，受け入れ側が偏見や先入観をもっていたり障害に関する知識が不足していたりする場合も子どもの社会参加は阻害される．

ここまでに述べたような要因によって社会参加の機会が制限されると，そこから発生する二次的な要因によって，さらに社会参加が妨げられるという悪循環の起こる可能性がある．このような二次的な社会参加阻害要因の例としては，「社会参加経験の不足」や「自信のなさ・自己評価の低さ」などが挙げられる．

最後に，図 4-4-2 に社会参加を阻害する要因の関連性を示す．

2）発達障害のある子どもにとっての社会参加

自閉症スペクトラム障害（ASD），注意欠陥多動性障害（ADHD），学習障害（learning disability；LD）など発達障害のある子どもたちも，前述したような他の障害のある子どもたちと同様に社会参加阻害要因の影響を受ける．

表 4-4-3 に示したそれぞれの発達障害の特徴は，そのまま「機能障害」や「能力制限」に対

表 4-4-3　代表的な発達障害とその特徴

診断名・障害名	特徴
自閉症スペクトラム障害（ASD）	社会性の障害（場の空気が読めないなど），想像力の障害（こだわりなど），言語的・非言語的コミュニケーションの障害，感覚入力の障害（感覚の過敏さや鈍麻など）
注意欠陥多動性障害（ADHD）	衝動性の高さ（待てないなど），多動性（落ち着きのなさなど），集中の短さ・困難（注意散漫など）
学習障害（LD）	知的な遅れはないが，特定領域の学習能力がいちじるしく低い（字を読むことのみ特に苦手，計算のみ特に苦手，いちじるしく不器用など）

応するものである．これらが社会参加を阻害する要因となりうることは明らかであろう．

「適切な配慮の欠如」という点では，たとえば活動の進め方の肝心な部分の説明が文書でしか行われない場合，字を読むことがむずかしいタイプの学習障害のある子どもは参加を困難に感じるであろう．

発達障害のある子どもにとっては，同じような課題をもつ子どもたちといっしょにソーシャルスキルの訓練をすることがときに必要である．このような訓練機会の欠如によって，より一般的な社会参加を実現できない場合があるが，これは「機会の欠如」による社会参加の制限といえるかもしれない．

また，発達障害のなかでも特に自閉症スペクトラム障害や注意欠陥多動性障害では，その障害や行動の特徴から，ある種の社会参加がむずかしいとみなされていることが多い．しかし実際には，何らかの環境的な配慮をすることによって，これらの障害のある子どもであっても大半の社会参加が実現可能になる．これなどは，発達障害に関する「誤った意識や知識」が発達障害のある子どもの社会参加に与える影響といえよう．

さらに，ここまでにみてきた要因の影響で社会参加の機会が制限されると，他の障害のある子どもたちと同様，発達障害のある子どもたちも「経験の不足」や「自信のなさ・自己評価の低さ」といった二次的な状況をきたす場合がある．そして，これらの二次的な状況は，やはり他の障害のある子どもたちの場合と同様，発達障害のある子どもたちの社会参加をさらに阻害するという悪循環をきたす可能性がある．

発達障害のある子どもでは障害が一見明確でないため，配慮が不十分な状態で社会参加の場に放り込まれることがある．その場合，結局参加に失敗することが多く，「自信のなさ・自己評価の低さ」と結果をきたしやすいことにも留意が必要である．

3）在宅ケアの役割

在宅ケアに関わる専門職が発達障害のある子どもの社会参加を直接支援することは少ないかもしれない．しかし，間接的な支援という点で，在宅ケアに関わる専門職は一定の役割を果たすことができる．

在宅ケアに関わる専門職が発達障害のある子どもの社会参加のためにできる間接的支援の主

なものは情報提供である．

　情報提供として，1つには，機能障害や能力制限を改善する訓練機関や医療機関を紹介することがある．

　次に，発達障害のある子どもにも参加可能な地域のイベントに関する情報，発達障害のある子どもを対象として特化した活動に関する情報などを保護者に提供することも考えられるであろう．

　最後に，発達障害に関する「誤った意識や知識」を修正する情報を子どもの保護者に提供することも在宅ケアに関わる専門職に可能な間接的支援のひとつである．

　次に，発達障害のある子どもの社会参加を支援する際に活用できる機関，サービス，活動のいくつかについて具体的に例を挙げながら紹介する．

3．発達障害のある子どもの社会参加の支援[5,6]

1）幼稚園や保育園に就園する前の社会参加支援

　ごく幼い子どもたちが保護者の見守りの下，近所の公園で他の子どもたちと触れ合うことは，子どもの社会参加の最初の一歩の例である．

　しかし，発達障害のある子どもの場合，衝動的な行動や場にそぐわない奇異な行動が原因となって，公園のような場での他の子どもとの関わり合いがうまくいかないことがある．また，子どもの保護者がそのような場への参加をためらうこともある．

　そのような場合，厚生労働省による「地域子育て支援拠点事業」の子育て支援拠点を紹介することがときに有効である．

　子育て支援拠点事業は，障害のある子どもに特化しているわけではなく，子ども一般を対象とした事業である．ただ，スタッフの支援を受けながら，他の親子との関わり合いを経験することができるため，発達障害のある子どもをもつ親にとっても安心できる環境といえるだろう．

　また，すでに数千か所が整備されており，たいていの地域内にほぼ設置されていると思われる．そのため，距離という点でも敷居が低いのではないだろうか．

　居住地の近くの子育て支援拠点に関する情報は市町村で手に入れることができる．

2）幼稚園・保育所での社会参加支援

　居住する市町村によって条件はやや異なるが，対象となる子どもが障害の認定を受けている場合，幼稚園や保育所などで加配教員をつけてもらえることがある．また，幼稚園によっては，障害のある子どもの受け入れに積極的で，独自に加配教員をつけてくれるところもある．居住地域の幼稚園や保育所における，障害のある子どもの通園状況について，市町村の担当窓口に確認するとよい．

　障害のある子どもを対象とした社会参加に関連するサービスとしては，児童福祉法下の「障害児通所支援」のなかの「児童発達支援」を実施している事業所が挙げられる．居住地域内の

「児童発達支援」実施事業所に関する情報は市町村の障害児福祉担当課で入手できる.

　さらに，インフォーマルな支援として，発達障害のある子どもをもつ保護者による「親の会」や「自助グループ」が地域内で活動している場合もある．これらの活動も，発達障害のある子どもが社会参加を経験する機会として活用することができるであろう．「親の会」や「自助グループ」に関する情報は発達支援センターやリハビリセンター，市町村の障害児福祉担当課などで入手可能である．また，対象となる子どもの親自身が親の集まりを新たに立ち上げることも十分に現実的な選択肢である.

3）就学児童の社会参加支援

　就学児童のための社会参加支援としては，特別支援教育体制それ自体がもっとも主要な支援体制といえる．しかし，特別支援教育体制については本稿ではふれない．学校以外の場での発達障害のある子どもに向けた社会参加支援を中心に紹介する.

　学校生活以外の時間帯の社会参加の支援としては，まず，「放課後児童クラブ（いわゆる学童保育）」を利用できる．学童保育は障害のある子どもに特化したサービスではない．しかし，障害のある子どもも利用可能である．このため，発達障害のある子どもが障害のない子どもや他の種類の障害のある子どもとの交流を経験する機会として活用できる可能性がある.

　障害のある子どもを対象とした，学校生活以外の時間帯の社会参加支援としては，児童福祉法に規定のある「放課後等デイサービス」も利用可能である．放課後等デイサービスでは，「社会的交流の促進」をサービスの目的のひとつとしている.

　これら以外にも，リハセンター，発達支援センター，NPO などが主催する発達障害のある子ども向けの社会参加支援活動も地域によっては活発である．具体的な例としては，「ソーシャルスキルクラブ」として社会技能を訓練する活動，「プレジョブ活動」として将来の就労に向けた準備をする活動などがある.

4）その他

　発達障害のある子どもが社会参加の経験をもつとき，いつも保護者が同伴しなくてはならないとすると，保護者の負担は過度に大きくなり，また，子どもの自立は促進されないであろう．そこで，子どもが親から離れて社会参加を経験するための資源として，移動介護，外出ボランティア，パーソナルアシスタンスなどの利用を考えることがときに必要である．これらの支援に関する情報は市町村の障害児福祉担当窓口，社会福祉協議会などで入手できる.

　さらに，発達障害のある子どもへの支援については，各都道府県・政令指定都市の「発達障害者支援センター」でも情報の入手が可能である.

【第4章Ⅲ～Ⅳ．文献】
1）無藤　隆，子安増生編：発達心理学Ⅰ．東京大学出版会（2011）.
2）高橋惠子，湯川良三，安藤寿康，ほか編：発達科学入門[2]胎児期～児童期．東京大学出版会（2012）.

3）教育協力 NGO ネットワーク：子どもの参加を促すガイド，平成 20 年度文部科学省「国際協力イニシアティブ」教育協力拠点形成事業（2009）.
4）外務省：児童の権利に関する条約（http://www.mofa.go.jp/mofaj/gaiko/jido/zenbun.html, 2014.1.3）.
5）厚生労働省：児童福祉法の一部改正の概要について　平成 24 年 1 月 13 日.
6）厚生労働省：放課後児童クラブガイドラインについて　平成 19 年 10 月 19 日.

（河野　眞）

V. 重度障害のある子どもの外出支援

1. 子どもにとっての外出

　子どもに限らず，人にとって外出をするということは，ごく自然の，また必要に迫られた行為といえる．生まれてから一歩も外に出たことがないという人は少ないであろう．

　目的地までの移動手段であったり，あるいは外出そのものが目的であったりもする．子どもがその成長発達のなかで，学校に通い，教育を受けることやいろいろな経験を通じて生活を楽しむこと，「当たり前の生活」の一部として外出が位置づけられることには，疑いの余地がない.

　しかし，重度な障害や疾病を抱える者では，「外出」の行為そのものが生命維持を脅かす危険をはらむ場合がある．また，社会のバリア（構造や偏見を含む）によって，外出が困難となる場合もある．たとえば，身体がまったく動かず，人工呼吸器が必要な重度障害のある子どもの場合，つい 20 年ほど前までは，外出することはできないと考えられていた．移動時に人工呼吸器の作動ができないことが第一の理由で，「なにが起こるか分からないから危険だ」というのが，第二の理由であろう.

　このような困難を ICF（International Classification of Functioning, Disability and Health；国際生活機能分類）では，心身機能や身体構造の障害にのみ焦点を当てるのではなく，「活動」や「参加」という系統分類に沿って，それらの支障が社会や環境因子によって生じていることを指摘し，克服可能であることを示した[1].

　四肢完全麻痺の呼吸器装着児の場合，身体に合ったバギー（車いす）を入手することで，手動式蘇生バックで換気をはかりながら移動を行うことができた．そして，人工呼吸器の小型軽量化と内部・外部電源の確保により呼吸器を装着したままの外出が可能となっていった．つまり，障害があることは外出を不可能とする理由にはならず，それぞれの障害に応じた対策や環境の整備を行い，方法を確立することがわれわれ支援者に求められている.

　重度障害のある者が公共輸送機関を利用することにより，交通のバリアフリー化が促進さ

れ，さらに学校でのエレベータの設置などが進んだところもある．必要性を身をもって示していく活動そのものが，社会をより豊かにしていくことにも通じる．ここでは，人工呼吸器装着児をモデルにした外出支援について述べる．

2．外出支援；人工呼吸器装着児を例に

どんなに重い障害があっても外出することは，「当たり前の生活」の一部である．しかし，人工呼吸器は生命維持装置としての側面があり，移動時の安全な作動が欠かせない．入念な準備とトラブル対応がその安全を守る最大の秘訣である．はじめのうちは，外出計画について医師・看護師・指導員・保育士・理学療法士・家族・介護者らのうち必要なメンバーによる話し合いにより，手順・方法を検討する．

それには，以下のポイントを押さえておくとよい．

1）機器の特徴と特性を知る

人工呼吸器には，内部バッテリーの搭載機種と非搭載機種がある．どちらのタイプであるのか確認し，非搭載機種ならば，電源コードからの脱却は，即呼吸器の停止を意味する．

自発呼吸の有無を確認し，どの程度ならば大丈夫なのかを確認すること，そして手動式蘇生バックの携帯を欠かさない．

2）移動時に利用する車いす（バギー・車いす・ストレッチャー）の特徴，特性を知る

移動時の「足」であり，「居場所」でもある車いすは，外出に欠かせない．重度障害児の場合，自力での座位保持や姿勢の調整が困難であるため，長時間快適に乗車するためには，それぞれが望む姿勢・動作・快適性に合わせた座位保持装置が必要になる．成長発達や筋力低下，関節拘縮に伴う脊柱変形があり，将来を見据えた選定が必要である．

車いすにはさまざまな種類がある．大きくは，手動式（自走式・介助式）と電動式に分けられる．

座位保持として，モールドシート（大腿・臀部・腰部・背部まで支えるべきところを支える形状のシートで快適に座位を安定させる）を活用する場合，シート張り調整フレームにランバーサポート（座面・背もたれの保護）をマジックテープで固定するものなどがあり，これらを組み合わせながら，快適に座位を保てる形状にする．手動・電動式に関しては，学齢期に達するころには，自分の意思で動きたいという要求も大きくなるため，自力で動ける電動式が多くなる．筋力維持を目的としたパワーアシスト式を利用することもある[2]．

座位保持の安定性，操作性に加え，医療機器を要する重度障害児の場合には，人工呼吸器や酸素，バッテリーなどの搭載スペースを考慮しなければならない．

３）移動時の方法

　移動時に使う「足」が決まれば，次はそれへの乗車方法である．子どもであれば，体格的には大人が抱っこすることで，移動可能といえるが，呼吸器回路を引っ張らないようにするなど安全性の担保が必要である．また，成長発達に伴いひとりではむずかしくなる場合もあり，複数人での移動やリフト使用など複数の方法を検討しておくとよい．呼吸器が必要な状態では，手足や体の筋力も同様に障害を受けていることが多く，座位をとることも困難な場合があるため，方法を確立しておく．

　①平行移動：ベッドと車いすを平行に配置，かつ車いすがフラットにできる場合に実施できる．ベッドと車いす間を患児の下にバスタオルを敷いてバスタオルごと複数人で持ち上げる，あるいは，頭，上半身，下半身を抱え，平行に移動させる．この平行移動には，スライディングシート／ボードを利用できる．

　②抱え込み移動：ベッドと車いすを平行に配置できない場合には，ベッドから車いすの設置場所まで，いわゆる横抱きで抱えて移動させる．複数人で抱える場合には，一列になるなど，進む方向が一致するよう注意する．

　③リフト移動：リフト・ホイストを利用して，移動させる．方法は，機種によって多少異なるが，ある程度の座位姿勢をとったうえで，吊り上げる場合が多い．

　いずれの方法も，移動の間は，呼吸器回路を外した状態で行うほうが牽引の危険が少ない．外している間は，呼吸確保がされないため，可及的速やかに行うこと，また必要な場合は，蘇生バックで呼吸確保をしながら行う．このため，移動時には，本人のケア者と機器の管理者が役割分担を明確にしておく．

４）移動先の情報収集

　外出の目的が移動のみではない場合，外出先の環境面の情報収集が欠かせない．せっかく行ったのにもかかわらず，車いすでは利用できなかったときの無念さは計り知れない．

　最近では，インターネット上でバリアフリーに関するさまざまな情報提供を行うサイトが個人・組織・施設を問わず存在し，いながらにして情報収集が可能となっている．

　人工呼吸器利用の場合，車いす利用のうえでのバリアフリー環境に加え，電源利用の可否についての情報も得られるとよい．

　①JRのバリアフリー情報：http://www.jr-odekake.net/railroad/service/barrierfree/wheel-chair.html

　②バリアフリーホテル情報：http://www.fukushi-shiga.net/hotel/index.htm

　③車いすウォーカー：http://www.youtube.com/user/kurumaisuwalker?feature＝watch

３．外出支援の実際（手順）

　人工呼吸器装着者の外出手順については，表4-5-1に示すように過程で示した．本人や付き

第 4 章　子どもの在宅生活を支える支援　　143

表 4-5-1　外出手順

	本人に関する事柄		機材・機器に関する事柄	
事前準備		本人の外出希望を確認する 外出先に関する情報収集を行い，可否を判断する 必要な移送手段・交通等の手配を行う 左記の必要物品を用意する 　呼吸器の様式，機種によって異なる（特に電源）	必要物品の準備	
			呼吸確保	□携帯型人工呼吸器　□予備回路・人工鼻 □インターフェース　□蘇生バック
			電源確保	□自動車用ライターケーブル □外部バッテリー □延長コード（あると便利）
			吸引セット	□携帯型吸引器　□吸引チューブ □吸引用水 □アルコール綿　□ゴム手袋
			姿勢調整	□タオルやクッション，マット etc □ティッシュペーパー　□ゴミ袋
			排泄関係	□尿器　□おむつ
			食事関係	□※胃ろうチューブ　□※シリンジ □※イルリガードル　□※介助用グッズ
			内服関係	□内服薬
			緊急時対応	□呼吸器条件表 □外出先近辺の医療機関リスト □パルスオキシメータ
			その他	□雨よけのためのビニール □かかりつけ医連絡先 □障害者手帳　□保険証など
当日準備	体調確認	顔色，手足の皮膚の色，冷感，腹部症状などの有無をチェック	必要物品の確認	必要物品（上記）の確認，充電確認 必要物品の設置
	着替え	（その日の気温・天候を考慮した服装にする）		あらかじめ，車いす（バギー）の下に載せられるものは，載せておく
	排せつ	排せつを済ませる	呼吸回路の変更	人工鼻仕様・ウォータートラップの水切り，加湿器のふたをする場合，外し，加湿器にふたをしておく
	気道ケア	排痰補助や吸引を移動前に念入りに行う		回路がベッド柵等に固定されている場合は，外し，移動しやすいようにしておく
	回路の変更	人工鼻へ変更（フレキシブルチューブを外して人工鼻に付け替える）		人工呼吸器のコンセントを外し，まとめておく
移乗	移乗	「2．3）移動時の方法」で検討した方法で，車いすへ移乗をする	車いすの準備	「2．3）移動時の方法」で検討した方法で，車いすを設置する
	呼吸確保	移乗の際，一時的に回路を外す場合は，すみやかに行い，装着する	回路の固定	呼吸器回路の固定（回路が引っ張られないように，インターフェースのずれがないように）
	姿勢の調整	臀部の位置，枕など用い安楽な姿勢に	機器類の搭載	人工呼吸器／外部バッテリー／吸引器などを搭載位置どおりに設置する
	車いす操作	足元注意で行う。なるべく前後に人を配置する	作動電源確認	内部／外部電源での人工呼吸器作動を確認する
移動（車）	乗車	車の乗車方法に従い乗車する（リフト／スロープ，その他）	電源確保	車の電源を利用する場合は，シガーライターケーブルを利用する（専用や正常作動確認ができているものを利用する）
	固定	車いすの車輪固定を行う（車によって方法が決まっている）	機器の固定	振動やカーブでも搭載品が落ちないよう工夫する
	姿勢の調整	本人の乗車姿勢を整える 車の揺れで回路／カニューレ／インターフェースのずれが生じないよう適宜注意する また，頭部や体幹がずれないよう適宜注意する		※介助者は，本人の状態や人工呼吸器の作動を確認しやすい位置に座る

添う家族や介助者が必要物品の準備，ベッドサイドを離れての人工呼吸器の取り扱い，移乗の仕方，乗車時の体位，具合が悪くなったときの対応，蘇生バックの使用方法などを習得しておく必要がある．はじめは車いす（バギー）に乗ることから始め，近所への散歩から徐々に拡大していくとよい．

同行者の人数や熟練度は，移乗やケアの状況，病状にもよるが最低限複数人は確保したい．その際，本人のケアを中心に行う者と機器・機材の管理を行う者に役割を分担しておくと責任の明確化につながる．

事前準備としては，まず本人の希望（意思）の確認が欠かせない．そして，外出先に関する情報収集によって可否を判断する．外出目的によってさまざまであるが，同病者からの経験談などは貴重な情報源である．

車を使った外出で，自家用車ではない場合，リフト付自動車などの手配が必要になる．最近は民間の移送サービスが増加し選択が可能なほどである．自動車の大きさによっては，オーダーメードの車いすでは入らない場合もあるため，車内スペースや電源の有無を確認しておく．JRや航空機の利用では車いす対応窓口があり，事前に相談できる．特に航空機では，診断書に加え，人工呼吸器・その他の機器類はすべて持ち込み許可が必要であり，必ず事前確認（打ち合わせ）が必要である．

「必要物品」の準備では，外出の時間によって内容や数量が異なるが，あらかじめ基本セットとして，外出用の物品を用意しておくとよい．その際，特に同行者が少ない場合には，リュック等に準備し，背負うことで両手が空くよう収納の工夫をする．

呼吸器に関する必要物品は，機種や様式によって異なる．特に外部バッテリーやシガーライターケーブルは機種ごとに専用品となっている．呼吸回路が加湿器仕様の場合には，移動時には，人工鼻を利用したほうがよい．人工鼻の利用に慣れていない場合もあるため，事前にシュミレーションをしておくとよい．

また，呼吸器以外の必要物品は，その病状や生活様式によって異なる．特に外出先で食事をする場合には，使いなれたスプーン，ストロー，皿などがあれば，持参するとよい．また経管栄養の場合は，シリンジを含めたセットを忘れない．必要物品は種類も多く，日常的に使用している物と同じである場合，忘れてしまうことがあるため，代用できるものや現地調達で構わないものとなくては困るものとの区別をしっかりしておくとよい．

当日の準備・移乗では，役割分担に基づき，本人のケアと機器の移動に伴う管理を同時進行で行っていく．ここでは，移動時の呼吸回路やその他チューブ類の牽引への注意と呼吸器の電源確保状況への注意が鍵となる．

移動の際には，振動への影響とその対処が鍵となる．普段歩いている道路を車いすで通るとその振動は見過ごせないことが多々ある．特に自力での姿勢保持がむずかしい場合，枕・クッション・タオル・ベルトなどで固定をするが，その固定したものがずれてこないか十分留意する．マスク式呼吸器の場合，振動でマスクがずれる場合もあるため，自動車等での移動時は，介助者が軽く手で回路を保持しておけるとよいだろう．

第4章　子どもの在宅生活を支える支援　　145

4．外出時のヒヤリハットとその対応

　人工呼吸器装着者の外出時におけるヒヤリハットについては，ALS人工呼吸器装着者における調査を行った（表4-5-2）[3]．成人対象の調査であるが，これらは，先行研究（長谷川）[4]や，

表4-5-2　人工呼吸器系の事故事象とその要因一覧表と発生防止策（対策）

領域		事故事象（事例は特徴的な事象）	要因	内容	対策
人工呼吸器	人工呼吸器の作動停止・作動停止の危険（48件）	主電源のオフ　　呼吸器本体の前カバーをあけて，バッテリーのキャップを外し，外部バッテリーケーブルを接続し，そのままふたを閉めた際，主電源がオフとなり，本体が作動停止したが気づかなかった．	介護者	意図せず，主電源を切った．作動停止に気づかない．（＊機器構造：外部バッテリー接続口のキャップの鎖が，主電源に届く長さであり，呼吸器本体前カバーにはさまれた）	⑤人工呼吸器，療養者移動後，通常と異なる環境下での定期的な正常作動の確認　　設定，電源　　呼吸状態（胸郭の動き），療養者の観察
		内部バッテリーの蓄電量の使いきり　　近所なので，外部バッテリーを利用せずに，内部バッテリーを作動電源として外出．家を出てから15分程度したら，電圧低下のアラームが鳴り，本体が作動停止した．　　蘇生バックをもっておらず，そのまま急いでもどる．	機器	作動予測時間より，短時間（15分）で蓄電量を使い切ってしまった．（＊内部バッテリーを日常的に利用すると，バッテリーの劣化が進みやすいといわれている）	③適正な電源の利用　　AC電源がとれない場所では外部バッテリーを使用（内部バッテリーを移動時の電源として使用しない）②機器，器具の定期的なメンテナンス　　内部バッテリーの作動時間，劣化の有無，交換
		車いすに呼吸器を搭載後90分を経過したころ，突然ピーと連続音が出て本体が作動停止した．	介護者	外部バッテリーの接続を忘れた．内部バッテリーで作動していたことに気づかなかった．	⑤参照　　呼吸器移動後の作動電源の確認
		AC電源で作動させているつもりであったが，呼吸器が作動停止．プラグがコンセントから抜けかかっていた．	介護者	AC電源の差込の緩み内部バッテリーで作動していたことに気づかなかった．	⑤参照　　呼吸器移動後の作動電源の確認
		AC電源の確保に関する事柄　　講演中，人が通りかかった際，アラームがなり，電源が切り替わった．（AC電源→外部バッテリーの作動）	介護者	意図しない，延長コードの牽引（だれかがコードを踏み，コンセントから脱落した）	①電源確保に必要な適切な器具，機器の携帯　　呼吸器接続中の延長コードの固定④突然の電源切り替わりへの備え　　常時外部バッテリーへの接続（該当機種の場合）
		目的地に到着し，AC電源に接続しようした際，呼吸器のACアダプタを忘れたことに気づいた．	介護者	出かける際に，うっかりACアダプタの搭載を忘れる．（出発準備に追われ，慌てていた）	①電源確保に必要な適切な器具，機器の携帯　　ACアダプタ（該当する機種の場合）
		外部バッテリーの蓄電量使いきり　　車内電源として，シガーライターケーブルを使用しようとしたが，車いすの固定位置から，ソケットまでケーブルが届かず，使用できなかった．	機器	シガーライターケーブルが短い（2m）．（車内後方から，前方のシガーライターソケットに届かない）	①電源確保に必要な適切な器具，機器の携帯　　十分な長さのシガーライターケーブル　　シガーライターケーブルの長さと車いす固定位置の確認

（表 4-5-2　つづき）

領域		事故事象（事例は特徴的な事象）	要因	内容	対策
人工呼吸器	人工呼吸器の作動停止・作動停止の危険（48件）	宿泊の際に，外部バッテリーの充電を，人工呼吸器に接続することで行った． 　帰路の移動中の車内で，人工呼吸器のアラームが鳴り，作動電源が内部バッテリーに切り替わった．	機器	準備した外部バッテリーの使いきり（＊宿泊中，高速充電器を持参せず，バッテリーの充電を人工呼吸器の自動蓄電能で行ったため，充電に時間がかかり，外部バッテリーを満充電できなかった）	①電源確保に必要な適切な器具，機器の携帯 　必要量の外部バッテリーの携帯． 　高速充電器の携帯（該当機種の場合） ②機器，器具の定期的なメンテナンス 　外部バッテリーの作動時間，劣化の有無（＊現在の蓄電量が分かるような機器の開発）
		移動中は，作動電源にシガーライターケーブルを利用．目的地に到着し，外部バッテリーに接続したが，電源が切り替わらなかった． 　室内で延長コードを借用しAC電源で対応	介護者	前回外出後に，外部バッテリーの充電を忘れ，外部バッテリーが充電されていなかった．	①電源確保に必要な適切な器具，機器の携帯 　適切な外部バッテリー（劣化していない，2年ごと等に交換）の携帯． ⑥外出後の復帰確認と次の外出への備え 　帰宅後に作動電源の確認と充電状況の確認を行う
		外出より帰宅後，電源の切り替えを忘れ，外部バッテリーのままで経過．6時間後，電源切り替わりのアラームで気づいた．	介護者	帰宅時に，AC電源への接続を忘れた．	⑤人工呼吸器，療養者移動後，通常と異なる環境下での定期的な正常作動の確認 　設定，電源 　療養者の呼吸状態 ⑥外出後の復帰確認と次の外出への備え 　帰宅後の通常状態への復帰確認
		外部バッテリーの断線 　散歩に行く支度をし，外部バッテリーを車いすに搭載する際に，外部バッテリーのケーブルの断線に気づいた．	機器	外部バッテリーケーブルの劣化（2年以上使用．断線の原因は不明）	②機器，器具の定期的なメンテナンス 　外部バッテリーの点検．保守管理の充実．2年経過したものは，交換を目安とする．
		電源の切り替わり異常 　車内で，シガーライターケーブルに接続したまま，エンジンキーを切ったらピーという連続音とともに，本体が作動停止．内部電源に切り替わらなかった．エンジンの始動と同時に呼吸器が再び動き出した．	その他	切り替わり不能の原因不明（通常外部電源供給中止→内部電源へ自動的に切り替わる）	③適正な電源の利用 　シガーソケットに接続した状態で，車のエンジンを切らない． ④突然の電源切り替わりへの備え 　一度主電源を切って電源を入れなおす．
		車いすに呼吸器を搭載し，外部バッテリーと接続したところ，電源が切り替わらず，内部バッテリーが作動したままであった．	機器	外部バッテリーの放電（数か月間，充電していない）使用2年以内，数か月前の点検では，OKといわれていた．	②機器，器具の定期的なメンテナンス 　外部バッテリーの点検．保守管理の充実．2年経過したものは交換する．

領域	事故事象（事例は特徴的な事象）	要因	内容	対策
人工呼吸器	人工呼吸器の作動停止・作動停止の危険（48件） 自動車での移動の際，シガーライターを作動電源として利用．用事ごとに，何度も外部バッテリーに，電源をつなぎ変えていた．つなぎ変え4回目ぐらいに，外部電源に切り替わらず，内部バッテリーで作動したままであった．	機器	外部バッテリーの蓄電量の低下に伴うヒステリクス特性（頻回な電源の切り替えにより誘発されることがある）車内電源の不安定さ	③適正な電源の利用　外部バッテリー作動中は，頻回な電源の切り替えを避ける．④突然の電源切り替わりへの備え　車内での電源確保時は，電圧変動，振動で接触不良が起こりやすいことを認識し，他の電源確保を怠らない．
	ブレーカー・ヒューズに関する事柄 交流ヒューズ切れ　海外（240 V）で使用中．変圧器の使用を忘れ，そのまま壁のコンセントからAC電源に切り替えようとしたが，切り替わらず，外部バッテリー起動のままであった．変圧器を思い出し，使用しても，電源は切り替わらず，本体が作動停止した．	介護者	変圧器を使用することを忘れた（自動変圧機能のない呼吸器）外部バッテリーヒューズの故障	③適正な電源の利用　作動電源の使用に関する知識をもつ．特に海外では，電圧が異なるため，注意する．
	ブレーカーの作動　外部バッテリーから，室内のAC電源に切り替えようとしたところ，切り替わらず，交流電源のブレーカーが上がっていた．	介護者	バッテリー残量確認のため，ブレーカーを上げたままもどすことを忘れた．	③適正な電源の利用　電源知識の習得⑤電源切り替え後の確認
	人工呼吸器の不適切な作動（5件） 設定値の意図しない変更　呼吸器を車いすの下部設置台へ搭載したあと，しばらくすると介護者が「吸気流量増やせ」ランプの点灯を確認．吸気流量の設定値は39であったが，実際表示は，13を示していた．（ふたを開けておらず，設定ダイヤルは変更していないことを確認済み）	その他	不明　技術部門より回答：部品の性質上，局所的な磨耗や振動などによって「接点不良」が起きた場合に起こりうる．	⑤機器を移動させた後の作動確認＊機器の改善：ロック機構
	飛行機での旅行中，降機後空港内を移動中，アラームが頻回に鳴るが，療養者に異常はない．呼吸器を確認すると低圧アラームの設定が5から20となっていた．	介護者	降機時の人工呼吸器の運搬，設置の際に誤って設定ダイヤルに触れてしまった（ロック構造のない機器）	⑤機器を移動させた後の作動確認＊機器の改善：ロック機構
	人工呼吸システムの未装着（13件） 呼吸確保しながらの移動が困難　マンション1階に居住．玄関から出て，10 m程度行った所に2段の段差があり，車いすのまま出られない．移動中は，療養者から呼吸器を外し，2～3人で抱きかかるため，呼吸ができず，苦しい．	環境	玄関先の段差（介護者が並列できない構造）	△移動中の呼吸確保手段の検討
	車いす下部の呼吸器搭載台に，呼吸器・吸引器・バッテリーの3点を搭載できない場合，車いす背部の搭載台には，呼吸回路がつかえて，呼吸器が搭載できない場合，呼吸が確保されずに苦しい．	環境	車いす：外部バッテリーを搭載できない車いす　車いす：搭載台の採寸ミスにより，呼吸器を搭載できない．	①外出に適した機器，器具の準備　必要な機器を搭載できる車いすの準備

（表 4-5-2　つづき）

領域	事故事象（事例は特徴的な事象）	要因	内容	対策
人工呼吸器 人工呼吸システムの未装着（13件）	呼吸回路の未接続 　帰宅後，療養者を車いすからベッドへ移乗する際に，人工呼吸器の回路をテストラングに装着．その後，療養者に接続をするのを忘れた．しばらくして療養者をみると，苦しそうにしていた．	介護者	移乗後の回路の接続忘れ（吸引の必要性があり，早くせねばと焦っていた）	⑥外出後の復帰確認と次の外出への備え 　帰宅後の通常状態への復帰確認 　帰宅後の支援者の疲労に対する配慮 　適切に装着されていない場合のアラーム機構（テストラングに装着するとアラーム発生しない）SpO₂モニタの利用
回路系 回路の開放（12件）	巻き込み・牽引 　車いすで移動中，療養者は，異音と換気量の減少を感じていた．じきに，呼吸器のアラームが鳴りだして，空気が来なくなった．	介護者	移動時に，車輪と回路の巻き込み 回路の蛇管が車いすの車輪にこすれて穴が開いた．	③適正な回路の取り扱い 　回路全長の長さの工夫（短→牽引の危険，長→巻き込みの危険．150 cm 以内） 　車いすに余裕をもたせて固定する．固定具の工夫 ④発生時に対する備え 　予備回路の持参
	ウォータートラップの挟みこみ 　外出より帰宅後，ベッドアップ，ダウン時にウォータートラップをベッド柵の間に挟みこみ破損	介護者	ベッドを上げ下げした際，ウォータートラップを挟む．	③適正な回路の取り扱い 　ベッド操作時は，ベッド周りに回路が挟まれていないか，注意を払う．
	フレックスチューブの外れ 　車で移動中，車内で何度かアラーム音が断続的にあった．目的地に到着し，運転手が車いすの固定を解除している間，介護者は，荷物を降ろしていた．自動車から降りてきた療養者は，呼びかけに反応なし，顔色蒼白，チアノーゼがみられた．フレックスチューブが外れて（浮いて）いた．	その他	チューブの外れた原因は不明 （接続の緩み，車いすの振動） （ディスポのフレックスチューブは，硬くて外れやすいと指摘あり） （フレックスチューブと療養者の接続に余裕がないこと） （回路が外れて，浮いていても検出されないアラーム設定値であった）ことなどが推察	③適正な回路の取り扱い 　療養者の回路は，余裕をもたせて固定する（チューブが突っ張らないように注意）． 　移動時に，各接続部に緩みがないか，確実な接続を確認する． 　フレックスチューブは，無理なく曲げられ，外れにくいものが望ましい． ④発生時に対する備え 　外れ，緩みを的確に示すアラーム設定値（通常の70〜80％が推奨．換気量のアラームも使用）
	蛇管の破損・緩み 　外出より帰宅，数時間後，療養者より，息苦しさの訴えがあった．換気量の表示が普段より低下（200〜300 m*l*／台）していた．	その他	回路（蛇管）の亀裂または破損が生じた要因は不明	④発生時に対する備え 　予備の回路の常備 　支援者が，迅速に回路交換が行えるように，日ごろから準備しておく．
	カフの破損 　車いす上での吸引後，体が足元の方へ下がってきたため，車いす上にて身体を引き上げた際，カフが療養者の背中の下敷きになり，破損した．	介護者	不適切な，車いす上での身体の引き上げ方法，チューブ類の確認不足（背中まで届く，カフバルーンチューブの長さ約21 cm）	③適正な回路の取り扱い 　姿勢確認時は，カニューレやチューブ類の位置に注意を払う． 　（＊カフバルーンチューブの長さの改善）

領域	事故事象（事例は特徴的な事象）	要因	内容	対策
回路系	**回路の閉塞（5件）** フィルターの目詰まり　人工鼻だけでは，すっきりしないので加温加湿器を加湿せずに，回路内へ接続．30分後，アラームがなり，呼吸器からの送気がなくなる．呼吸器，回路の点検をすると，カップリングフィルターが水分を吸収し，目詰まりを起こしていた．	介護者	体交時意図せず加湿器を横転　外泊中，回路固定具がなく，加湿器を不安定に設置（チェンバーのみの使用）	③適正な回路の取り扱い　加湿器の設置場所の検討　④発生時に対する備え　予備の回路の携帯
	呼気弁の癒着　呼吸器の換気量の表示が低下，回路を点検すると呼気弁が斜めになっており，正常作動していなかった．	その他	癒着の原因不明（水滴に弱い，回路内の結露が関与したと推察）	③適正な回路の取り扱い　呼気弁の取り扱い方法　回路内水滴の除去を頻繁に行う．　＊組み立てが容易で，ずれにくい構造
	回路の牽引（13件） 移動時の気管カニューレの牽引　居室2階，階段昇降機での乗降中，呼吸困難を生じるため，蘇生バックでの換気を行いながら移動．階段の幅が狭く，うまく換気しながら移動できない．	介護者	療養者の背後からの盲目的な蘇生バックの操作（状況が確認できない）	△移動中の呼吸確保が確実に行える（療養者と介護者が並列で進めるスペース）
	車いす搭載台の不備　人工呼吸器搭載型の車いすをもっていない．移動中の人工呼吸器の装着が困難である．移動中別の車輪付の台に人工呼吸器を搭載し，並んで移動．回路が牽引される危険があった．	介護者	療養者と人工呼吸器を別の台に載せ，並走させた．車いす：人工呼吸器搭載型の車いすがない．	△移動中の呼吸確保が確実に行える（療養者と介護者が並列で進めるスペース）①外出に適した機器，器具の準備　必要な機器を搭載できる車いすの準備
加温加湿器	**加温加湿器の未作動（2件）** 外出より帰宅時，加温加湿器のコンセントの入れ忘れ，1週間気づかず経過した．　1週間後，喀痰硬化による最高気道内圧アラームで気づいた．	介護者	帰宅時，加温加湿器の電源の入れ忘れ	⑥外出後の復帰確認と次の外出への備え　帰宅時，通常状態への復帰を確認する．人工呼吸器の作動で安心しない．
吸引器	**吸引器の作動不能，不良（21件）** 電源の使い切り　持続的に口腔内の持続吸引をしていたら，吸引器の内部バッテリーを使い切ってしまい，気管内の吸引ができなくなった．	介護者	操作，管理：口腔内の持続吸引によるバッテリーの使い切り［屋外への外出（電源なし）］	①外出に適した機器，器具の準備　外部バッテリーでも作動する吸引器の準備　口腔内，持続吸引しなくてもよい工夫　⑤通常と異なる環境下での定期的な正常作動の確認　作動中に，作動電源を確認する習慣をつける．　②機器，器具の定期的なメンテナンス
	宿泊中，朝起床時，吸引しようとしたところ，吸引圧の上がり方が鈍く，吸引器を確認すると，電源コードが違っており，充電されていなかった．	介護者	操作，管理：吸引器の電源と，他の電源を間違える．（他のコードが接続できた）	
	吸引の際，十分な陰圧がかからないため，点検するが異常はない．ACコードに接続すると正常に作動した．	機器	内部バッテリーの寿命，劣化（＊吸引器の使用後の内臓バッテリーの充電が不十分であったことが推察）	

(表 4-5-2　つづき)

領域	事故事象（事例は特徴的な事象）		要因	内容	対策
吸引器	吸引器の作動不能・不良（21件）	組み立て，部品の故障　　吸引をしようとした際，十分な圧がかからず，吸引しきれない．　①排液瓶の許容量を超えており，必要な圧が得られず，十分に吸引できない．　②廃液瓶の組み立て時，パッキンがずれた．　③バッテリーケーブルの断線が判明	介護者	廃液の量を確認しそびれた．（屋外，廃液場所の欠如）（多忙なスケジュールに追われ，焦っていた）廃液後の組立て時にずれた．ケーブルの寿命，劣化（6〜7年使用中）	③適正な吸引器の取り扱い　廃液量の確認　組み立てしやすい吸引器　吸引実施前に，適正圧まで上昇するか確認する．②機器，器具の定期的なメンテナンス
		自動車の後部座席に携帯型吸引器を設置．車の発進と同時に，吸引器が倒れ，フィルターのプラスチック部が破損	環境	車内の振動（吸引器の設置場所）	④発生時に対する備え　吸引付属物品の予備の携帯（あまりにも小さく，軽いものは落ちてしまう．必ず，同行者がもっている）
		吸引する際，携帯型吸引器の圧がかからず，吸引できない．吸引器を点検すると，キャニスターのふたの部分に亀裂を発見	その他	原因不明	①予備の部品の携帯　付属品の部品の取り扱い
	吸引器の不適切な性能（4件）	移動用電源のない機器（吸引器）　　吸引器に移動用電源（バッテリー）装備されてなく，移動中に吸引ができない．	機器	内臓電源の装備がない機器	①外出に適した機器，器具の準備　バッテリー駆動できる吸引器の準備
		十分な吸引圧が得られない　　外出時に携帯用吸引器にて，何度か吸引をしているが，すっきりせず，たいてい帰路に気道内圧上昇アラームが鳴り，自覚的に痰の貯留感があり，スッキリしない．	機器	外出用吸引器の性能（55mHg，LPM）	①外出に適した機器，器具の準備　移動時に十分な吸引力を有する吸引器の導入
		機器の作動音が大きい　　音楽会，静かな所では，周りの迷惑になると思い，吸引器の使用を控えてしまう．	機器	ダイヤフラム式にて，作動音が大きい．	①外出に適した機器，器具の準備　作動音の少ない機種
	吸引器具の保守管理　（2件）				

注：対策内の数字は表 4-5-3 の分類に対応．現状では，対策困難と考えられるもののうち，△：「環境」そのもの改善が必要なもの，＊：「機器」の開発，改良が必要なもので示した．

　当事者らの報告と類似しており，呼吸器利用という共通項から学べるものが多々ある．小児は，さまざまな経験をとおして，成長発達するため，水泳や車いすサッカーなど，活動が多彩である．さらに，学校行事など集団生活のなかにおける行動もある．このため，場の特性によるリスクを把握しきれていない面もある．しかし，外出時に起こる人工呼吸上のリスクは，電源確保・回路の牽引など移動に伴うものに集約できるため，表 4-5-3 に基づく対策を万全に行ったうえでの外出を心がけたい．

　多田羅らは，筋疾患人工呼吸器（NPPV；noninvasive positive pressure ventilation）装着児 7人の海外渡航の同行経験から，予備呼吸器，バッテリーの準備，また機器供給会社へ連絡した者がきわめて少ないと報告し，実際，飛行機内での緊急 NPPV 導入を体験したという[5]．その

表4-5-3　外出時における人工呼吸器系の安全対策

	①適切な物品（機器・器具・電源）の準備	②物品（機器・器具・電源）の適切なメンテナンス	③物品（機器・器具・電源）の適切な使用	④フェール・セーフへの備え	⑤定期的な正常作動、通常状態の観察	⑥外出後の復帰確認と次の外出への備え
呼吸器本体（電源）	・ACアダプタ（該当する機器の場合）・AC電源利用時の延長コード　・外部バッテリー　劣化なし、必要時間分　必要時、接続ケーブルの（該当機種の場合）・シガーライターケーブル　十分な長さ、劣化なし	・規定に基づく、保守点検、整備　＊内部バッテリーは、人工呼吸器の定期点検時に行われているが、外部バッテリーは、該当しない。	・AC電源　室内、もっとも優先すべき電源　国外（AC100以下）使用時変圧必要　変圧のために変圧器の要・不要な機種がある。・外部バッテリー　作動中は、頻回な電源の切り替えを避ける。・車での電源の利用の際　シガーソケットに接続した状態で、車のエンジンを切らない。・内部バッテリー　非常用電源。AC電源、外部電源、作動が困難な場合	・常時外部バッテリーへの接続（該当機種の場合）・車内では、電圧変動、振動、接触不良が起こりやすいため、外部バッテリー等複数の電源を用意する。・内部バッテリーを移動時の電源として使用しない（劣化、消耗を含む）。	・作動電源の確認　特に人工呼吸器、療養者移動後、電源切り替え時に必ず行う。・人工呼吸器の設定　・療養者の呼吸状態（胸部の動き）・全身状態	・帰宅後に通常状態への復帰を確認　作動電源の確認・使用した機器の片づけ、充電・帰宅後の支援者の疲労に対する配慮
回路	・外出用（移動用）回路・回路全長の長さを考慮（短→牽引の危険、長→巻き込みの危険、150cm以内）・なるべく接続部の少ない回路を選ぶ。・適切な材質（無理なくループできる）のチューブ類・呼吸抵抗の少ない人工鼻（移動中の加湿の確保）	・定期回路交換時の亀裂、リークのチェック　有無のチェック・耐用期限前の交換　蛇管：破損、亀裂の有無　接続部の緩み　フレックスチューブ：ピンホール　チューブ類：水滴の混入　呼気弁：水滴混入、開閉状況、磨耗の有無	・回路全体　車いすへの適切な固定（牽引されないように、余裕をもたせて固定する）　移動時に、各接続部に緩みがないか、確認する。・いすへの固定を工夫し、車輪内への巻き込みを防止・加湿器使用時の際　移動中は使用しない。　安定した場所に設置する。・チューブ類、呼気弁の結露（回路内水滴）の除去	・不意の挙引時に、療養者に負荷がかからないよう、ループを描いて固定・予備回路の携帯・支援者が、迅速に回路交換が行えるように、日ごろから準備する。・外れ、緩みを的確に示すアラーム設定値（通常の70〜80%が推奨、換気量のアラームよる使用）・SpO₂モニタの利用	・移送、動作時、姿勢確認時　巻き込まないよう、カニューレやチューブ類の位置に注意する。・ベッド操作時　ベッド周りに回路が挟まれていないか、注意を払う。	・帰宅時、通常状態への復帰を確認する。・帰宅後に加湿器の電源確認・加湿器の電源を忘れない。
吸引器	・複数電源　バッテリー作動可能な機種・構造がシンプルで組み立てが容易な機種・十分な吸引力・作動音の大きくない機種	・正常作動、各部品の安全状態　＊購入後の定期的なメンテナンス体制は、未整備		・吸引付属物品の予備の携帯（あたりに、小さく、軽いものは落ちてしまう。必ず、同行者が持っている）・電源不要な手動式、あるいは足踏み式吸引器の準備	・作動電源の確認・使用前に、適正まで上昇するか確認・唾液量の確認（オーバーフローに注意）	・充電式のものは、使用後の充電を忘れない。
車いす	・必要な機器が搭載可能で、機能が劣化されない車いす類・療養者の体に合ったサイズ（身体がはずれにくい、窮屈感がない）		・乗車中の苦痛が少ない（ある程度の振動を吸収する）・座位補助装置やクッション類の利用	・頭部や体幹固定の方法がある（ベルトの利用）。		

うえで，反常識の勧めと非常識の排除を説いている．既存の常識の概念が人工呼吸器装着児の外出を妨げることは，十分考えられる．その枠にとらわれず，思いきって活動に踏み込んでいくという姿勢は非常に大事である．一方，入念な準備の下それらを行わないと非常識となる危険をはらんでいることを示唆している．

【第4章V．文献】
1) 厚生労働省社会・援護局障害保健福祉部編：国際生活機能分類；国際障害分類改訂版（ICF）（2002）．
2) 石川悠加編著：非侵襲的人工呼吸療法ケアマニュアル；神経筋疾患のための．日本プランニングセンター（2004）．
3) 中山優季，小倉朗子，川村佐和子：ALS在宅人工呼吸療養者の外出時における事故事象とその対応に関する検討．日本難病看護学会誌，**11**（2）：142-153（2006）．
4) 長谷川美津子，輪湖史子，牛込美和子，ほか：在宅人工呼吸療養児における安全性に関する研究．日本呼吸管理学会誌，**6**（2）：78-85（1996）．
5) 多田羅勝義，古川　薫，鈴木智子，ほか：神経筋疾患患者の航空機搭乗による呼吸不全増悪．日本呼吸ケア・リハビリテーション学会誌，**23**（suppl）：210s（2013）．

（中山優季）

VI. 在宅ケアと児童虐待

1．児童虐待の定義[1]

　児童虐待の防止等に関する法律（以下，児童虐待防止法）によると，児童虐待には以下の4種類の行為がある．つまり，「身体的虐待」「性的虐待」「ネグレクト」「心理的虐待」である．
　それぞれの行為の定義や具体的な行為の例を表4-6-1に示す．

2．わが国における児童虐待の現状と実態[2]

1）児童虐待発生件数
　児童虐待の発生件数を正確な実数でとらえることはむずかしい．
　これは，多くの児童虐待が第三者の目の届きにくい「家庭」というプライベートな場で発生するため，である．だれにも気づかれることなく虐待を受けている子どもが少なからず存在する可能性は常に否定できない．とはいえ，厚生労働省の資料によると，児童相談所での児童虐待相談対応件数は2000年の児童虐待防止法施行以降も残念ながら増加し続けている．

表 4-6-1 児童虐待の種類

虐待の種類	定義	具体的な行為の例
身体的虐待	児童の身体に外傷を生じるような暴行を加えること	・殴る，蹴る，投げ落とす，激しく揺さぶる，やけどを負わせる，溺れさせる，首を絞める，縄で縛るなどして拘束するなどの行為 ・冬季に戸外に締め出すなど生命・健康に危険のある行為も含まれる
性的虐待	児童にわいせつな行為をすること，させること	・子どもへの性的行為，性器や性的行為をみせる，性器を触る・触らせる，ポルノグラフィの被写体にするなどの行為
ネグレクト	いちじるしい減食，長時間の放置，保護者としての監護を怠ること	・家に閉じ込める，適切な食事を与えない，ひどく不潔にする，自動車に放置する，重い病気になっても病院につれていかないなどの行為 ・保護者以外の同居人による虐待行為を保護者が放置することも含まれる
心理的虐待	児童にいちじるしい心理的外傷を与える言動を行うこと	・言葉による脅し，無視，きょうだい間での差別的な扱い，子どもの前での配偶者に対する暴力などの行為

表 4-6-2 虐待死数の推移

年度	2008	2009	2010	2011
虐待死数（人）	67	49	51	58

　具体的には，児童虐待防止法施行前年である 1999 年度に 11,631 件であった相談対応件数は，2012 年度には 66,701 件に達した．過去 12 年間で 6 倍近くに増加したことになる．

　これはすなわち，児童虐待防止法の施行やそれに伴うさまざまな施策の実施にもかかわらず，虐待の発生件数が減っているとは考えにくく，逆に増加していると理解したほうが実情に合っているといえる．

　ところで，虐待のもっとも深刻な結果として児童が死亡に至る場合がある．厚生労働省の報告によると，虐待死に至った児童の数は，2008〜2011 年度の 4 年間で，表 4-6-2 のように推移している．これもまた，必ずしも減少しているとはいえない状況である．

2）児童虐待の内容

　児童相談所で相談・対応した虐待の内容をみると，わが国の場合，「身体的虐待」「ネグレクト」「心理的虐待」の 3 種類が全虐待の約 1/3 ずつを分け合うような形になっている．また，このような傾向は 1999 年度以降変わることなく続いている．

　2012 年度のデータをみると，身体的虐待が 35.3％，ネグレクトが 28.9％，心理的虐待が 33.6％，性的虐待が 2.2％となっている．

　性的虐待の件数の少なさは，アメリカなどの児童虐待の内容と比較した際のわが国の特徴である．しかし，これが実態を反映した数値であるのか，あるいは，わが国の文化・社会的な背景により性的虐待は表面化しにくいなどの特徴があって，実態より少ない数値になっているのかは定かでない．

3）児童虐待の加害者と被害者

児童相談所で相談・対応した虐待の場合，虐待者（加害者）の約6割が実母である．この傾向も1999年度以降不変である．

2012年度の場合，実母による虐待は全体の57.3%に上っている．次いで，実父による虐待が29.0%であった．

当然であるが，この割合の差は母親個人と父親個人を比較したときに母親のほうに問題が大きいことを意味するものではない．母親個人の問題というよりも，母親が何ら支援なくひとりで子育てに取り組まなくてはならないという，現代のわが国の子育て状況が反映された結果と考えられる．

被害児童の年齢をみると，小学校入学前の子どもが半数近くを占めており，これも1999年度以降不変である．

たとえば2012年度の場合，43.5%が小学校入学前の子どもであり，次いで，35.2%が小学生である．

このような被害児童の特徴は，心理的・身体的庇護の必要性が高く，もっとも脆弱な年齢層の子どもほど虐待を受けやすいということを示している．低年齢であるがゆえに，虐待の事実があったとしてもそのことを第三者に訴えることができない．そればかりか，自分が虐待されていることを認知すらできていないケースが多いであろうことも虐待の悲惨さを増す．

前述した虐待のもっとも深刻な結果である虐待死につながるケースも，このような低年齢層の被害児童に多いため，いっそうの注意が必要といえる．

3．在宅ケアと児童虐待の接点

1）在宅ケアに関わる専門職の義務

繰り返しになるが，「家庭」というプライベートな場で発生するため，第三者の目が届きにくいということは，児童虐待の特徴のひとつである．

一方，在宅ケアに関わる専門職は，「家庭」というプライベートな場でのケアの提供を職能としている．

これらは，在宅ケアに関わる専門職は児童虐待の事案にふれる貴重な第三者になる可能性が高いことを示している．

児童虐待防止法の規定によると，在宅ケアに関わる専門職は，以下の2つの義務をもつと考えられる．「早期発見に努力する義務（同法第5条より）」と「通告の義務（同法第6条より）」である．

このうち，「通告の義務」とは，「児童虐待を受けたと思われる児童を発見した」場合に発生する義務である．このとき，決して「児童虐待を受けた児童」ではなく，「児童虐待を受けたと思われる児童（傍点は筆者）」とされていることに注意が必要である．これは，虐待の確証がなくても，合理的・常識的・一般的に考えて虐待があると推測される場合は通告の義務が発生す

表 4-6-3　虐待につながる要因の例

・保護者の経済的困窮
・さまざまな保護者のストレス（介護の必要な家族の存在，不仲な家族関係，職場でのストレス，など）
・望まない妊娠や育児への準備不足など，妊娠・出産・育児にまつわるネガティブな要素
・保護者の精神疾患・精神障害
・保護者の社会的未熟さ
・保護者の独特な価値観（体罰の肯定，子どもの人格を認めない，子どもへの非現実的な期待，など）
・子ども自身の疾患や障害
・保護者自身の育ちの影響（虐待の世代間連鎖）
・外部支援の乏しい家庭

ることを意味している.

　なお，通告がまちがっていて実際には虐待の事実がなかったとしても，通告者の法的責任は問われないとされる.

2）在宅ケアに関わる専門職に期待される役割

　「早期発見に努力する義務」や「通告の義務」は，在宅ケアに関わる専門職が児童虐待への対応で期待される役割のひとつである. ただ，その役割は発見と通告で終わるものではない.

　虐待を通告した後であっても，実際にとられる対応のうち 8〜9 割は，地域の社会資源による見守り・支えに委ねることになるといわれている. このため，在宅ケアに関わる専門職も地域の社会資源の一端を担うものとして，継続的に虐待事例の見守りと支援に関わることが求められる.

　次は，虐待事例の見守りと支援について，より具体的に説明する.

4．予防・発見・対応[3,4]

1）児童虐待の予防

　虐待の予防を図るには，虐待の要因について知ることが必要となる. 虐待につながる要因として一般に挙げられるものを表 4-6-3 に列挙する. これらの要因に伴って，育児が孤立化したり育児不安が高まったりすることが児童虐待を引き起こすと考えられている.

　障害児のいる家庭や精神障害者が育児をしている家庭などに在宅ケアで関わることは多い. そして，在宅ケアを提供するなかで，保護者の経済的困窮やさまざまなストレス，社会的未熟さや独特な価値観などに気づかされることも決して少なくないだろう.

　これらの要因をもつ家庭のすべてで児童虐待が発生するわけではない. しかし在宅ケアに関わる専門職がこれらの要因に気がついた場合，虐待が発生する可能性を意識の片隅におきつつ見守っていく姿勢が必要になる.

　育児の孤立化を防ぎ，育児不安を低減・解消することを目的として，現在いくつかの施策が実施されている. たとえば，「乳児家庭全戸訪問事業（こんにちは赤ちゃん事業）」や「地域子

育て支援拠点事業」などである.

　在宅ケアを提供するなかで，孤立して育児を送っている家族や育児に関する不安の訴えの強い家族に出会った場合，居住している市町村の地域子育て支援拠点を紹介することは児童虐待を予防する方策の一例といえる.

　また，児童虐待がいったん起こってしまった場合，その再発予防も在宅ケアに関わる専門職の役割として期待される. このような再発予防策としても，前述のような事業を活用することはできるだろう.

２）早期発見・早期対応

（1）早期発見にあたっての前提と留意点

　不幸にして虐待が発生した場合，少しでも早く発見し対応することが必要である.

　虐待を発見するにあたっての前提として念頭におくべきことがある. それは，「子どもが自分から虐待されていると言い出すことはほとんどない」という点である.

　虐待のある，どんなに劣悪な養育環境であっても，そこで育つ子どもにとってはそれが世界のすべてであり，虐待を受けている子どもはしばしば虐待的な環境に適応している. このため，虐待を受けている子どもからみると，虐待は病的なことでも異常なことでもなく，つまり，第三者に訴える理由が存在しないのである. もちろん，どんなに理不尽な暴力をふるう保護者であっても，子どもにとってはかけがえのない親であることに違いはないため，その親のことを子ども自身が悪くいうことはないという面もあるだろう.

　以上のような前提があるがゆえに，万が一，子どもから虐待を思わせる訴えがあった場合，訴えを聞く大人には心にとどめておくべき点がある.

　それはまず，「嘘でしょ」あるいは「本当なの？」とその事実を疑うような返答をしないことである. そして，「あなたが悪いからじゃないの？」と子どもの責任を問うような発言も避けなくてはならない. これらの不用意な発言は，子どもがそれ以上虐待について話すことをためらわせる結果につながってしまうだろう.

　在宅ケアに関わる専門職のなかには障害児を対象としている者が少なくない. 障害児の場合，前述のような状況とは別に，障害が原因で自ら訴えることができない子どもがいることにも当然留意が必要である. 身体障害が重い場合も，知的な障害がある場合も，あるいは発達障害がある場合も，コミュニケーション能力が障害されることによって，虐待について訴えることは子どもにとってさらにむずかしいことになる.

（2）虐待相談の経路

　児童相談所での虐待相談に至った経路別の件数をみると，2011年度の場合，「近隣・知人」が約21％ともっとも多く，次が「警察」の約19％，そして，「その他」の約16％となっている. 虐待されている児童本人からの相談は約1％ときわめて少ない.

　このような相談経路の実態は，子ども自身が虐待を訴えることのむずかしさを表しているといえる.

第 4 章　子どもの在宅生活を支える支援　　157

表 4-6-4　児童虐待を早期発見するための観察ポイント

・大人に近づかれたり触られたりすることを子どもがひどく嫌がる
・子どもの硬い表情
・衣服が汚れている，体臭がある，など，子どもの衛生状態の低下
・説明できない不自然なけがが子どもにある
・説明できないけがを子どもが繰り返している
・保護者の表情が硬い，無表情
・保護者の感情が不安定，イライラしている，余裕がない
・保護者が人前で子どもを叩く，激しく叱る
・子どもの普段のようすを保護者に聞いても，具体的に語らない
・子どもの低身長や体重減少
・子どもの体調が悪いとき，保護者が心配していないようにみえる
・その家庭に関する悪い噂や苦情が近隣で絶えない

　一方で，「近隣・知人」から「警察」に連絡がいき，その後，「警察」から児童相談所の虐待相談につながっていることも多いであろうことを考慮すると，児童虐待の発見における「近隣・知人」といった大人の役割は非常に大きいといえそうである．

（3）児童虐待の早期発見のために

　ここまでみてきたように，いくつかの要因によって，虐待されている子ども自身が虐待について訴えることはしばしばむずかしい．このため，第三者である大人が虐待に気づくことが虐待の早期発見にはきわめて重要になる．

　在宅ケアに関わる専門職が児童虐待を早期に発見するには，表 4-6-4 に列挙するような点が観察のポイントになると考えられる．

　ただ，表 4-6-4 に挙げた観察ポイントのうちのいくつか，特に子ども自身の行動に関わる項目のいくつかは，被虐待児だけでなく，発達障害児にも当てはまる状態であることに留意が必要である．

　事実，発達障害児の行動の特徴と被虐待児の行動の特徴は似ていることがよく知られている．このため，その子どもの行動特徴が，発達障害に起因するものなのか，虐待に起因するものなのかを見分ける必要が出てくる場合がある．また，発達障害の特徴をもっている子どもが虐待されるケースが多いことも忘れてはならない．

　発達障害の影響と虐待の影響を見分けるためには，時系列のなかでの子どもの状態の変化や場面の違いによる子どもの状態の変化を確認することが有効である．

　たとえば，以前は豊かな表情をしていた子どもがあるときから硬い表情をするようになった場合，あるいは保護者がいると表情が硬いが保護者がいないと表情が明るい場合などは，発達障害の影響というよりも虐待の影響が疑われる．

　なお，保護者の行動が虐待に当たることを保護者自身に告知するには，だれがどのように伝えるかを慎重に検討する必要がある．ときに第三者から指摘されることによって虐待がエスカレートする場合があるからである．

全国共通ダイヤル
189（いちはやく）

図 4-6-1　児童相談所全国共通ダイヤル

（4）通告

　児童虐待が疑われる場合，通告の義務が発生する．

　通告先としては，児童相談所，福祉事務所，市町村の担当窓口，児童委員がある．市町村の担当窓口は各市町村によって異なるため，事前に確認しておくことが望ましい．

　通告にあたっては児童相談所の全国共通ダイヤル（図 4-6-1）が厚生労働省によって設置されており，利用可能である．全国共通ダイヤルに電話をすると，固定電話からの場合は自動的に管轄児童相談所に転送され，携帯電話からの場合はガイダンスに従って住所の郵便番号を入力することによって管轄児童相談所に転送される．

　通告にあたって，自分の判断に迷いが生じることもあるだろう．ひとりの判断では偏っているかもしれないと考えるのも当然なことである．その場合，他の在宅ケアスタッフに状況を確認してもらうなど，複数の目で判断することができるとよい．

　また，自分が関わる家庭の保護者を虐待者として通告することにためらいを感じる場合があるかもしれない．そのようなためらいを感じるとき，その背景に虐待の状況を利害の対立としてとらえる考え方はないだろうか．つまり，通告して虐待を止めることで児童は利益を得るが，逆に保護者は通告によって関係当局から追及され損失を被るという，利害対立のある構図として認識しているのではないだろうか．

　もしそのような認識によってためらいを感じているのであれば，それは誤解であると知る必要がある．親子間の虐待は親子関係の病理である．そのような状況を解消することは，子どもにとってのみならず，親にとっても利益にある行為なのだと理解すべきである．

　児童虐待がある場合，通告はそのような病的な親子関係を解消する第一歩となるものである．

（5）通告後の流れ

　通告後の流れの例として，児童相談所での虐待対応の流れの概略を図 4-6-2 に示す．

　この流れのなかで，在宅ケアに関わる専門職が役割を担う部分はあまりないが，知識として確認しておくことが望ましい．

　前にも述べたとおり，援助の実行に至っても 8～9 割のケースは地域での見守りになるといわれている．その場合，在宅ケアに関わる専門職が地域の社会資源のひとつとして役割を果たすことが求められるであろう．

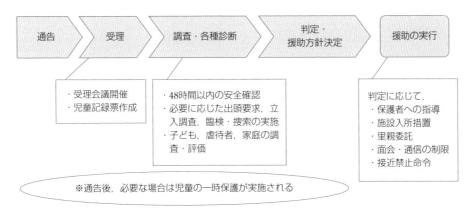

〔厚生労働省：児童虐待防止対策について　平成25年〕
図4-6-2　児童相談所での児童虐待対応の流れ

5．まとめ

　在宅ケアに関わる専門職は児童虐待に対応することを職能とするものではない．
　しかし，「家庭というプライベートな場で起こるという虐待の特徴」「家庭というプライベートな場にケアを届ける在宅ケアの特徴」を鑑みると，在宅ケアに関わる専門職が児童虐待に対応する貴重な第三者になる可能性は高い．また，在宅ケアが対象とする障害者や障害児は虐待という関係を負うリスクの高い存在である．
　以上の点から，在宅ケアに関わる専門職には児童虐待に関する基本的な知識をもち，必要な対応をすることが求められる．

【第4章Ⅵ．文献】
1) 厚生労働省：児童虐待の防止等に関する法律　平成24年．
2) 厚生労働省：児童虐待対策の現状と今後の方向性（http://www.mhlw.go.jp/seisakunitsuite/bunya/kodomo/kodomo_kosodate/dv/dl/about-01.pdf, 2013.12.30）．
3) 厚生労働省：児童虐待防止対策について　平成25年．
4) 文部科学省：「児童虐待防止と学校」研修資料（http://www.mext.go.jp/a_menu/shotou/seitoshidou/1280054.htm, 2013.12.30）．

（河野　眞）

VII. 在宅ケアチームの連携と協働

1. 在宅ケアチーム

1) 在宅ケアチーム

　在宅ケアチームとは，医療や介護・教育等のニーズをもちながら，地域や在宅で生活する，あらゆる世代の方やその家族をサポートするために，保健・医療・福祉・介護・教育・行政・地域のボランティア団体等がメンバーとなり，1人ひとりのニーズに合わせて，地域・在宅での生活や療養環境を整え，安心で安全な生活を継続することができるためのケアやサービスを提供するチームといえる．そして，個々のニーズは，本人の家族の希望や家族構成，世帯のさまざまな事情，住んでいる地域の状況などにより，大きく異なるため，在宅ケアチームもさまざまなバリエーションをもち，たとえば，同じ年代や性別・疾患・障害であったとしても，対象者1人ひとりによって異なるチーム編成となるところが大きな特徴である．そのため，本人やその家族からの相談に応じ，適切な在宅サービスが受けられるように，在宅ケアチームを編成し，マネジメントする職種が必要となる場合もある．

2) 社会構造の変化

　わが国では，すでに国民の4人に1人が高齢者である超高齢社会となっているが，この傾向は今後も続き，2042年に高齢人口が3900万人とピークに達した後も，高齢人口そのものは減少に転じても，総人口も減少するため，高齢化率は増加を続ける．そして，2050年には総人口は2014年3月現在の1億2713万人から約25％に当たる3200万人が減少し9515万人となり，高齢化率は40％，生産年齢人口は66％から約52％へと減少するといわれている．

　この人口の変化は，高齢者の医療や介護の問題だけではなく，産業構造や人口分布など社会の構造を大きく変えると想定される．国土交通省の推計によると，現在の居住地域の6割の地点で人口が半分以下となり，2割の地域では無居住化するとされている．このような大きな社会の変化のなかで，高齢で医療や介護が必要な人が増えるばかりではなく，医療技術や機器の進歩も加わり，若年者でも疾病や障害により長期にわたる治療やケアが必要な人も増えている．

　2013年12月27日の社会保障審議会医療部会において，「NICU（新生児集中治療室）で長期の療養を要した小児などについても，在宅において必要な医療・福祉サービス等を受けることができ，地域で安心して療養できるよう，福祉や教育などとも連携し，地域で在宅療養を支える体制を構築することが必要であり，今後できるだけ多くの地域で，医療・福祉・教育が十分に連携できるような体制を構築していくことが重要である．在宅医療については多様なニーズ

があることから，今後構築される在宅医療・介護連携拠点の機能等を活用しつつ，多様なニーズに幅広く対応できるような方向性を目指すべきである」[1]と述べられており，在宅における療育体制整備が求められている．2014年6月に「地域における医療および介護の総合的な確保を推進する為の関係法律の整備等に関する法律」が制定され，持続可能な社会保障制度の確立を図るための改革推進に関する法律に基づく措置として，効率的かつ質の高い医療提供体制を構築するとともに，地域包括ケアシステムを構築することで，地域における医療・介護の総合的な確保を推進することとなった[2]．地域包括ケアシステムは，高齢者のためのケアシステムと考えられがちであるが，高齢者のみならず，子どもも含め，すべての世代の病気や障害等をもって，地域で生活をする者が対象となるシステムである．

3）地域包括ケアシステム

　猪飼周平は，現在は20世紀医療＝治療医学に主導された医療の時代が終焉を迎え，生活の質（quality of life；QOL）の増進を目標とするヘルスケア時代へと進む移行期に位置しており，次代のヘルスケアシステムは「地域包括ケア」になると述べている．地域包括ケアシステムについて説明する．

　厚生労働省は，「重度な要介護状態となっても住み慣れた地域で自分らしい暮らしを人生の最後まで続けることができるよう，住まい・医療・介護・予防・生活支援が一体的に提供される地域包括ケアシステムの構築を実現していきます．地域包括ケアシステムは，保険者である市町村や都道府県が，地域の自主性や主体性に基づき，地域の特性に応じて作り上げていくことが必要です」[3]としているが，これだけでは，地域包括ケアシステムがどのようなものであるかはイメージが困難である．

　住まい・医療・介護・予防・生活支援が一体的に提供されるシステムということは，住まいに関わる企業や事業者，医療に関わる医療職，介護に関わる介護職，予防に関わる保健師や地域包括支援センター職員，自立支援協議会など保健衛生に関わる職種や事業所，生活に関わる企業者や事業所など地域の企業から行政やボランティア団体まで，実にさまざまな職種が協同していく必要がある．

　いままでは，大きな社会制度の改革等があれば，行政から地域の事業所に指導や説明があり，国が定めた規定に従って業務を組み立てていた．しかし，地域包括ケアシステムでは，国からの明確な規定やガイドラインの提示はなく，国が提示するのは，各地域の実情に沿った，その地域独自のシステムを構築するようにというアウトラインと，全国のさまざまな地域での先行事例の提示のみである．自分たちの地域で，どのようなシステムを構築していくべきか，行政担当者も含めて独自に考え，システムを企画・設計し，実行に移していかなくてはならない．厚生労働省の行っている「小児等在宅医療連携拠点事業」（図4-7-1）では，各地域の取り組みが紹介されている．

　2014年度の小児等在宅医療連携拠点事業の目的は，①小児等在宅医療を担う医療機関の拡大（診療所，訪問看護，医療型短期入所施設など），②地域における医療・福祉・教育の連携体制

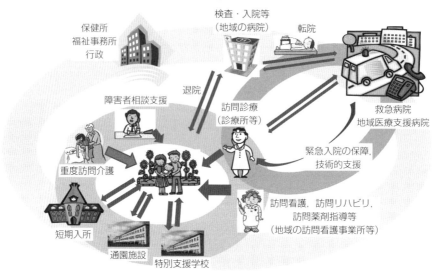

図4-7-1 平成25年小児等在宅医療連携拠点事業の目指すイメージ

の構築,③医療と連携した福祉サービスを提供できるコーディネーター機能の確立,となっており,以下の6つのタスクが設定されている.①行政,医療・福祉・教育関係者等による協議を定期的に開催,②地域資源の活用と把握,③受け入れ可能な医療機関等の拡大と専門医療機関との連携,④福祉・行政・教育関係者に対する研修会の開催やアウトリーチ,⑤個々のニーズに応じた支援を実施するコーディネーター機能の確立,⑥理解促進(相談窓口の設置や講習会の実施等)[4]である.

　特に定期的な協議の開催とコーディネーター機能の確立は連携を行ううえで重要なポイントとなっている.わが国における地域包括ケアシステムの現状と課題のなかで川越は,「(地域包括ケアシステムを)現場レベルで実効ある形で推進するためには,財源論を主体とするのではなく,多職種の専門性を尊重する(発揮する場を提供する)とともに,各人のレベルアップが図れる(実感できる)仕組みを内包した形でのサービス提供体制の構築を目指すべきである.この具体的ツールが,多職種の役割の明確化を図るケアカンファレンスを必須としたケアマネジメントである」[5]と述べており,ケアカンファレンス(協議)を必須としたケアマネジメント(コーディネーター機能)の重要性を指摘している.

2.相談支援専門員

　ケアカンファレンス(協議)を必須としたケアマネジメント(コーディネーター機能)で重要な役割を担うのが相談支援専門員である.国は,2013年4月1日から,「障害者自立支援法」

表 4-7-1　障害者総合支援法　第 5 条 17

この法律において「相談支援」とは，次に掲げる便宜の供与のすべてを行うことをいい，「相談支援事業」とは相談支援を行う事業をいう.
一．地域の障害者等の福祉に関する各般の問題につき，障害者等，障害児の保護者又は障害者等の介護を行う者からの相談に応じ，必要な情報の提供及び助言を行い，併せてこれらの者と市町村及び第二十九条第二項に規定する指定障害福祉サービス事業者等との連絡調整その他の厚生労働省令で定める便宜を総合的に供与すること.
二．第十九条第一項の規定により同項に規定する支給決定を受けた障害者又は障害児の保護者（以下「支給決定障害者等」という.）が障害福祉サービスを適切に利用することができるよう，当該支給決定障害者等の依頼を受けて，当該支給決定に係る障害者等の心身の状況，その置かれている環境，障害福祉サービスの利用に関する意向その他の事情を勘案し，利用する障害福祉サービスの種類及び内容，これを担当する者その他の厚生労働省令で定める事項を定めた計画（以下この号において「サービス利用計画」という.）を作成するとともに，当該サービス利用計画に基づく障害福祉サービスの提供が確保されるよう，第二十九条第二項に規定する指定障害福祉サービス事業者等その他の者との連絡調整その他の便宜を供与すること.

を「障害者総合支援法」とするとともに，障害者の定義に難病等を追加し，2014 年 4 月 1 日から重度訪問介護の対象者の拡大，ケアホームのグループホームへの一元化などが実施された. この法律において相談支援も位置づけられている.

　若年者においては，セルフマネジメントが中心であったが，家事や育児をしながら，母親が自分で移送やショートステイの手配を行っていたり，情報が少ないために，何のサービスも利用できない人々がいるなど，多くの問題があった.

　そこで，国は「計画相談支援」「障害児計画相談支援」とともに，「平成 24 年度から段階的に拡大し，平成 27 年 3 月末までに原則としてすべての障害福祉サービス等を利用する障害者等，障害児通所支援を利用する障害児とする」となっているが，いまだに相談支援専門員も相談支援事業所も充足しているとは言い難い.

　障害者総合支援法の第 5 条 17（表 4-7-1）では，相談支援専門員は，「障害者等・障害児の保護者または障害者等の介護を行うものからの相談に応じ，必要な情報の提供及び助言を行い，合わせてこれらのものと指定障害福祉サービス事業者等との連絡調整その他の厚生労働省令で定める便宜を総合的に供与すること. そして，そのサービスを適切に利用できるように，当該支給に係る障害者等の心身の状況，その置かれている環境，障害福祉サービスの利用に関する意向その他の事業を勘案し，利用する障害福祉サービスの種類及び内容，これを担当するものその他の定められた事項を定めた計画（サービス計画）を作成するとともに，当該サービスの利用計画に基づく障害福祉サービスの提供が確保されるよう，指定障害福祉サービス事業者等その他の者との連絡調整その他の便宜を供与すること」とされている[6].

　具体的に，相談支援専門員は，本人や家族の相談に応じて必要な情報を提供し，助言を行い，本人や家族のおかれている状況を把握し，アセスメントを行う. ニーズを抽出し，地域のサービスのなかから本人に適したサービスを選定し，サービスの利用計画を作成し，多職種での役割分担や情報共有のためのサービス担当者会議を開催し，必要なサービスにつなげる. その後も適切にサービス利用ができているか，新たな課題が発生していないかとモニタリングを行

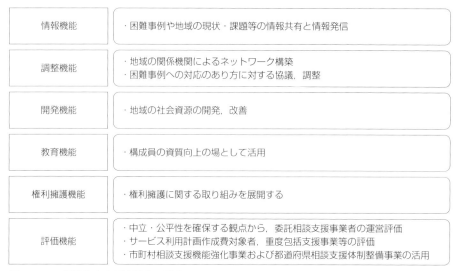

図 4-7-2 地域自立支援協議会の機能

い，適宜サービス計画の修正やサービス担当者会議の開催を行っていく．まさに，地域包括ケアシステムにおける中核を担う職種である．

相談支援が適切に機能することによって，利用者は必要なサービスを利用することができ，リハビリの継続が可能になり，気分転換もできる．一方，家族も疲労がたまってケアがおろそかになり，本人の体調が悪くなって入院になるという状況も回避することができる．また，重度の障害や疾病があっても，ターミナルの状態であっても，本人の希望する自宅での生活を継続することができる．

3．自立支援協議会

前述した小児等在宅医療連携拠点事業では，「行政，医療・福祉・教育関係者等による協議を定期的に開催」がタスクの1番目に挙がっている．この定期的に協議をする場が自立支援協議会であるが，この名称については地域の実情に応じて定められるよう弾力化するとなっており，自治体によって名称が違っている場合もある．

自立支援協議会は，従来，障害者自立支援法施行規則第65条の10において「地域の関係者による連携・協議を行うための会議」と規定され，国の会議資料等で「地域自立支援協議会」の名称が使用されていたが，2010年12月に障害者自立支援法が改正され，同法第88条・第89条で根拠規定が設けられ，その名称も「自立支援協議会」と規定された．相談支援システムづくりの中核的役割を果たす協議の場であり，また「事業者，雇用，教育，医療等の関連する分野の関係者のネットワークの構築を図る」ものでもある．

自立支援協議会は，以下の6つの機能を備えるようにといわれている（図4-7-2）．

4. 連携と協働

　病院のなかで同じ医療系の職種同士でも連携のむずかしさがよく話題になるが，医療・介護・教育・行政・地域のさまざまな事業者・ボランティアグループとなると，それぞれが対象となる児や家族に関わる理由も，役割も，受けてきた教育やバックグラウンドも違う．同じ単語を使っていても，同じ意味で使用しているとは限らない．このようななかで，相手の立場や背景を理解せずに協働しようとすると，誤解を招くことになり，不必要な衝突を招くことにもなりかねない．

　国際生活機能分類（以下，ICF）を共通の言語として多職種共同を深めようという提案もあるが，それぞれの分野でのICFを共通言語とするような教育が普及しているとは言い難い．現時点では困難としても，将来的に共通言語となる可能性はある．

　では，いま現在，われわれはどのようにして多職種での協働を進めていけばよいのであろうか．

　「多職種協働による在宅チーム医療を担う人材育成事業」などの人材育成事業が各自治体で進められているが，いちばん重要なことは，当事者も含めた多職種でのカンファレンスの開催である．これには，先述した「サービス担当者会議」と「自立支援協議会での検討会」がある．どちらも，地域で働くさまざまな職種が，顔のみえる関係をつくれて，違った背景をもつ職種同士が話し合うことで，より広い視点で支援の方法を検討できる．お互いに学び合うことがで

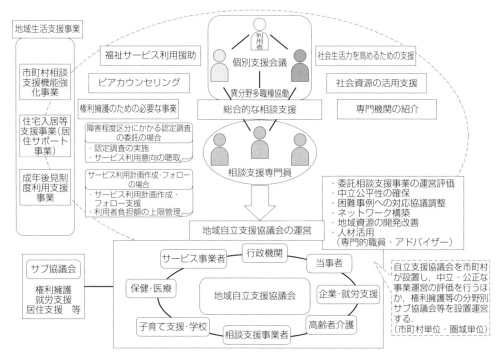

図4-7-3　障害者相談支援事業のイメージ

きるため，支援の幅も広がり，地域での生活のしやすさも変わってくる可能性がある．そして，これが地域包括ケアシステムの構築につながっていくと考える．

多職種協働のなかで，大切なのは，みなが同じチームの一員であると認識し，共通の理念や目標をもって協働していくことである．チームがうまく動くときには，各チーム員がそのもてる力を十二分に発揮でき，よりよいケアを提供できるが，いくら優秀な人材が集まっていても，チームとしてじょうずに協働できなければ，かえってお互いの足を引っ張り合うことにもなりかねない．これからの時代，さまざまな職種とじょうずにコミュニケーションができる能力が求められると考える（図4-7-3）．

VIII. 利用できる制度と社会資源

1. 医療制度；健康保険法

医療機関での入院や外来での治療や検査，訪問診療や訪問看護，訪問リハビリ，訪問薬剤指導や訪問栄養指導などの医療サービスがある．

1）訪問診療

患者からの依頼に基づいて，患者宅に赴いて診療を行う往診と，在宅で療養する患者に計画的に診療を行う訪問診療がある．また，訪問診療を提供する医療機関も，通常の診療所や病院と，24時間対応可能な在宅支援診療所や在宅支援病院があり，さらに2012年度より，①在宅医療を担当する常勤の医師が3人以上配置されており，②過去1年間の緊急の往診の実績を5件以上有し，③過去1年間の在宅における看取りの実績を2件以上有している在宅支援診療所や在宅支援病院を機能強化型在宅支援診療所や機能強化型在宅支援在宅病院として位置づけており，診療報酬の違いがある．

（1）在宅支援診療所

地域において在宅医療を支える24時間の窓口として，他の病院，診療所等と連携を図りつつ，24時間往診，訪問看護等を提供する診療所で，以下の施設基準を満たすものをいう．

《主な施設基準》

①診療所

②24時間連絡を受ける体制を確保している

③24時間往診可能である

④24時間訪問看護が可能である

⑤緊急時に入院できる病床を確保している

⑥連携する保険医療機関，訪問看護ステーションに適切に患者の情報を提供している

⑦年に1回，看取りの数を報告している

［注1］③〜⑤の往診，訪問看護，緊急時の病床確保については，連携する保険医療機関や訪問看護ステーションにおける対応でも可

（2）在宅支援病院

診療所のない地域において，在宅療養支援診療所と同様に，在宅医療の主たる担い手となっている病院で，以下の施設基準を満たしているものをいう．

《主な施設基準》

①200床未満または4km以内に診療所がない病院

②24時間連絡を受ける体制を確保している

③24時間往診可能である

④24時間訪問看護が可能である

⑤緊急時に入院できる病床を確保している

⑥連携する保険医療機関，訪問看護ステーションに適切に患者情報を提供している

⑦年に1回，看取りの数を報告している

［注2］④の訪問看護については，連携する保険医療機関や訪問看護ステーションにおける対応でも可

（3）地域包括病棟

急性期後の受入をはじめとする地域包括ケアシステムを支える病棟の充実が求められていることから，2014年度より地域包括病棟が創設された．

《主な施設基準》

①疾患別リハビリテーションまたはがん患者リハビリテーションを届け出ていること

②入院医療管理料は病室単位の評価とし，届出は許可病床200床未満の医療機関で1病棟に限る

③療養病床については，1病棟に限り届出することができる

④許可病床200床未満の医療機関にあっては，入院基本料の届出がなく，地域包括ケア病棟入院料のみの届出であっても差し支えない

⑤看護配置13対1以上，専従の理学療法士，作業療法士または言語聴覚士1人以上，専任の在宅復帰支援担当者1人以上

⑥一般病棟用の重症度，医療・看護必要度A項目1点以上の患者が10%以上

⑦以下のいずれかを満たすこと

　a）在宅療養支援病院，b）在宅療養後方支援病院（新設・後述）として年3件以上の受入実績，c）二次救急医療施設，d）救急告示病院

⑧データ提出加算の届出を行っていること

⑨リハビリテーションを提供する患者について，1日平均2単位以上提供していること

⑩2014 年 3 月 31 日に 10 対 1，13 対 1，15 対 1 入院基本料を届け出ている病院は地域包括ケア病棟入院料を届け出ている期間中，7 対 1 入院基本料を届け出ることはできない

⑪在宅復帰率 7 割以上［地域包括ケア病棟入院料（入院医療管理料）1 のみ］

⑫1 人あたりの居室面積が 6.4 m² 以上である［地域包括ケア病棟入院料（入院医療管理料）1 のみ］

［注 3］看護職員配置加算：看護職員が最小必要人数に加えて 50 対 1 以上

［注 4］看護補助者配置加算：看護補助者が 25 対 1 以上（原則「みなし補助者」を認めないが，2015 年 3 月 31 日までは必要数の 5 割まで認められる）

［注 5］救急・在宅等支援病床初期加算：他の急性期病棟（自院・他院を問わず），介護施設，自宅等から入院または転棟してきた患者について算定

（4）在宅療養後方支援病院

診療所において，在宅時医学総合管理料，特定施設入居時等医学管理料，在宅がん医療総合診療料，在宅療養指導管理料（在宅自己注射指導管理料除く）を入院前月または入院月に算定している患者が急変等で入院が必要な場合に，入院対応をする病院をいう．なお，入院にあたってはあらかじめ緊急時に入院を希望する病院として届け出が必要である．

2）訪問看護

訪問看護には医療機関からの訪問看護と，訪問看護ステーションの訪問看護がある．医療機関からの訪問看護は，訪問看護を提供する医療機関で診療を受けている患者のみが利用できる．訪問看護ステーションからの訪問看護は，主治医はどこの医療機関の医師であってもよいが，主治医の指示書に基づいて訪問看護は提供される．

3）訪問リハビリ

訪問リハビリも医療機関からの訪問リハビリと，訪問看護ステーションからの訪問看護としてのリハビリがある．理学療法士，作業療法士，言語聴覚士が利用者の自宅に訪問し，直接利用者にリハビリテーションを行うほか，家族，訪問介護員等へのリハビリテーションの指導や教育を行う．また，住宅改修や改造へのアドバイスや福祉用具の選定などの支援も行う．

4）訪問薬剤指導

自宅に薬を配達し，残薬の確認や服用方法の指導などを行うほか，薬局によっては，点滴の調剤や輸液ポンプの貸し出しや点滴ルート・経腸栄養セットなどを保険制度で取り扱うことができ，2014 年度の診療報酬改定からは，一部の創傷被覆材の処方に応じることもできるようになった．受診する医療機関が複数にわたっている利用者の場合，薬局もその都度，それぞれの医療機関近くの薬局を利用している場合もあるが，薬局を 1 つにすることで，薬歴管理がしっかりと行われ，薬の重複処方や副作用が出た薬が再度処方されることがなくなる．

5）訪問栄養指導

　管理栄養士が自宅に訪問し，実際にどのようなものを，どの程度摂取できているか確認し，本人や家族等に実際の調理方法も含めて栄養指導を行う．対象となるのは，腎臓病，糖尿病，肝臓病，胃潰瘍，貧血，膵臓病，高脂血症，痛風，心臓病，高血圧，消化管の手術後，クローン病，潰瘍性大腸炎，高度肥満などの食事管理が必要な疾患と低栄養状態の場合である．

2．障害者総合支援法

　2012年6月27日に公布された「地域社会における共生の実現に向けて新たな障害保健福祉施策を講ずるための関係法律の整備に関する法律」によると，2013年4月から「障害者自立支援法」が「障害者の日常生活及び社会生活を総合的に支援するための法律」（通称；障害者総合支援法）に変更となり，障害者の定義に一定の難病等が追加される．また，2014年4月1日から，重度訪問介護の対象者の拡大，ケアホームのグループホームへの一元化などが実施されることとなった（図4-8-1）[7,8]．

1）目的の改正
　(1) 「自立」の代わりに，新たに「基本的人権を享有する個人としての尊厳」と明記
　(2) 障害福祉サービスに係る給付に加え，地域生活支援事業による支援を明記

2）基本理念の創立
　2011年7月に成立した改正障害者基本法で，目的や基本原則として以下の事項が盛り込まれた．
　(1) 全ての国民が，障害の有無にかかわらず，等しく基本的人権を享有するかけがえのない個人として尊重されるものであるとの理念
　(2) 全ての国民が，障害の有無によって分け隔てられることなく，相互に人格と個性を尊重し合いながら共生する社会を実現
　(3) 可能な限りその身近な場所において必要な…（略）…支援を受けられること
　(4) 社会参加の機会の確保
　(5) どこで誰と生活するかについての選択の機会が確保され，地域社会において他の人々と共生することを妨げられないこと
　(6) 社会的障壁の除去

3）障害者の範囲の見直し
　障害者自立支援法では，支援の対象が身体障害者，知的障害者，精神障害者（発達障害者を含む）に限定されていたが，障害者総合支援法では一定の難病の患者が対象として加えられた．

---

1. 趣旨

障がい者制度改革推進本部等における検討を踏まえて，地域社会における共生の実現に向けて，障害福祉サービスの充実等障害者の日常生活及び社会生活を総合的に支援するため，新たな障害保健福祉施策を講ずるものとする．

---

2. 概要

1. 題名
「障害者自立支援法」を「障害者の日常生活及び社会生活を総合的に支援するための法律（障害者総合支援法）」とする．

2. 基本理念
法に基づく日常生活・社会生活の支援が，共生社会を実現するため，社会参加の機会の確保及び地域社会における共生，社会的障壁の除去に資するよう，総合的かつ計画的に行われることを法律の基本理念として新たに掲げる．

3. 障害者の範囲（障害児の範囲も同様に対応.）
「制度の谷間」を埋めるべく，障害者の範囲に難病等を加える．

4. 障害支援区分の創設
「障害程度区分」について，障害の多様な特性その他の心身の状態に応じて必要とされる標準的な支援の度合いを総合的に示す「障害支援区分」に改める．
※ 障害支援区分の認定が知的障害者・精神障害者の特性に応じて行われるよう，区分の制定に当たっては適切な配慮等を行う．

5. 障害者に対する支援
①重度訪問介護の対象拡大（重度の肢体不自由者等であって常時介護を要する障害者として厚生労働省令で定めるものとする）
②共同生活介護（ケアホーム）の共同生活援助（グループホーム）への一元化
③地域移行支援の対象拡大（地域における生活に移行するため重点的な支援を必要とする者であって厚生労働省令で定めるものを加える）
④地域生活支援事業の追加（障害者に対する理解を深めるための研修や啓発を行う事業，意思疎通支援を行う者を養成する事業等）

6. サービス基盤の計画的整備
①障害福祉サービス等の提供体制の確保に係る目標に関する事項及び地域生活支援事業の実施に関する事項についての障害福祉計画の策定
②基本指針・障害福祉計画に関する定期的な検証と見直しを法定化
③市町村は障害福祉計画を作成するに当たって，障害者等のニーズ把握等を行うことを努力義務化
④自立支援協議会の名称について，地域の実情に応じて定められるよう弾力化するとともに，当事者や家族の参画を明確化

---

3. 施行期日

平成25年4月1日（ただし，4. 及び5. ①～③については，平成26年4月1日）

---

4. 検討規定（障害者施策を段階的に講じるため，法の施行後3年を目途として，以下について検討）

①常時介護を要する障害者等に対する支援，障害者等の移動の支援，障害者の就労の支援その他の障害福祉サービスの在り方
②障害支援区分の認定を含めた支給決定の在り方
③障害者の意思決定支援の在り方，障害福祉サービスの利用の観点からの成年後見制度の利用促進の在り方
④手話通訳等を行う者の派遣その他の聴覚，言語機能，音声機能その他の障害のため意思疎通を図ることに支障がある障害者等に対する支援の在り方
⑤精神障害者及び高齢の障害者に対する支援の在り方
※上記の検討に当たっては，障害者やその家族その他の関係者の意見を反映させる措置を講ずる．

〔厚生労働省：地域社会における共生の実現に向けて新たな障害保健福祉施策を講ずるための関係法律の整備に関する法律の概要（http://www.mhlw.go.jp/seisakunitsuite/bunya/hukushi_kaigo/shougaishahukushi/sougoushien/dl/sougoushien-01.pdf,2014.6.27）〕

図4-8-1 地域社会における共生の実現に向けて新たな障害保健福祉施策を講ずるための関係法律の整備に関する法律の概要

第4章　子どもの在宅生活を支える支援　　171

４）障害支援区分への名称・定義の改正

　現在の「障害程度区分」が知的障害，発達障害，精神障害の状態を適切に反映していないとの指摘を踏まえ，障害の多様な特性その他の心身の状態に応じて必要とされる標準的な支援の度合いを総合的に示すものとして「障害支援区分」へと改正された.

５）障害者に対する支援の見直し

　（1）「重度訪問介護」の利用対象の拡大が行われた. 重度訪問介護は，これまでは重度肢体不自由者が対象のサービスであったが，新たに重度の知的障害者および精神障害者も利用可能となる.

　（2）障害者の高齢化・重度化に対応するとともに，住み慣れた地域における住まいの場の確保の観点から，「共同生活介護（ケアホーム）」は「共同生活援助（グループホーム）」に一元化された.

　（3）「地域移行支援」の利用対象が拡大された. 地域移行支援は，これまでは施設に入所している障害者および精神科病院に入院している精神障害者が対象のサービスであったが，「地域における生活に移行するために重点的な支援を必要とする者」も対象に追加された.

　（4）地域生活支援事業の見直し

　法律の目的に，地域生活支援事業による支援を行うことが明記されたことを受け，市区町村および都道府県が行う地域生活支援事業の必須事業に新たな事業が追加された.

　ａ）市区町村が実施する地域生活支援事業必須事業では，次のものが追加された.

①障害者に対する理解を深めるための研修・啓発

②障害者やその家族，地域住民等が自発的に行う活動に対する支援

③市民後見人等の人材の育成・活用を図るための研修

④意思疎通支援を行う者の養成（手話奉仕員の養成を想定）

　ｂ）都道府県が実施する地域生活支援事業必須事業では，以下が追加された.

①意思疎通支援を行う者のうち，特に専門性の高い者を養成し，または派遣する事業（手話通訳者，要約筆記者，触手話および指点字を行う者の養成または派遣を想定）

②意思疎通支援を行う者の派遣に係る市区町村相互間の連絡調整等広域的な対応が必要な事業

６）サービス基盤の計画的整備

　（1）障害福祉サービス等の提供体制の確保に係る目標に関する事項および地域生活支援事業の実施に関する事項についての障害福祉計画の策定

　（2）指針・障害福祉計画に関する定期的な検証と見直しを法定化

　（3）市町村は障害福祉計画を作成するにあたって，障害者等のニーズ把握等を行うことを努力義務化

　（4）自立支援協議会の名称について，地域の実情に応じて定められるよう弾力化するととも

に，当事者や家族の参画を明確化

7）検討規定

障害福祉サービスのあり方や支給決定のあり方等幅広い内容について，法律の施行後3年を目途に検討を行い，その結果に基づいて所要の措置を講ずることが規定された．以下のような項目について検討が行われる．

(1) 常時介護を要する障害者等に対する支援，障害者等の移動の支援，障害者の就労の支援その他の障害福祉サービスのあり方

(2) 障害支援区分の認定を含めた支給決定のあり方

(3) 障害者の意思決定支援のあり方

(4) 障害福祉サービスの利用の観点からの成年後見制度の利用促進のあり方

(5) 手話通訳等を行う者の派遣その他の聴覚，言語機能，音声機能その他の障害のため意思疎通を図ることに支障がある障害者等に対する支援のあり方

(6) 精神障害者および高齢の障害者に対する支援のあり方

検討に当たっては，障害者等およびその家族その他の関係者の意見を反映させるために必要な措置を講ずるとされている．

障害者総合支援法への改正は，2013年4月1日から行われたが，4）障害支援区分への名称・定義の改正と，5）障害者に対する支援の見直しの(1)〜(3)については，2014年4月1日からそれぞれ施行されている．

3. 障害者総合支援法における各種サービス

1）計画相談支援・障害児相談支援

高齢者が介護保険を利用する際に，介護支援専門員がケアマネジャーとして，生活の相談やサービスの導入・調整・給付調整等を行っているように，障害児者にも「計画相談支援」「障害児相談支援」という制度があり，相談支援専門員が，障害福祉サービスの利用に関する相談に乗り，「サービス等利用計画」を作成し，サービス事業者との連絡調整を行う．しかし，現状では事業者も充足しておらず，家族や本人が，役所の担当者と相談しながらサービスの自己調整を行っている現状がある．

現在，経過的な取り扱いとして，相談支援の提供体制を考慮し，2012年度から段階的に対象を拡大し，2015年3月末までに原則としてすべての障害福祉サービス等を利用する障害者等を対象とすることとされている．

地域包括ケアのなかで，サービスを利用するうえで要となる重要な職種である．介護保険では，市場原理を導入し，利用者の選択を通じた適正な競争が行われ，サービスの質と効率性が向上するとうたわれた．現実に在宅介護サービスに営利企業が多数参入し，事業者数・利用者数ともに大きく伸びたが，収益確保のための利用者獲得競争と利用者の囲い込みが進行してい

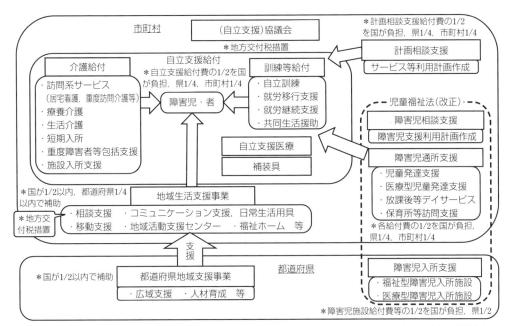

〔厚生労働省社会・援護局障害保健福祉部：障害児・発達障害者支援室資料：医療的ケアを必要とする重症心身障害児の福祉について（http://www.mhlw.go.jp/file/06-Seisakujouhou-10800000-Iseikyoku/0000053134.pdf,2014.7.9）〕

図4-8-2　障害者総合支援法に基づく障害福祉サービスの体系（2012年4月～）

る現状がある．利用者のいいなりにプランをつくる「御用聞きケアマネ」や施設などの母体施設の意向を受けて動く「ひも付きケアマネ」による，サービス限度額いっぱいにサービスを利用させる「お手盛り介護」など，さまざまな問題が起こっている．

　総合支援法では，このようなことのないように，相談支援が給付管理や単なるサービスの紹介ではなく，本人や家族の生活を支え，医療との連携もしっかりととり，地域のなかで無理のない生活を組み立てられるように，的確なサービス等利用計画を立てられるようになることが大切である（図4-8-2）[9]．

2）訪問系サービス

　①居宅介護：自宅で入浴，排せつ，食事の介助等を行う．

　②同行援助：重度の視覚障害のある人が外出するときに，必要な情報提供や介助を行う．

　③行動援助：自己判断力が制限されている人が行動するときに，危険を回避するために必要な支援，外出支援を行う．

　④重度障害者等包括支援：介護の必要度が非常に高い人に，居宅介護等複数のサービスを包括的に行う．

3）日中活動系サービス

　①短期入所（ショートステイ）：自宅で介護する人が病気等の場合などに，短期間，夜間も含

め施設で入浴，排せつ，食事の介助等を行う．

4）障害児通所系

①児童発達支援：日常生活における基本的な動作の指導，知識技術の付与，集団生活への適応訓練などの支援を行う．

②医療型児童発達支援：日常生活における基本的な動作の指導，知識技術の付与，集団生活への適応訓練などの支援および治療を行う．

③放課後等デイサービス：授業の終了後または休校日に，児童発達支援センター等の施設に通わせ，生活能力向上のための必要な訓練，社会との交流促進などの支援を行う．

④保育所等訪問支援：保育所等を訪問し，障害児に対して，障害児以外の児童との集団生活への適応のための専門的な支援を行う．

5）障害児入所系

①福祉型障害児入所施設：施設に入所している障害児に対して，保護，日常生活の指導および知識技術の付与を行う．

②医療型障害児入所施設：施設に入所または医療機関に入院している障害児に対して，保護，日常生活の指導および知識技術の付与並びに治療を行う．

4．地域の自主団体等

①全国重症心身障害児（者）を守る会：「最も弱いものをひとりももれなく守る」という基本理念に基づき，施設対策と在宅対策の運動をすすめ，親の意識の啓発と連携を密にするため，全国に支部をおき，地域活動や施設活動を行っている．1966年に社会福祉法人を取得し，幼児から成人に至るまでの一貫した各種事業を行っている[10]．各地域に支部があり，活動を行っている．

②日本肢体不自由児協会：家族と社会の間に立って，家族を支援し，社会を啓発し，肢体不自由児がもっとも恵まれた環境にいられるようさまざまな事業を行っている．こちらも各地域に支部があり，さまざまな活動を行っている．

③疾患別患者団体：それぞれの疾患ごとにさまざまな団体があり活動をしている．

a）親の会連絡会参加団体一覧

http://www.mext.go.jp/b_menu/shingi/chukyo/chukyo3/046/siryo/attach/1308852.htm

b）かんしん広場　小児の病気の団体一覧

http://www.kanshin-hiroba.jp/children.html

【第4章Ⅶ〜Ⅷ．文献】
1）社会保障審議会医療部会：資料　医療法等改正に関る意見．10，2013年12月27日（http://www.mhlw.

go.jp/file/05-Shingikai-12601000-Seisakutoukatsukan-Sanjikanshitsu_Shakaihoshoutantou/0000035069.pdf,2014.9.15）.

2) 厚生労働省：資料 地域における医療及び介護の総合的な確保を推進するための関係法律の整備等に関する法律案の概要（http://www.mhlw.go.jp/topics/bukyoku/soumu/houritu/dl/186-06.pdf,2014.9.15）.

3) 厚生労働省：地域包括ケアシステム（http://www.mhlw.go.jp/stf/seisakunitsuite/bunya/hukushi_kaigo/kaigo_koureisha/chiiki-houkatsu/,2014.9.15）.

4) 厚生省医政局指導課：資料 平成26年度小児等在宅医療連携拠点事業（http://www.mhlw.go.jp/file/06-Seisakujouhou-10800000-Iseikyoku/0000053132.pdf,2014.9.15）.

5) 川越雅弘：わが国における地域包括ケアシステムの現状と課題 海外社会保障研究（http://www.ipss.go.jp/syoushika/bunken/data/pdf/18715002.pdf, Spring 2008 No. 162,2014.9.15）.

6) 厚生労働省：資料 障害者総合支援法 第5条17（http://www.mhlw.go.jp/topics/bukyoku/soumu/houritu/dl/162-13b.pdf,2014.9.15）.

7) 厚生労働省：政策について＞分野別の政策一覧＞福祉・介護＞障害者福祉＞障害者総合支援法が施行されました（http://www.mhlw.go.jp/stf/seisakunitsuite/bunya/hukushi_kaigo/shougaishahukushi/sougoushien/,2014.9.15）.

8) 厚生労働省：地域社会における共生の実現に向けて新たな障害保健福祉施策を講ずるための関係法律の整備に関する法律の概要（http://www.mhlw.go.jp/seisakunitsuite/bunya/hukushi_kaigo/shougaishahukushi/sougoushien/dl/sougoushien-01.pdf,2014.6.27）.

9) 厚生労働省社会・援護局障害保健福祉部：障害児・発達障害者支援室資料 医療的ケアを必要とする重症心身障害児の福祉について（http://www.mhlw.go.jp/file/06-Seisakujouhou-10800000-Iseikyoku/0000053134.pdf,2014.7.9）.

10) 全国重症心身障害児（者）を守る会（http://www.normanet.ne.jp/～ww100092/）.

【第4章Ⅶ〜Ⅷ. 参考文献】

へるす出版編：小児看護と診療報酬. 小児看護, **37**（9）（2014）.

へるす出版編：小児の在宅看護. 小児看護, **37**（8）（2014）.

猪飼周平：病院の世紀の理論. 有斐閣, 東京（2010）.

国土交通省：国土の長期展望 2011年2月21日発表資料（http://www.mlit.go.jp/common/000135838.pdf,2014.9.15）.

日本肢体不自由児協会（http://www.nishikyo.or.jp/,2014.9.15）.

豊かな地域療育を考える連絡会編：障がい児の子育て支援ムック. 豊かな地域療育を考える連絡会, 神奈川（2010）.

（島田珠美）

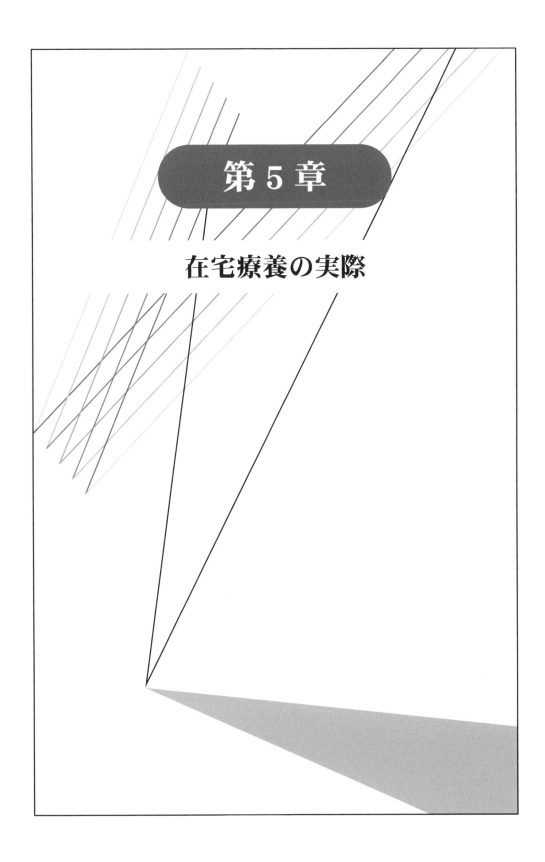

第 5 章

在宅療養の実際

I. 療養者から

1. 幼少期

　筆者は，1歳半ごろに脊髄性筋萎縮症2型という確定診断を受けた．1970年代当時，まだこの病気はあまり知られておらず，1型，2型の区別もついていなかったようで，確定診断を行った医師に「3歳までしか生きられないだろう．病気やけがをしないように，家のなかで大事に育てたほうがいい」と，母はいわれたそうである．それでも母は，「産まれてきたからには，人間らしい生き方をさせたい．家のなかや施設に保護・隔離するのではなく，地域で，同世代の子どもたちといっしょに生きていく」と心に決め，積極的に外出を試みた．「人と違うことに誇りをもつ．他者と違うことで，お互いに生活の仕方を工夫する機会をもち，お互いの弱みを補い合えるようになる．弱い立場の人間がいることで，強い立場の人間は優しさを知る」．そのような信念のもと，育てられた．

2. 学齢期；小学校から大学卒業まで

　筆者は，特別支援学校にも，施設にも入ったことがない．教育委員会や学校，PTAなどと議論を重ね，地域の小学校へ進学した．

　また，介助もできる限り親以外の人に関わってもらうようにしてきた．高校生になると，外出する際には最寄り駅まで母が車で送り，そこから先は自分で通行人を捕まえて切符を買ってもらい，階段を運んでもらうなど，"人サーフィン"をつないで出かけた．学校でも，朝，昇降口まで母が送り，車いすに乗せると，「じゃーね，いってらっしゃい」と帰ってしまう．そこで昇降口で「ちょっとすみません．私，教室が3階なのですが，運んでもらえませんか？」と，手伝ってくれそうな生徒を4人捕まえ，「車いすのこことここをもって……」と指示しながら，3階の教室まで運んでもらっていた．部活の合唱部では，夏の合宿，関東大会などの泊まり込み遠征など，すべて，先輩後輩を含め，部員に介助してもらった．

　大学に進むと，海老原家の「高校を卒業したら家を出ること」という規則に従った．また部活仲間の協力の下，30人ほどの介助ボランティアグループを結成した．大学の近くにアパートを借り，大学の掲示板に「介助者募集」のチラシを貼り，友だちに毎日2人ずつ交代で家に泊まりにきてもらった．公的制度のホームヘルパーは，大学に行っている時間と重なりまったく使えなかった．また，学生ボランティアが見つからないときには，アパートの隣の部屋に住んでいるおばさんにトイレ介助などを手伝ってもらった．

筆者の生活は，このように，近くにいる人だれにでも「手伝ってくれませんか？」と声をかけ，その都度，的確にどのように手伝ってほしいかをそのときそのときの人たちに理解してもらえるように説明していくことの積み重ねで成立してきた．

　そんな私にひとつの転機が訪れた．

　大学3年生のとき，語学留学で1か月半，アメリカに渡ることになった．さすがに「通りすがりの人サーフィン」では生活が保障できないことから，人生で初めて「専属の介助者」をつけることになった．「介助者」がいると，なにか行動を起こそうと思ったときに，すぐ隣に介助をしてくれる人がいるため，少し声をかけるとすぐに動いてくれる．そのような環境が整っていることで，それまで介助力確保に費やしていた労力のほとんどを，本来自分が使うべき「勉強」「趣味活動」などに費やすことができた．それまでいかに自分が介助者確保に貴重な労力を割いていたかを実感するとともに，「介助者」が傍らにいることの重要性，本当の「自由」を得るということ，自分が本当にやりたいことをやっていくためには，手を貸してくれる友人のみではなく「介助者」が必要なのだということを知ったのである．

3．青年期；「TRY」の活動と障害者運動

　大学を卒業した2001年（24歳のとき），日韓の障害者が，釜山から首都のソウルまで野宿旅をしながら，主要駅やワールドカップ競技場のバリアフリー化を求めて歩く「TRY」という活動に参加した．そこには介助者も利用者もなく，ただ同じ目標をもつ仲間，という意識があった．お互いに，自分の意思を表明し合い，価値観をぶつけ合ったり共感し合い，できないことは助け合う．このように参加者全員が相互に対等な関係も非常に重要で，居心地のよい空間であった．「人としてどうあるか」における人間関係と，「障害者であっても最低限の人権のある生活を保障されるため」の人間関係は，きちんと区別して考えていかなければならない．それに気づいたのが，この「TRY」の活動であった．また同時に，こんなに楽しく障害者のニーズをアピールできる障害者運動もある，ということが衝撃的であった．「障害者として地域で生きる，ということをしっかり実践することが，すなわち障害者運動につながる」という手応えも，はっきりつかんだ．

　さまざまな意味で人生の転機となった「TRY」を終えた2001年の秋，東京都東大和市で自立生活を開始した．なにをするにも，まずは親に依存するのではなく，自分の生活（介助）を自分で確立しなければ，次の一歩を踏み出せないと思ったためである．

　そして自立当初より，東大和市の自立生活センター（center for independent living；CIL）の活動に参加した．自立生活センターは，「TRY」を経験させてくれたメインストリーム協会も含め全国に120か所以上あり，障害当事者を中心に，権利擁護をベースとした相談支援，当事者ならではの知恵や視点を生かした自立生活プログラムの実施，ピアカウンセリングなどを行っている．

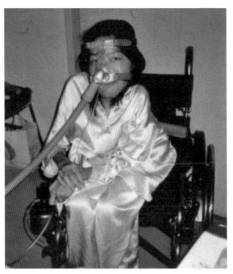

図 5-1-1　人工呼吸器導入

4．障害・呼吸不全の増悪と人工呼吸器導入

しかし,「TRY」での1か月間の野宿旅が原因で,障害・慢性呼吸不全が一気に重度化した.2002年のお正月以降,食欲減退,不眠が続き,会議などに参加していても内容が頭に入ってこない,なに事にもやる気が起きない,息苦しいなどの症状の後,激しい不整脈を起こし始めた.同時に,安静時にも脈が140を超えるようになった.緊急検査入院となり,夜間睡眠時のSpO$_2$最低値が47%,平均でも70%であることが判明した.2002年の春に人工呼吸器導入となった(図5-1-1).3週間の人工呼吸器導入入院を終えるころには,頭がすっきりとし「世界って,こんなに明るくて,エネルギーに満ちていたんだっけ?」という感覚であった.呼吸の重要性を実感し,退院日から自立生活を再開した.入院中に,人工呼吸器管理方法をしっかり学んだため,人工呼吸器の扱いに関しては,すべて自分でアテンダントの学生,主婦,介護福祉士などに教え,スムーズに生活を再開することができた.

5．自立生活と重度訪問介護サービス

現在は,重度訪問介護というサービスを月に561時間支給決定されている.これは「仕事をしている間はヘルパーを使ってはいけない」という国の決定があることから24時間介護ではない.職場にいる間は職場のスタッフに介助をお願いしている.被雇用者の場合は,障害者雇用促進事業で,職場介助者のための助成金が使えるところ,現在理事長の私は「雇用主」であることから,この事業の適用外になる.これは,制度上のひとつの欠陥といえる.勤務時間外の生活介助については,仕事日は夕方18時半～20時半の2時間,21時～翌10時の出勤までと

なる．休みの日は，夜勤の人が8時まで，日中介助が9〜19時まで，2時間空いて夜21時から夜勤という2交代制をとっている．原則として定期派遣の固定で回している状況である．しかし，体調を崩して欠勤するなどという場合は，定期介助がない時間帯に介助が必要となる．スムーズに臨時介助に入れるアテンダントが見つかればいいのだが，「アテンダントがいないから休めない」という場合もあり，なかなか介助制度を使いこなすのもむずかしいのが現状である．

　現在アテンダントは10人弱で，学生，主婦，介護福祉士，フリーターなど，さまざまな人が関わってくれている．生活介助は，基本的に，すべて私の指示に基づいて行われる．料理の作り方も自分のやり方でお願いする．施設での生活ではなく，だれかに管理される生活でもないため，お風呂に入り出すのは夜中の12時過ぎ，日本酒を飲みながら録画し溜めた大河ドラマをみて，ベッドに入るのは3時過ぎ，ということもある．

　もっている資格と介助技術はまったく関係がない．介護福祉士であっても介助のあり方が自分の生活スタイルに合わない，と思うこともある．逆に留学生で言葉もたどたどしいのに，自分の生活のペースにしっくりくる場合もある．結局，利用者・介助者の関係とはいっても人間同士の関わりであり，最終的には「相性」といえる．お互いに「他人」であるところから始まり，自分がどういう人間かということを伝え合い，理解し合う努力がベースにある．その後は，どこまで理解し合おうという努力が続くか，ということが重要である．

6．在宅療養者の視点による今後の課題

　現在私は，在宅医療サービスを一切使っておらず，体調管理・人工呼吸器管理等，すべて自分で行っている．しかし，周囲の人工呼吸器ユーザをみると，訪問看護や往診医のサポートを受けている人も多い．よい関係であればよいのだが，ときに「医療従事者が管理者」という関係になっているケースも見受けられる．微熱があったり，痰がからんでゴロゴロいっているなどの症状がある場合は即「外出禁止令」が下されつらい思いをすることもある．しかし，私たち重度障害者は「地域」に生きている．病院や施設のなかではなく，地域のなかで「こういう活動をしていきたい」「こういう生き方をしていきたい」と思い，体調管理や治療・リハビリよりも，いましかできないことを実行し生活の質・充実度を求めているということを，医療従事者にも理解してもらいたい．また，医療従事者でなければできない知識と技術で，重度障害者の「地域生活」を最大限にバックアップしてもらいたいと思う．活発すぎて，寝不足のことも多い私が，「食事と睡眠に集中するために1週間くらい入院したい」と冗談をいったとき，主治医は「あなた，仕事や活動ができなくなったら，余計に体調崩すでしょ．倒れない程度に仕事を続けなさい」と笑顔で答えた．そのような主治医をもっている私は，非常に恵まれていると思っている（図5-1-2）．

　私が最近，自分の地域生活や職場での相談支援活動などを通して感じることは，障害者である利用者は，法律でいかに障害のない人との平等や対等の人権を謳っていても，圧倒的に弱者

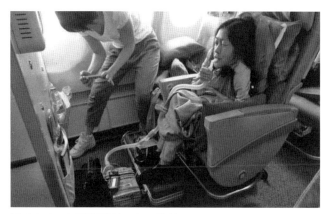
図 5-1-2　人工呼吸器かついで海外へ

であるということである．私は，重度障害があるにもかかわらず活発で主体的な生活を送っているとみられ，自分でもそのつもりでいるが，その生活はアテンダントがいて初めて成り立つものである．私の「こういう生活がしたい！こういう活動がしたい！」という意思に賛同し，協力してくれるアテンダントがいなければ，なにもできない．まわりから「障害者は人手もお金も時間もかかって迷惑なんだから，少しでもおとなしく，目立たない生活を送るべきだ．まわりの人の手をわずらわせないように，我慢するのは当たり前だ」などと思われたら，私は地域で生きていくことはできなくなる．どのように強い意欲や高い能力をもっていても，まわりの人たちの価値観ひとつで，自分の生活全般をコントロールされてしまう．支援者は，自分たちがいかようにでも障害者を管理できる立場にいる．実は，よかれと思ってしていることが，障害者にとっては制約や拘束になっていることもある．重度障害者は，自分の命を支援者に預けている．預けるということは，自分自身の身を委ねることである．支援者を信じ，自分の生活をさらけ出している重度障害者の勇気を，しっかり受け止めてほしいと思っている．

　もうひとつ，私が人工呼吸器をくわえて，町中を歩いていると，「かわいそうに……」といわれることが，まだある．しかし，医療制度の整っていない途上国で，神経筋疾患の仲間たちは，どれほど優秀でも，高い志をもっていても，呼吸機能が低下してしまうと，そのまま亡くなる道しか残されてない．そのような状況と比べ，現代の日本に生まれた私は，ほとんど負担なく人工呼吸器のレンタルが受けられ，アテンダントに生活を支えられ，理解のあるドクターがついている．社会生活を継続し，仕事をしてお金を貯めて，海外旅行までできる．それがどれほど幸せなことか．確かに，協力的な支援者を増やし確保すること，その人たちに介助の仕方をしっかり伝え，自分の生活を委ねることは，非常に労力が必要でたいへんなことである．しかし，たいへんと不幸は，全然違う問題で，自分が幸せか不幸なのか，決めるのはまわりの人たちではなく自分自身である．自分自身が幸せだと思えるのであれば，幸せである．そして，自分自身が幸せだと思える日々を送れるかどうか，それは自分の心持ちだけではなく，周囲の人たちの理解と協力にかかっている．周囲の人たちの理解と協力を得るためには，人工呼吸器

ユーザーがいま以上に町へ出て行き，地域の人々との接点を増やしていくことがもっとも効果的だと思っている．

　しかし，人工呼吸器ユーザーには，アテンダントや家族，医療従事者による24時間介助の体制が固められていることが多く，逆に地域の人を巻き込まなくても，その生活は支援者のなかで完結してしまいがちである．支援体制が整っていることはよいことであるが，地域との接点をもちにくくなってしまっているのでは，施設や病院にいるのとさほど変わりがない．支援者によってガードされている人工呼吸器ユーザーに，地域の人たちからのアプローチを求めるのはたいへんむずかしいため，私たち自身から意識的に努力していくべきだと思われる．

　医療モデルから社会モデルへの転換期であるいま，社会環境の変革をただ待つのではなく，私たちにもできる社会参加を行い自ら新しい支援のあり方を示していく．そんなチャレンジを，これからも楽しんでいきたい．

（海老原宏美）

II. 療養者の親から

1. はじめに

　筆者が療養者の母親となったのは1998年6月ということになるのであろうか．風邪のような症状があり微熱が出始めた3歳になる長男颯（はやて）を，かかりつけの小児科クリニックに連れて行くと案の定，風邪の診断がなされ薬が処方され帰宅した．薬が効いたためか風邪の症状は快方に向かい，本人は食欲もあり元気にしていた．元来心配症な私は，元気になった長男をお風呂に入れる際，念のためにと熱を測ると，微熱があり，夜間にはびっしょり寝汗をかき始めたようすに「なにかおかしい」「なにかある」と，いいしれぬ不安に襲われた．それをみた5歳上の長女が「ママが毎日熱を測るから気になるんだって，『はや』はこんなに元気でご飯もいっぱい食べてるから大丈夫」と私を気遣う．その娘に「微熱が続くって怖い病気かもしれないんよ，白血病っていう恐ろしい病気もあるし」と，そのときまで「白血病」に縁もゆかりもない私がその病名を発したことが自分でも不思議であった．しかし，その数日後，自宅からほど近い大阪大学医学部附属病院の小児科外来で「息子さんは検査の結果ALL（acute lympho-blastic leukemia；急性リンパ性白血病）にまちがいありません」と告知されることとなった．

2．告知を受けて

　病名を告げられたとき筆者のいいしれぬ不安はこういうことだったのかとショックではあったが，「敵が分かった」という気持ちのほうが強かったように思う．反対に夫は，女性の外来担当医から思いもよらぬ白血病告知と息子の治癒の可能性が70％くらいであると聞かされ，涙がぬぐってもぬぐっても勝手に流れてくるといった状況であった．そのようすをみた男性の病棟担当医が同じように泣いているのに気づいた私は，ここにいるドクターやナースの人たちを信じよう，白血病イコール死だと漠然と思っていたが70％も治癒の可能性があることから必ず治ると思えたのである．それでも「なぜうちの子なの」「なぜこんな病気になったの」と原因が知りたい一心でいろいろ質問したところ，その女性医師に「お母さん，これはもう身体のなかで交通事故にあったようなものだと理解してください」ときっぱりいわれた．その返答は，そのときの私にとって，なぜかそれまでのどのような説明より腑に落ちた感じがしたことを覚えている．そしてそれは，ドクターから同じ説明を同時に受けていたにもかかわらず，その受け取り方や考え方には夫婦で相当違いがある，ということを思い知った最初の機会でもあった．

3．入院生活

　告知を受けたその日は，ベッドが満床であったことから自宅に戻ったが，娘が開口いちばん「『はや』は白血病ではなかったよね」と聞いてきた．私が心配のあまり娘に口走ってしまった白血病という病名を彼女はしっかり覚えていて心配していたのだと思い，とっさに「白血病ではなかったよ」と告げてしまった．ただ入院して治療しなくてはならない病気であるため，近くに住む私の両親も呼んで，少しの間，家族はバラバラで暮らさなければならないことを，付き添いのローテーションのことなどを含め，娘にも納得してもらうべく家族会議を開いた．その2日後，まったく病人にはみえずまるでどこかへ遊びに行くような笑顔の息子と私の入院生活が始まった．

1）入院治療初期

　私にとっていちばんよかったのは，まだ両親といっしょにいて当たり前の3歳の息子に24時間付き添えることであった．もし付き添いが面会時間のみに限られていた場合，いくら信用できる医療者がいて，いくら自宅に近い病院であっても，転院を考えただろうと思う．入院当日はプライマリナースに入院生活のレクチャーを受けた後，息子の入る病室のドアの前で，同室になる子どもの母親から「この病院に入れたんやから安心よ，変な出方した子はいないから」とあいさつされた．それはみんな治って無事退院しているよ，という意味であろうと解釈した．告知から始まって病気や治療の説明，入院生活のレクチャーなど，いままで聞いたこともない言葉や経験したことのないことが2，3日の間に起こり，不安と心配だけの私にとって，その先輩お母さんのあいさつが唯一少し前向きな気持ちになれた言葉であった．加えて夫が，会社の

制度を利用して介護休暇を取得し，最初の1か月間，夫婦で付き添うことができたのはなにより心強いことであった．息子が入院したのは水曜日であったため，夫は娘が学校から帰る前に自宅に戻り，翌朝娘を送り出して病院に来るという生活を土曜日まで続けた．土曜日の午後に初めて夫と交代し私が自宅へ戻り，翌朝病院へ向かうことになった．

　病院の玄関から3日ぶりに外へ出ると，その風景はいままでとは全然違うものに感じられた．なにも色がついておらずセピア色にしかみえない．自分だけが違う世界に放り込まれたようないたたまれない空間にしか思えず，目を伏せてできる限りなにもみないように急いで自宅に向かった．だれにも会いたくも話たくもなく逃げるように帰宅してリビングに入ると，今度は，入院した水曜日となにも変わらず当たり前に並んでいる家族の写真や息子のおもちゃが目に入った．告知の際には落ち着いていた私だったがどうしていまあの子は病院にいるのか，なぜこんなことになったのか，いままでの日常はどこへいったのか，これからどうなるのかと考え，後にも先にもいままででいちばん大泣きし，大暴れし，娘を預かってくれている母親に泣きながら当分娘を迎えに行けないと電話をした．それからどのくらい経ったか覚えていないが，ふと我に返り，どれほど泣いても，暴れても事態は変わらないという現実を突きつけられた気がしたことを記憶している．

2）入院治療中期

　夫の介護休暇が終わるころにはわが子との入院生活にも慣れ，治療も順調に進んでいった．そうなってくると気になるのが，病院内や家庭内での日常生活の精神的負担であった．学童期の患児を抱える親は，さらに学校のこと，勉強のことなどが加わるようであった．私が付き添い生活を始めたころ同室の先輩お母さんたちが，実家ともめている，学校の先生の対応がどうだ，ドクターやナースに不満があるなど，よくそのような話をしていたことが思い出された．そしてまさしく私自身も，同室のお母さんとの関係やわが子と同室の子どもたちとの関係で，頭を抱えることが多くなった．さらには実家の両親にも疲れが出始め，休日くらいは自由にさせてほしいといわれ，休日は娘も病院に連れて来てデイルームとよばれる待合室のような場所で1日ほかのきょうだいたちと遊びながら過ごさせるという生活に変えなくてはならなくなった．

　このように小児がんと告知されショックを受けながらもすぐに開始されるわが子の治療のため，長期にわたり付き添い生活を強いられる家族に起こってくる精神的な問題を，自身の経験からまとめたものが図5-2-1である．

3）退院とターミナル

　図5-2-1の最後をターミナルか退院のいずれかとくくっているが，私の場合はターミナルであるという感覚はないまま急変という形で2000年1月23日，1年半に及ぶ入院付き添い生活を終え，霊安室からの退院となった．息子は8月23日生まれで，ちょうど5歳5か月の命であった．

第5章　在宅療養の実際

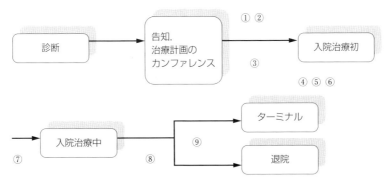

①告知パニック
通常小児がんは家族にとってまったく予期せぬ状況下で起こり，診断結果を突然知らされることになる．その場合多くの母親が精神的ショック状態に陥る．
②パニック起因のカンファレンスギャップ
告知と同時に担当医師より治療方針，治療計画の概要が家族側に説明されるが，ショック状態にある家族側は冷静にカンファレンス内容を理解することができないケースが多い．
③知識不足起因のカンファレンスギャップ
専門用語の多いカンファレンスの内容は，知識面からも家族にとって理解しにくいものとなるケースがある．
④入院生活アメニティの不満
付き添いベッド，入浴，就寝，起床時間，食事，面会に関することなど家族も特別な環境での生活を強いられる．
⑤付き添い家族ローテーション対応
付き添いは主に母親が対応するケースが多いが，きょうだいの世話などもあり，父親や他の親族も含めた在宅介護プランのようなローテーション対応が要求される．
⑥治療方針コミュニケーションギャップ
入院治療も時間がたつにつれ，投薬，輸血，検査の頻度や内容などについて疑問や不信感，誤解などが生じやすくなる．
⑦精神的バランス感欠如（対人関係などへの影響）
非日常的な生活の連続のなかで，精神的な消耗から，ドクターやナース，他の患者家族などとの人間関係や家族関係までも歪みが入ることがある．
⑧インフォーマル情報ギャップ
同病患児をもつ母親同士の非公式な情報交換，口コミなどから治療方針，医療対応などに対する不信感や医師側との合意がしだいに崩れていく傾向がみられることがある．
⑨その他保険，制度等の理解不足など

図5-2-1　入院治療過程における患児家族の精神的負担，問題点の発生状況

　彼の治療はまず家族のHLA（human leukocyte antigen；ヒト白血球型抗原）検査から始まったが，家族のだれとも合わず，苦しい化学療法を4クールする方針となり，2クール目には，真菌のために高熱が引かず危ない時期も経験した．そのせいもあり3クール目は予定よりもゆるい化学療法に切り替えざるを得なかったのであるが，4クール目に入る前の検査で再発が分かった．私は，すっかり仲良くなったドクターやナース，闘病仲間，病棟に関わるすべての人たちとの関係が，年明けから始まる4クール目終了後の退院によって切れるのが寂しいと感じるほど病棟になじんでおり，入院中に再発が分かったことで，最後の治療でもある「移植」が受けられる，またこのメンバーでがんばれると再発をよいことのように考え乗り切った．ただ「再発です」と告知されたその夜は，私のようすがおかしいと，女性の研修医と夫の勧めで，平日ではあったが，夫に付き添いを交代してもらったこと，また，その夜は偶然病棟の飲み会で，

遅れてきた席で病棟担当医が「はやちゃんが再発してしまった」と涙して落ち込んでいたと後々女性研修医に聞かされた2つの出来事が，最初の告知よりもさらに再発告知のほうがつらいと聞くなか鮮明に記憶に残っている．

その後，そのまま病棟で迎えた1999年は，移植をして完治する可能性がでてきた希望の年の幕開けであった．が，いまから思うと息子と私たち家族の最後の時間，告知はされていないターミナル期でもあった，と思っている．そう思うことで救われているともいえる．年明け早々には骨髄移植のドナーも数人見つかり，ゆるやかな化学療法をしながらの入院生活は，前年度とは違いとても平和で穏やかなものであった．そのころ，血液腫瘍科の専門医が大阪大学に戻られ，息子の移植は臍帯血移植に変更となり，いままで一度もなかった外泊もできるようになった．12月に予定された移植の1か月半前には，退院という形もとれ，1年以上ぶりに自宅に家族4人がそろう生活を満喫した．その間に息子の大好きな新幹線に乗り，家族で静岡へ行くことも許可された．そして「お姉ちゃん，移植がんばってきまーす」と，にこやかに手を振り病院へ向かう彼の姿は，姉である長女にとっても私たちにとっても彼らしいお茶目で愛くるしい最後の姿となった．

移植という治療は，それは壮絶な闘いであった．移植後1か月過ぎても生着をみずCRP（C-reactive protein：C反応性タンパク質）値は上がる一方で，再入院に合わせまた介護休暇をとった夫と交代で徹夜の日が続いた．弱っていくばかりの息子のようすに不安は募るばかりであったが，私の知る限り移植中に亡くなった子はいなかったことを思い出した．息子はつらい状況のなかでも父親にゲームしようといったことに希望をみ，しかし実際はまったくゲームをする力はないことや，私に抱っこしてほしいといい，心配して「しんどそうなのに大丈夫なの？」と聞きながら抱っこすると「はや，ママ大好きもん」と細い声でいったそばから早く寝かせてというリアクションをした．このような状況で本当に回復するのだろうかと一喜一憂する日々が続いた．そして1月21日の金曜日に血液腫瘍科の専門医が土，日は東京出張であることからその前にと，ようすをみに来られ「順調やね」と言い残した2日後に彼は亡くなった．「パパゲームしよ」「ママ抱っこして」は，まだ5歳にもかかわらず，自分の最後が分かって，最後の力をふりしぼり私たちに残したメッセージだったと思うといまも涙が止まらない．

4．喪失後

息子が亡くなった1月23日は日曜日であった．その日から1週間，彼が大好きだったプライマリナースが自宅を探して訪ねて来て，玄関先で抱き合って泣いたことくらいしか記憶にない．翌週の月曜日から会社，学校へ出かける家族を見送った後，年齢と入院付き添い生活は私が先輩，わが子を亡くしたことでは半年先輩である闘病仲間の安井が，毎日のように私の自宅を訪ねてくれるようになった．私たちは午後の数時間，闘病中のエピソードやわが子の思い出，ドクターやナースに伝えたいことなど泣き笑いで夢中で話すなかで，私たちが病院から通夜に駆け付けた喪失の仲間はいまどうしているのか，その仲間を集めて私たちが闘病中に読み救わ

れた本の著者に講演にきてもらおうか. みなも私たちのように医療者に伝えたいことがあるだろうから聞き取りに行って回顧録でもつくろうか, などという会話をしたことをはっきり覚えている. そうして息子の四十九日が済んだころ, 「近畿小児がん学会」が京都で開催されるためいっしょに行こうと安井から誘われ, 私は喪失後初めて外出をすることになったのである.

1）団体の設立

そこには, 息子が亡くなる 2 日前に病室で言葉を交わしたっきりの血液腫瘍科専門医の姿があった. 思わず声をかけたところ, そのドクターは驚き, 申し込んでいた学会後の懇親会を私たちの目の前でキャンセルをし, 話がしたいといわれた. 3 人で 4 時間以上にわたり闘病中の親の思いや施された医療への疑問, 医療者に思うことなどを忌憚なく伝え, ドクターからも順調であったはずの私の息子の急変の経緯, 医療者の思いや疑問への答えなど, 聞くことができた. その結果お互いが痛切に感じたのは, 相互理解の不足がこの事態を招いているということであった.

翌週初めて医局に招かれ, お互いの相互理解のために, 医療者からと患者側からそれぞれの思いを綴ったコミュニケーション誌のようなものをつくろう, 双方に役立つ講演会, 勉強会を開催してはどうか. 大阪大学にも親の会をつくったならば全面的に応援する, という話になっていった. 親の会って何だろうと思いながら, 私の家で安井と漠然と話をしていたことがドクターからの提案と相まって, 大阪大学小児科・小児外科親の会「エスビューロー」が誕生した. その日から, 私たちが息苦しさしか感じなかった日常に, 亡くした息子たちがつなげてくれた縁のなかで活動する新しい日常が加わった. 息子たちがいない現実を紛らわす術を身につけ, 少しずつ気持ちが前向きに変わっていくことができたように思う.

2）団体の活動

私と安井はとりつかれたように機関誌作成のための取材や講演依頼, 原稿作成に奔走した. お互い男の子を亡くしたつらすぎる 5 月 5 日に, 違う意味を見いだそうとエスビューローの設立記念日に決め, その日, コミュニケーション誌「クライス」を創刊した. 7 月には大阪大学医学部銀杏会館で初講演会を開催することも決まり, その準備は残されたきょうだいを含め両方の家族が一丸となるよい機会となった. また, 患児家族の話を聞いたことをきっかけにドクターから依頼され相談業務も始めた.

このような活動を始めると, 大阪大学にも親の会ができたそうだと, 財団法人「がんの子どもを守る会」から「親の会の総会」があるため出席しませんかという誘いを受け, 2 人で東京での総会へ赴いた. そこで初めて小児がんを扱う病院には, 活動内容はさまざまなようであるが数十年も前から「親の会」という自助グループが存在することを知った. 先輩の話を聞き刺激を受ける一方, 私も安井も大阪大学小児がんの親の会という自助グループでよいのか, そこでなにをするのか, それがしたいことなのか, と自問自答しつつ「クライス」2 号目の作成に取りかかった.

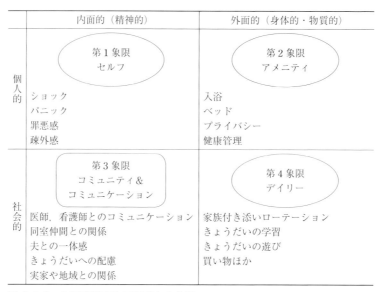

図 5-2-2　入院患児家族の問題点の分類

そんななか,「クライス」作成の拠点である芦屋の小児科クリニックの院長より自分の主宰する創作出版工房を NPO 法人にすることからエスビューローもいっしょに NPO 法人を取得しないかという提案があった．親の会という言葉を聞いたとき同様，NPO 法人の意味も分からず，誘われるままクライス作成と，私と安井が代表・副代表を務める NPO 法人設立に向けての作業を始めた．苦労の末，翌 2001 年 2 月，(現在は 4,000 以上の団体が存在するが)，当時はまだ 2,500 ほどの団体のみであった NPO 法人資格を取得した．法人になり大阪大学の小児血液腫瘍科と小児外科のドクターに理事になってもらえたことで，ドクターたちがほかの病院に移ってもその関係は切れることはなく，大阪大学の患児家族のみを対象とする親の会ではなく，小児がんにまつわるさまざまな問題を公益的にサポートする「NPO 法人エスビューロー」となった．

3）団体の現在

NPO 法人としていままでの活動の継続と新たな活動の資金調達も必要となり助成金を獲得するため，まずは入院中に私たちが感じた問題や相談からみえてくる親の悩み等を洗い出した．それを基に作成したのが，前述にある図 5-2-1, 2 である．図 5-2-2 は，洗い出した問題を 4 つの象限に分け，象限ごとに分かりやすい名前をつけた．

図 5-2-2 に基づいて必要と思われるさまざまな活動を行っていくなかで，患児家族から寄せられる相談の内容は，退院後の復学や進学のことに移行していった．現在はさらに就職や自立，結婚にまで及び二次がんを苦にこれ以上家族に迷惑はかけられないと自死した青年もいた．医療の進歩に伴い，小児がんはいまや 7～8 割治るようになり，病棟内も院内学級をはじめ，心理士や保育士が配置されるなど随分充実してきたと感じる．ただ，医療の進歩や病棟内の充実に

追いつかない社会の仕組みに小児がんサバイバーや家族は困惑している.

　当団体は小児がんという病気に罹患した患児とその家族が，入院中，そして退院後も長きにわたって抱えるさまざまな問題を少しでも解決できればと，7年前からは毎夏「小児がん・脳腫瘍全国大会」を開催している．同時開催として4年前から患児やそのきょうだいが1泊2日で新たなコミュニティを育む「サマースクール」を，そして3年前から私がいまいちばん使命感を感じている喪失家族のための「ロスカレッジ」を始めている.

5．おわりに

　「療養者の親から」というタイトルで依頼された本稿は，小児がんの子どもをもった母親として，非常に壮絶であった入院付き添い生活の細かなところを中心に書いた．私がその壮絶な入院生活を影では泣きながら，しかし子どもの前では常に笑顔で乗り切れたのは図5-2-2にある第3象限，すなわち病棟内で新たなコミュニティを形成し，円滑なコミュニケーションがとれていたからだと確信している．わが子の喪失後も闘病仲間から喪失仲間になった副代表安井とつくった「エスビューロー」という新たなコミュニティは，わが子たちが生きた年数をはるかに超え現在も当時のドクターやナースとのつながりを維持し，息子たちがこの世にまちがいなく存在したからこそ出会えた人々に支えられ，私のいちばん心地よい身のおき所となっている.

（安道照子）

III. 特別支援学校から

1．特別支援学校における医療的ケアへの対応の経緯

　ノーマライゼーションの広がりや医療技術の進歩，医療が必要な子どもの在宅医療が普及したことを背景に，特別支援学校では1989年ごろから，喀痰吸引・経管栄養等の医療的ケアが必要な子どもの在籍者数が増加し，学校での安全確保と適切な教育のあり方等が課題となった.

　これに対して，東京都や大阪府，横浜市等一部の都道府県や市町村の教育委員会では研修を受けた教員が喀痰吸引や経管栄養等の行為を先進的に実施してきた[1].

　しかし，医師免許や看護師免許をもたない教員がこれらの医療的ケアを行うことに関しては，医師法や保健師助産師看護師法に抵触するのではないかと危惧されてきた[2].

　このような状況に対し，文部科学省は，厚生労働省と各都道府県教育委員会と協力の下，

1998〜2000年度にかけて「特殊教育における福祉・医療との連携に関する実践研究」を10県に委嘱し，教員による「咽頭より手前のたんの吸引」「留置されている管からの注入による栄養」「自己導尿の補助」の3つの行為の実施の可能性について検討が行われた．

さらに2001，2002年度には看護師と教員がどのように連携すべきか検討が行われ，2003年度には32道府県，2004年には40道府県に委嘱し，「養護学校における医療的ケアのモデル事業」として，特別支援学校に看護師が配置された[3]．

これらのモデル事業の結果，看護師が常駐し，看護師の具体的な指示の下に教員が一部の医療的ケアを行うことで，医療の安全が確保され，授業の継続性の確保，登校日数の増加，児童生徒等と教員の信頼関係の向上等の効果が確認された．

また，保護者が安心して児童生徒等を学校に通わせることができるようになるなど，保護者の負担の軽減効果もみられた[4]．

この成果を受け，厚生労働省は「在宅及び養護学校における日常的な医療の医学的・法律学的整理に関する研究」において検討・整理を行い，「盲・聾・養護学校におけるたんの吸引等の取扱いについて」を通知した．

これにより，看護師が常駐すること，必要な研修を受けること等を条件とし，実質的違法性阻却の考え方に基づいて特別支援学校の教員が痰の吸引や経管栄養を行うことに「やむを得ない」とする法律上の考え方が示され，特別支援学校では教員と看護師の連携による医療的ケアの実施体制の整備が進んだ．

さらに，「介護サービスの基盤強化のための介護保険法等の一部を改正する法律による社会福祉士及び介護福祉士法の一部改正」に伴い，2012年4月より一定の研修を受けた介護職員等が一定の条件の下で痰の吸引等の医療的ケアができるようになったことを受け，これまで実質的違法性阻却の考え方に基づき実施してきた特別支援学校の教員も，法的根拠の下で医療的ケアを行うことが可能になった[5]．

2．医療的ケアにおける教育委員会の役割

「介護サービスの基盤強化のための介護保険法等の一部を改正する法律による社会福祉士及び介護福祉士法の一部改正」（以後，法改正とする）によって，一定の研修を受けた特別支援学校の教員が，一定の条件の下に実施できる特定行為は，「口腔内の喀痰吸引」「鼻腔内の喀痰吸引」「気管カニューレ内部の喀痰吸引」「胃ろう又は腸ろうによる経管栄養」「経鼻経管栄養」の5つの行為である．

特別支援学校において医療的ケアが必要な児童生徒は，障害が重度かつ重複しており，日々の健康状態の管理に特別な配慮が必要なケースも多い．

文部科学省は，このような児童生徒の状況を踏まえ，教員が看護師と連携して安全に医療的ケアを実施するために，都道府県教育委員会の総括的な管理体制の下で，各特別支援学校の学校長を中心に組織的な体制を整備し，医師等，保護者等との連携協力の下に体制整備を図るこ

とが必要であるとしている[6].

　以下は，各都道府県教育委員会の医療的ケア体制整備の一例として，京都府教育委員会の医療的ケア実施体制を紹介する.

1）京都府教育委員会における「医療的ケア等の体制充実事業」

　京都府では，児童生徒に対する医療的ケア等を安全に実施する体制を確保し，1人ひとりのニーズに合わせたきめ細やかな教育を推進し，快適かつ安全な学校生活の充実を図り，障害のある児童生徒の自立と社会参加の促進に資することを目的に，医療的ケア等体制充実事業を整備している[7].

　医療的ケア等体制充実事業は「医療的ケア実施体制整備事業」「医療専門職派遣事業」「校外学習支援事業」の3つから成り立っている.

　それぞれの事業内容は，以下のとおりである.

2）医療的ケア実施体制整備事業

　運営会議，医療的ケア担当者会議，喀痰吸引等研修実施委員会を設置し，医療的ケア実施上の総括的検討・管理を行う.

《喀痰吸引等研修実施委員会》

　教員が医療的ケアを実施するために必要な「認定特定行為業務従事者認定証」を取得するための研修である「社会福祉士及び介護福祉士法施行規則附則第13条における第3号研修」の実施と習得程度の審査を行うための実施に関する責務を担う.

《医療的ケア担当者会議》

　「研修会」「ヒヤリハット」の2つのチームに分かれ活動を行う.

　「研修会チーム」は，各特別支援学校に配置された看護師・教員を対象に，医療的ケア実施上必要とされる知識・技術の維持・向上を図ることを目的とした研修の企画運営を行う.

　「ヒヤリハットチーム」は，教育委員会に報告・集積されたヒヤリハット事象の発生傾向を分析したものを研修会で報告し，啓発リーフレット配布で安全対策の情報の共有化とヒヤリハットに対する意識を向上させる役割を担う.

3）医療専門職派遣事業

　各特別支援学校が，医師，看護師，理学療法士等医療専門職の派遣を依頼し，教職員に対し教育上指導上必要な医学的知識および配慮事項等並びに緊急時の対応等についての指導助言を受けることができるように校内研修の調整を行う.

4）校外学習支援事業

　医療的ケアの必要な児童生徒が修学旅行等校外活動に参加する際に，看護師同行に必用な経費や，学校に配置されている看護師が同行する場合の後補充に要する経費の支給を行う.

京都府立特別支援学校では，2003年度のモデル事業から医療的ケアに関わる実施体制の整備を行いながら，安全に配慮し知識・技術の向上，ヒヤリハット事象の蓄積・分析・活用を行い，実績を積み上げてきた．これにより，2012年度の法改正の際もスムーズに実施体制を移行することができた．

3．特別支援学校における医療的ケアの今後の課題

法改正によって，全国の特別支援学校では医療的ケアの実施体制が整えられ，教員が一定の条件の下で，安全に医療的ケアを実施することができるようになった．

しかし学校では，教員の配置校異動や担任が替わる等の状況があり，同じ教員が卒業まで同じ医療的ケアが必要な児童生徒を受け持つとは限らない．

今後も安全に医療的ケアを学校で実施するために，新たに医療的ケアに関わる教員へ，実施体制の取り組みを継承していく必要がある．

また，各学校が組織的に安心・安全に医療的ケアを行うためには，児童生徒へ医療的ケアを直接実施している教員だけではなく，学校全体で医療的ケアに関する理解と協力をすることが課題となる．

4．特別支援学校における実践例

2007年4月から学校教育法として位置づけられた「特別支援教育」は，障害のある児童生徒の自立や社会参加生活に向けた主体的な取り組みを支援するという視点に立ち，児童生徒1人ひとりの教育的ニーズを把握し，そのもてる力を高め，生活や学習上の困難を改善または克服するため，適切な指導および必要な支援を行うものである[8]．

児童生徒への支援は，学習や医療的ケアのほか，清潔保持に関わる非医行為や児童生徒を取り巻く環境の整備等，多岐にわたる．

教員には，特別支援教育を推進するために自らの専門性を高め，児童生徒を取り巻く他の教職員や保護者，医療や教育の専門職者，地域福祉関係者等と連携し，地域の協力体制を構築する役割が求められている．

以下は，特別支援学校での安全管理の意識向上や児童生徒の在宅ケアの充実を図る目的で行った支援の実践例である．

1）ヒヤリハットを活用した緊急時対応訓練

A特別支援学校小学部では，気管内カニューレを挿入中の児童が給食時に誤嚥し，緊急搬送が必要になったことを想定して緊急対応訓練を行った．

訓練にあたっては，A特別支援学校小学部で過去実際に発生したヒヤリハット事象を基に仮想シナリオを作成し，小学部主事（管理職），看護師，担任，養護教諭以外の教員には，あえて

第 5 章　在宅療養の実際

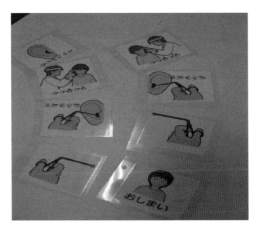

カード内には指文字で説明文を挿入している．
図 5-3-1　耳かき指導に使用した絵カード

役割分担やシナリオを知らせず，どれだけスムーズに教員同士が連携し，救急車への搬送まで行えるか確認を行った．

訓練後の反省会では，看護師が誤嚥した児童への緊急処置を行う場所を確保するためにランチルームのテーブルを配置変更する案や，救急車要請や保護者への電話連絡をすばやく行うにはどこに設置してある電話を使用すべきか，ランチルームにいる他の児童の誘導をどこから行うべきか等の意見が多く出され，具体的な改善策の作成へとつなげることができた．

また過去のヒヤリハット事象を知らなかったA特別支援学校へ異動してきたばかりの教員や医療的ケアに直接関係していなかった教員にとっては，改めてヒヤリハット事象を振り返る機会になり，小学部全体の安全や危機管理に対する意識づけになった．

2）重複障害のある生徒の清潔指導

B特別支援学校中学部1年に在籍するダウン症，知的障害，難聴の重複障害のあるC君は，学校の耳鼻科健康診断で耳垢栓塞と指摘されるが，感覚過敏が強く，拒否行動が激しいため医療機関での耳垢除去が行えず，保護者が困っていた．

保護者からの訴えにより，担任がC君の教育的ニーズを把握し，保健室と連携し自立活動の授業として，耳かき指導を行うよう個別の支援計画を作成した．

指導には，市販の絵カードに指文字で指示を入れた物を使用し，耳かきの手順について絵と指文字による構造化を行った（図5-3-1）[9]．

指導の成果は，保護者懇談会を利用し，耳かきのようすを直接保護者がみて確認できるようにした．保護者から耳かきのようすを褒められることで，C君の清潔行動への意欲がさらに高まり，2年後には自分で綿棒を使って耳かきが行えるようになり，耳垢栓塞も改善された（図5-3-2）．

また，耳かきに追加して洗面や肌の手入れ等の指導を行ったところ，絵カードを使用しなく

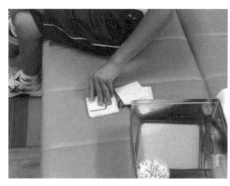
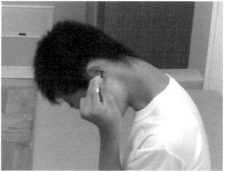

図 5-3-2　自分で絵カードを使って手順を確認しながら，綿棒で耳かきを行っている C 君

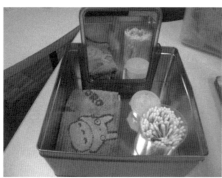
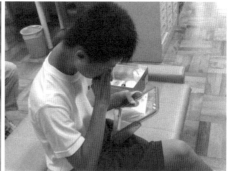

洗面後，自分で箱の中の物品を取り出し，鏡をみながら保湿剤を塗布している C 君
図 5-3-3　箱の中に構造化された清潔指導の物品

ても，指文字やジェスチャーによるコミュニケーションと洗面に必要な物品を構造化しただけで清潔行動ができるようになり，C 君の自立拡大へとつなげることができた（図 5-3-3）．

3）複数の問題を抱えた家庭へ，関係機関が連携していった支援

　D 特別支援学校中学部 3 年に在籍する E 君は，F 大学病院で骨髄異形成症候群と診断された．その後，E 君の父親も同じ疾患であり，父子ともに骨髄移植が必要な状態であることが判明した．

　E 君の家庭は父子家庭であり，父子とも聴覚障害がある．キーパーソンは，別居している聴覚障害のある祖母 1 人のみである．

　骨髄異形成症候群という生命の危機に関わる問題，聴覚障害によるコミュニケーションの問題，家族の将来への漠然とした不安という精神的な問題，父親が収入を得られないという経済的な問題，さらに中学 3 年で高校受験を控えた時期に，学校を長期間欠席するという教育的な問題等，E 君は複数の問題を同時に抱えていた．

　これらの問題に対して，F 大学病院の主治医を中心に，小児科病棟の看護師，骨髄移植コー

ディネーター，地域支援コーディネーター，D特別支援学校の学校長，担任教員，養護教諭，地域の生活支援課担当者，手話通訳者が連携して，E君とその家族の支援を行うことになった．

当初，E君は疾病に対する理解が曖昧で，処方された内服薬の服用を行っておらず，食事や睡眠等の生活リズムも不規則な状態にあり学校を遅刻・欠席することが多かった．

この状況に加えてE君や父親からの詳しい通院報告がなかったために，D特別支援学校はE君の情報やニーズを正確に把握できていなかった．

しかし，E君が修学旅行に参加することをきっかけに，内服薬の管理や診療情報の把握が必要となり，D特別支援学校はE君のプライバシーに配慮しながら，F大学病院と連携して支援を行うことになった．

F大学病院の主治医からは，治療の説明や入院生活に必要なコミュニケーション方法と病院内での高校受験の対応について相談があった．

これに対して，担任は教育委員会に確認をとりながら高校受験の準備を行った．

E君本人への教育支援は，随時，養護教諭が主治医にE君の体調を確認し，担任がプリントや問題集の差し入れを行い，病室での直接指導を行った．

また，養護教諭は入院前に小児科病棟のカンファレンスに参加し，筆談や痛みスケールを活用した苦痛症状の伝え方等のコミュニケーション方法や入院準備について病棟の看護師と意見交換を行った．

この意見交換によって，F大学病院の入院説明書の難易度が高く理解がむずかしいと判断したため，養護教諭が事前に学校でE君に入院に必要な物品の準備方法，入院期間中に起こりうる脱毛や吐き気などの苦痛症状の伝え方等の説明を，手話やイラストを使用し行った．

さらに，外来受診や検査時のコミュニケーションの課題については，地域の障害者支援課の手話通訳サービスを活用し，E君の疾病や治療方法の理解を深めた．

同時に，F大学病院の地域支援コーディネーターは，退院直後から一家が支援を受けられるように地域の生活福祉課担当者を通じて生活保護の手続き，および地元のG総合病院訪問看護ステーションから訪問看護を受けることができるように連携体制を整えた．

その後，E君は病院内で高校を受験し，順調に退院することができた．

骨髄移植術後は，退院後も感染予防に配慮した食事が必要となる．

G総合病院訪問看護ステーションの訪問看護師は，父親と祖母とともにスーパーへ出向くなどして具体的な食事指導や処方された内服薬が正しく服薬できているか確認を行った．

父親にとっては，同じ疾患・治療を先に受けたE君が回復していく経過や，今後自分の退院後の在宅療養生活に必要な食事制限，感染対策の方法を実際に体験することで，在宅療養のイメージをつかむことができ精神面の支援になったと思われる．

入院から約3か月後，主治医から退院後の指示を受けて，D特別支援学校では養護教諭が，E君が入学予定の高等部の教員や給食を担当する栄養教諭へ，学校生活における注意事項の伝達を行い，学校生活を迎えるための準備を行った．

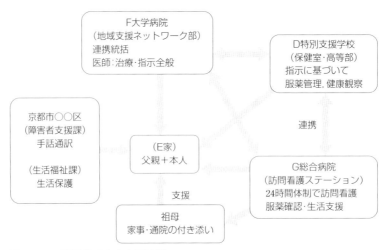

図 5-3-4　退院後の在宅支援体制

E君を取り巻く医療・福祉・教育の関係者が，同時進行で問題解決のための支援を行ったことで，スムーズに在宅療養生活へつなげることができた（図5-3-4）．

5．おわりに

障害が重度，重複化，多様化するなかで，児童生徒が生き生きと学び成長していく姿は，保護者の喜びであり，教員にとっても大きな喜びである．

個々のニーズに応じた教育が児童生徒の将来の糧になると信じて，今後も支援していくことが重要である．

【第5章Ⅲ．文献】
1) 伊藤文代，中村朋子：肢体不自由養護学校における医療的ケアの動向．学校保健研究，**46**（6）：674-685（2005）．
2) 飯野順子，古川勝也，西川公司：医療的ケアへの対応実践ハンドブック．初版，14-18，社会福祉法人全国心身障害児福祉財団，東京（2005）．
3) 山田初美，野坂久美子，津島ひろ江：養護学校における医療的ケアの必要な児童生徒と看護師配置の動向．川崎医療福祉学会誌，**17**（1）：195-201（2007）．
4) 文部科学省：養護学校における医療的ケアに関する調査研究及びモデル事業成果について（http://www.mhlw.go.jp/shingi/2004/06/dl/s0630-5a.pdf,2014.8.30）．
5) 文部科学省：特別支援学校における介護職員等によるたんの吸引等（特定の者対象）研修テキスト（http://www.mext.go.jp/a_menu/shotou/tokubetu/material/1323049.htm,2014.7.3）．
6) 文部科学省：特別支援学校等における医療的ケアへの今後の対応について（http://www.mext.go.jp/b_menu/shingi/chousa/shotou/087/houkoku/1314048.htm,2014.7.3）．
7) 京都府教育委員会特別支援教育課：医療的ケアの実施（http://www.kyoto-be.ne.jp/tokubetsu/cms/?page_id=55,2014.8.15）．
8) 文部科学省：特別支援教育の推進について（通知）（http://www.mext.go.jp/b_menu/hakusho/nc/07050101.htm,2014.9.18）．

9）エンパワメント研究所：自閉症の子どもたちの生活を支える，すぐに役立つ絵カード作成用データ
　　集；CD-ROM付き．64，エンパワメント研究所，筒井書房，東京（2008）．

（鈴木みちる）

IV． 訪問看護から

1． 訪問看護と制度

1）訪問看護の種類

　居宅に赴き看護サービス等を提供することを訪問看護というが，訪問看護は，看護師の派遣
元機関から3種類に大別できる．医療機関からの訪問看護，訪問看護ステーションからの訪問
看護，そして企業やボランティア団体等が行う自費や無料での訪問看護である．

　（1）医療機関からの訪問看護

　医療機関からの訪問看護は，その医療機関の利用者に限定して行われる．医師と看護師は同
じカルテを使用し，指示や計画，訪問看護内容はカルテに記載されるため，指示書や計画書・
報告書といった書類は必須ではない．医師の診察から1か月以内であれば，訪問看護を行うこ
とが可能となっている．他の医療機関の医師の指示で訪問看護を行うことはできない．介護保
険や医療保険に対応しており，それぞれの医療機関によって，届け出がなされていれば，重度
障害や慢性特定疾患等の公費にも対応できる．医師と看護師が同じ機関に勤めているため，通
常，両者のコミュニケーションは良好である．医療保険のみの利用者では，必要に応じて，市
町村保健師に主としてサービスの状況について診療情報提供書を提出する．

　（2）訪問看護ステーションからの訪問看護

　さまざまな医療機関の医師の指示により，訪問看護を行うことができる．医師の指示書の期
間内（1～6か月）の訪問が可能で，指示に対して計画書を医師に発行し，月末には毎月報告書
によって看護内容や利用者の状況を報告する．人員基準があり，看護師数が常勤換算で2.5人
を下回った場合は，営業を続けることができなくなる．PT（physical therapist；理学療法士）・
OT（occupational therapist；作業療法士）・ST（speech-language-hearing therapist；言語聴覚
士）も訪問看護ステーションに勤務することは可能であるが，人員基準には換算されない．ま
た，訪問看護ステーションには，保健師または看護師である常勤専従の管理者が必要である．
ただし，業務に支障がない場合は，同一敷地内にある他の事業所の管理職・従業者と兼務する
ことが認められている．そのほかにも施設基準などがあり，都道府県や市町村の指定を受ける

必要がある.

(3) 企業やボランティア団体等からの自費や無料の訪問看護

それぞれの団体の基準に基づいて訪問看護を行っている. 費用は全額自費となっており, 各事業者ごとに費用の基準が決まっている. 通常の訪問看護ステーションのオプションのひとつとして, 自費サービスがある場合もある. 自費やボランティアで訪問看護を行う場合も, 医療処置等の診療の補助行為を行う場合は, 医師の指示が必要となる. それは, 保助看の第37条「保健師, 助産師, 看護師又は准看護師は, 主治の医師又は歯科医師の指示があつた場合を除くほか, 診療機械を使用し, 医薬品を授与し, 医薬品について指示をし, その他医師又は歯科医師が行うのでなければ衛生上危害を生ずるおそれのある行為をしてはならない. ただし, 臨時応急の手当をし, 又は助産師がへその緒を切り, 浣腸を施しその他助産師の業務に当然に付随する行為をする場合は, この限りでない」という法律を基盤としているからである.

2) 保険制度

1991年に老人保健法が改正され, 老人訪問看護制度が開始となり1992年に老人訪問看護ステーションが創設された. 当初は対象者が高齢者に限定されていたが, 1994年に健康保険法が改正となり, 訪問看護における年齢制限がなくなった. 訪問看護は在宅で療養・療育を受けるすべての人が対象となった. その後, 2000年に介護保険法が成立し, 介護保険でも訪問看護が行われることとなった.

小児の訪問看護は, 医療保険の適応となる. 国民健康保険または社会保険の家族となり, 利用料の3割の自己負担が生じる. 40歳以上でがん末期等の厚生労働大臣の定める疾患等の利用者および65歳以上の利用者では介護保険の適応となり, 1割の自己負担となる. 6歳未満の児では乳幼児医療の適応となり, 2割負担となる. ちなみに高齢受給者（70〜75歳未満）や後期高齢者医療（75歳以上）では, 所得に応じて1割または3割の利用料となる.

3) 公費による負担

訪問看護においてもさまざまな公費が適応となる. 主な制度としては生活保護による医療扶助, 自立支援医療, 重度障害者医療費助成制度, 特定疾患医療給付, 小児慢性特定疾患医療費給付, 乳幼児や小児の医療費助成制度, ひとり親家庭等医療費助成制度等による医療給付などがある. 各自治体により適応される制度が異なる場合があり, 同じ制度の名前であっても, 内容が異なることもあり, 注意が必要である.

4) 自治体による単独事業

自治体によっては, 市の単独事業で対応できる訪問看護がある. 長時間（3時間程度の滞在）では, 東京都が実施する「在宅重症心身障害児（者）訪問事業」や川崎市が行っている「重度障害者訪問看護サービス等支援事業」がある. 学校への訪問看護としては, 宮城県の養護学校に訪問看護師を派遣する「要医療行為通学児童生徒学習支援事業」や川崎市が通常の小中学校

に訪問看護師を派遣する「川崎市立小中学校等における医療的ケア支援事業」などがある．ALS（amyotrophic lateral sclerosis；筋萎縮性側索硬化症）等で人工呼吸器を装着している人への4回目以降の訪問では，「在宅人工呼吸器使用特定疾患患者訪問看護治療研究事業」などがある．

5）その他

　訪問看護ステーションには人員基準があり，常勤換算で2.5人以下では訪問看護ステーションを開設することができない．このような事情もあって，一部の事業所や個人で開業しているケースなどでは，有償ボランティアとして訪問看護を提供しているところもある．また，保険では対応できない宿泊看護や旅行への付き添いなどを全額自費での訪問看護として事業展開しているところもある．

2．小児の訪問看護の実際

1）訪問看護の背景

　訪問看護ステーションも医療機関である病院や診療所と同様に，それぞれの事業所によって対象となる利用者，対応できるケアや処置の種類・土日や祭日，夜間の対応方法などが異なる．多くの地域では訪問看護ステーション連絡協議会や看護協会等で，各訪問看護ステーションの特徴などを掌握している．東京都や神奈川県，大阪府など大都市圏では小児のみを対象としていたり，特に3歳以下の主としてNICU（neonatal intensive care unit；新生児集中治療室）からの退院児を対象としている訪問看護ステーションも存在する．しかし，一般的には，高齢者を中心に訪問看護を提供する事業所で，一部，若年者や小児に対応しているのが現状である（図5-4-1）．

　全国訪問看護事業協会の「2010年度厚生労働省障害者総合福祉推進事業　医療ニーズの高い障害者等への支援策に関する調査」によると，全国訪問看護事業協会に加入している3,479の訪問看護ステーションにアンケート調査を行った結果，医療保険対象の18歳以下の利用者のいる訪問看護ステーションは37.1％であり，実施割合は5〜10％未満が22.3％といちばん多く，ついで10〜15％未満は16.8％，5％未満は11.3％であり，合わせると15％未満が50.4％と半数以上を占めていた．無回答も24％と多く，実質はもっと少ない可能性もある[1]．

　日本小児科学会倫理委員会が2007年，20歳未満の超重症心身障害児（超重症児）を対象にした全国8府県（宮城県，千葉県，神奈川県，滋賀県，奈良県，大阪府，兵庫県，鳥取県）で行ったアンケート調査の結果をまとめた「超重症心身障害児の医療的ケアの現状と問題点」によると，超重症児のうち15％は入院を継続し，70％が在宅療養に移行していた．在宅に移行した超重症児のうち訪問診療を利用しているのは7％で，訪問看護ステーションの利用は18％，家族介護・ケアが97％で，そのほとんどが母親（93％）であり，ホームヘルパーを利用しているのはわずか12％であった．訪問看護の利用に関しては地域差も大きく，滋賀県がトップで29％，ついで神奈川26％，兵庫22％，大阪と千葉が17％で，宮城・奈良・鳥取では10％以下

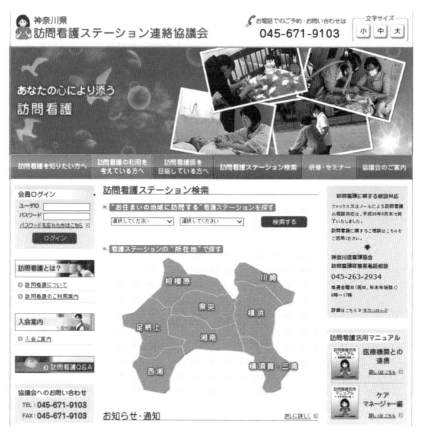

〔https://www.kanagawa-stkyougikai.jp/より転載〕
図 5-4-1　神奈川県訪問看護ステーション連絡協議会のホームページ

となっていた．この結果から超重症児・準超重症児というきわめて医療依存度の高い超重症児が，家族の力だけで在宅医療生活を送っているわが国の現状が明らかにされた[2]．このような状況が続けば，家族は疲弊し，児の病状は悪化し，入院頻度も増え，在宅療養の継続が困難となることは容易に推測できる．このような超重症者も含めて，地域で支えていく在宅医療・介護の整備が緊急の課題だといえる．

このようななかで，全国訪問看護事業協会や日本訪問看護振興財団では，小児の訪問看護に関する研修を毎年行っている．神奈川県看護協会では，神奈川県，横浜市，川崎市の委託を受けて，「小児訪問看護・重症心身障害児者看護研修会」を行っている．九州ではNPO法人NEX-STEPにより小児訪問看護研修会が開かれている．このような研修が今後も各地域で行われる必要があると考える．

2）訪問看護の対象となる児

訪問看護の対象となるのは医療的なケアや処置があったり，病状や障害の程度が重かった

り，養育環境に何らかの問題がある児が中心となる．容易に外出ができるのであれば，療育センターや学校等に通所・通学して，さまざまな専門家が関わることができる．また，他の児との集団生活を送ることのできる場所のほうが，児の成長発達も促され，家族も他の家族との関わりから学ぶことも多くある．しかし，病状が不安定で感染症罹患による原疾患増悪のリスクが高い場合や，栄養の注入や吸入・吸引・気管切開・人工呼吸器などさまざまな医療機器を使用する必要がある場合，移動が困難であったり，移動による負荷が身体に影響を与えるほど病状が不安定であったりする場合は，施設や学校への通所・通学が困難となる．そして，自宅でのケアや処置も多岐にわたり，長期間，家族のみで対応するのは困難となるため，訪問診療・訪問看護・訪問リハビリ・訪問介護という在宅サービスが必要となる．通所や通学が可能であっても，療育の相談や自宅での入浴介助，栄養管理，病状管理で定期的に訪問看護を必要とする児もいる．

　実際に対象となるのは，重度心身障害児や脊髄性筋萎縮症・筋ジストロフィなどの神経難病や小児慢性特定疾患等で経管栄養を行っていたり，人工呼吸器を装着している場合，手術前後などの一時的な気管切開等の医療処置への対応，末期がんやターミナルケースなどがある．

3）訪問看護導入期；在宅準備期～退院移行期

　在宅療養へ移行するための医療・介護チームの編成ができ，家族が受け入れの意思を決定でき，受け入れ体制を整えることができることを目標にして医師・看護師・リハビリスタッフ・MSW（medical social worker；医療ソーシャルワーカー）などの関係者が関わる．家族は，日常生活のケア方法や医療処置の技術を獲得する必要がある．一方で，制度なども活用して居宅環境を整え，衛生材料の入手方法や経済面の支援なども整える．院内外泊や実際の外泊を行い，家族が退院後の生活をイメージできるようにするとともに，在宅で関わる訪問診療の医師や訪問看護師，訪問介護員，相談支援専門員などと事前に調整を行って，支援体制を整備していく．退院前のカンファレンス等で，病院のスタッフと十分に意思疎通が図れていると，家族は安心感を抱くことができる．

4）訪問看護の開始；在宅移行期

　退院直後は，まず，家族が獲得したケアや医療処置を安全に実施できること，必要な医療機器や物品がそろっていることを確認する．家族が児の症状の変化に対応できるように，実際の訪問時のみならず，24時間の対応体制や相談体制を利用して，支援していく．この時期，家族が病院で習ってきたとおりにケアや処置を行えるよう援助し，日常生活のなかで，無理なくケアや処置が行えるように養育の援助と調整を行う．相談の電話回数や臨時の外来受診回数が減り，本人や家族が適切な睡眠を確保でき，日常生活のリズムが整ってきたら，在宅での生活が安定してきたと判断できる．リハビリの利用も積極的に勧めていく．

5）訪問看護の継続；在宅継続期

　児の全身状態が安定・維持でき，家族の養育・介護が自立する時期である．訪問看護は，日常生活のなかで時間や手間がかかり負担となる部分を担っていくとよい．具体的には呼吸リハビリや排痰ケアや入浴介助などに焦点をあて，日常ケアや処置を担うことで，呼吸器感染や皮膚トラブルのリスクを軽減するとともに家族の負担軽減にもつながる．

　家族と訪問看護師との信頼関係もできてくるため，ケアの方法の見直しを行って，より在宅で行いやすいケアの方法に変更する時期でもある．在宅ケアを継続していくうえで，成長や児の状態の変化によって起こることに，家族と共に対応していくのも訪問看護の役目である．具体的には，排便のコントロールや水分・栄養の調整などへの対応がよくみられる．

　ケアが長期間に及ぶと，緊張がとれ，疲れも溜まり，思わぬ事故につながることもある．手を抜いてかまわない部分と，しっかり行わなければいけない部分に看護師が注意を払うことも大切である．

　本人のみならず，家族への精神的なケアも非常に大切である．精いっぱいがんばっても，年齢とともに障害の程度が進行し，改善がみられない場合など，家族も精神的に不安定となる．疲れてなにかが抜けたり，忘れたり，できないことがでてくる場合もある．そのようなときに，むやみに家族を責め，正論を訴えても，改善に結びつかないばかりか，家族との信頼関係が揺らいだり，医療職が家族を追い詰めることになりかねない．家族だけではむずかしいことは，相談支援専門員に相談して，在宅サービスを利用したり，介護機器を利用したり，どうしたら負担を軽減できるのか，家族と共に考えることが大切である．在宅で本人と家族を支えるはずのスタッフが，反対に本人や家族を追い詰めることがないように，寄り添うことが求められる．

3．事例

1）相談支援を利用して多職種連携ができたケース

　切迫早産による新生児仮死・虚血性脳症後遺症による脳性麻痺，症候性てんかん，嚥下障害，発達遅滞があり，父母と要介護5の祖母と4人家族である．児は13歳で養護学校の中等部に所属している．父親は自営業であり，母親は専業主婦で，父母で児と祖母の介護や療育を行っている．祖母は脳梗塞後遺症で胃ろうからの経管栄養を受けており，病状も不安定である．介護保険で要介護5の認定を受けており，在宅サービスを利用中である．

　児は，嚥下障害はあっても食形態などを工夫しながら，どうにか経口摂取を行ってきたが，喘鳴も強くなり，背は伸びても体重はあまり増えず，やせが目立ってきた．呼吸器感染を繰り返したこともあり，今回の入院で胃ろうを造設した．経口からは味を楽しむ程度として，主な栄養摂取は胃ろうからの注入となり，適宜吸引も行うこととなった．母親は入院中に経管栄養や吸引についての手技の指導を受けた．

　体重の増加は少ないが，15kgを超え，身長も大きくなり，母親ひとりで対応するのが困難な場面も増えてきた．児は筋の緊張も強く，病状も不安定であった．さらに祖母の介護もあった

ため，家庭での介護状況を心配した主治医から訪問看護ステーションに，退院後の訪問看護の依頼と在宅でのすごし方などを検討するうえで退院前にカンファレンスを行いたいと連絡があった．

2013年4月の障害者総合支援法の施行に伴い，相談支援事業者も子どもへのサービスを開始した．訪問看護ステーションから相談支援事業者に計画相談支援を依頼し，退院後のサービスについて相談し，退院前カンファレンスからいっしょに参加してもらうこととなった．依頼を受けた相談支援専門員は，事前に父母と面談を行ったうえで，ショートステイや日中一時支援，訪問介護のサービスが必要と判断した．退院前のカンファレンスに，ショートステイや日中一時支援施設の相談員，訪問介護事業所のサービス担当責任者，福祉事務所担当者や保健師にも参加をよびかけ，カンファレンスの日時の調整を病院のMSWと連絡を取り合い行った．

退院前カンファレンスでは担当の医師から病状や在宅で生活をするうえでの注意点などについて説明があり，そのうえで不安定な病状への対応や在宅生活でのアドバイスやリハビリ継続の必要性についても説明があった．

病院のMSWからは，①祖母の病状も不安定であり，必要に応じてショートステイやレスパイトケアが受けられる体制の必要性について，②児の身長や体重も増えており，受診時は母の運転する車で受診していたが，運転中に緊張が強く児が苦しそうで運転に集中できないと心配していること，荷物も大きくなり，母ひとりで，移動するのもたいへんになってきているため，受診の援助として対応できるサービスについて質問があった．

ショートステイの相談員からは，「ショートステイが利用可能な施設は1か所で，祖母の病状の変化等の事情にタイムリーに対応できるかはわからないが，1〜2泊の体験ショートステイから利用し，今後の定期的な利用につなげていくのはどうか」と提案があった．日中一時支援の相談員からは，「学校の長期休暇中に日中一時支援の利用をしてみてはどうか」と提案があった．

相談支援専門員から，受診に関しては行政の単独事業として行っている移送サービスが利用できるが，特に午前中の外来受診時の利用希望が多く，予約をとるのが困難であること，前日までの予約に沿って対応するため，当日の急な受診には対応できなこと，介護タクシーや民間救急などの移送サービスがあり，事業者によってはタクシー券の利用や障害割引が適応されるが，それでも片道1時間程度かかる専門病院への受診はそれなりの費用がかかるとのことであった．

訪問介護事業所から，訪問介護による受診の援助は可能だが，母に代わって車を運転することはできないが児のケアを行うことは可能であると説明があった．

福祉事務所の担当者から，ショートステイや日中一時支援，訪問介護などのサービスなど障害者総合支援法のサービスを利用するには，障害区分の認定を受け，受給者証を発行してもらう必要があることと，その手続きの方法について説明があった．

訪問看護師から，病状が不安定なことと，在宅での病状確認や受診のタイミング等に関しては，訪問看護ステーションが定期的に訪問し，病状確認を行い，こまごまとした日常生活の不

安等について相談に乗るとともに，急な症状の変化や救急の受診の相談などは24時間対応体制で休日・夜間も相談に乗ることを説明した．また，訪問看護ステーションからPT（physical therapist；理学療法士）による訪問が可能であり，在宅でのリハビリが継続できること，医療保険の対応となり，退院後すぐに利用が可能であり，自治体の重度障害者医療費助成事業により，一部負担金が公費となると説明があった．訪問看護師から主治医に，食物繊維や微量元素の補給方法や，ミキサー食導入の可否，起こりやすい合併症等について確認が行われた．

　学校の先生が，日ごろ，授業中に感じていた本人のつらそうな姿勢への対応や，筋の緊張等によるうつ熱か，感染症などによる発熱なのかをどう判断したらよいのか，喘鳴出現時の対応方法，どのようなときにけいれん止めの座薬が必要と判断するのか，受診を検討するのかなど，いままで対応に困難を感じていたことに対し，直接主治医から説明してもらった．またこれらの情報をショートステイ施設や日中一時支援，訪問介護，訪問看護の職員と共有することができた．さらに，学校で医療的ケアを行うにあたっての注意事項なども聞くことができ，学校あての医療的ケアの指示書を出してもらうことになった．

　リラクゼーションの方法や，継続して行うリハビリについては，病院のリハビリスタッフから説明があり，訪問看護ステーションのリハビリスタッフに申し送りを行うとともに，参加者間で情報の共有を行った．

　母親は，退院までに各サービスの担当者とサービス内容や料金などについて確認がとれ，学校も含めて，児を取り巻く施設・サービスが協働して，在宅での生活を支えてくれることを実感し，退院後の生活への不安が軽減されたと話した．

　相談支援専門員は，話し合いの内容を基にして，サービス等利用計画を作成し，関係者に配布すること，問題がない場合は，次回のサービス担当者会議を半年後に行いたいと説明し，みなの合意を得た．

2）訪問看護を卒業（終了）するケース

　訪問看護を卒業（終了）していくケースで多いのは，（超）低出生体重児である．ほかにも手術前後の処置や一時的な気管切開管理などがある．ここでは，超低出生体重児の例を紹介する．

　早産にて在胎27週で体重800g，身長31cmで出生し，クベース収容，経鼻挿管，人工呼吸器管理となった．経鼻経管栄養にて徐々に体重も増え，呼吸器から離脱し，生後6か月（修正3か月）にて，体重も5,005g，身長55cmとなり，在宅酸素ナザールで1l，母乳とミルクを経口摂取で65ml/回，6回/日，最初に経口から哺乳して足りない分を経鼻胃管から注入するということで退院となった．

　訪問看護は病院連携室からの連絡で導入が決まり，退院直後から訪問が開始された．初産ということもあり，母は不安も強く，小さな変化の1つひとつが気になり，電話の相談も多かった．

　母は，外出を控え，公共の交通機関は使用しない，清潔に気をつけて感染を起こさないようにするという退院指導を忠実に守り，子どもと2人でほとんど室内にこもりきりの生活をして

いた．おもちゃなどは，病院と同様に毎週アルコールガーゼで消毒をし，子どもの手や顔も頻繁に拭いていた．

嘔吐も時々あり，成長に伴って胃管の自己抜去も時折みられるようになった．ときに啼泣が激しくて，母親から胃管を再挿入できないと連絡を受け，緊急で対応することもあった．体重もなかなか増えず，肺の発達も未熟で，哺乳をするとすぐに呼吸が速迫し，呼吸器感染も時折あり，その都度，発熱や咳嗽による嘔吐などへの対症療法もいっしょに行った．

月齢も9か月，修正でも6か月の訪問開始から3か月ほど経過したところで離乳食を開始した．経口からの摂取がなかなか進まず，ミルクだけでは体重も増えず，経腸栄養剤も併用して注入を行った．退院5か月には体重が約6,255gと1,250g増え，身長も66cmとなり，つかまり立ちや喃語も出てくるようになった．このころには酸素も夜間のみの使用となった．

しかし，食事量はなかなか増えず，退院後1年で体重は7,750g，身長は71.5cmであった．食事やおやつも機能的には食べられるが，すぐに嫌がり，遊んでしまうため食事量が増えず，離乳食をつくっても，そのほとんどを捨てる状況で，母親もつらそうにしていた．このような状況が繰り返されるなかで，離乳食を与える回数も減りがちであった．

退院後1年以上たち，歩行もできるようになったため，本人の発達を促すうえでも公園遊びなども取り入れた対応を始めた．母親は当初は外出することに不安そうであったが，児が他の子どもたちに興味を示すようすをみて，母親の気持ちにも少しずつ変化が出てきた．

2歳0か月（修正1歳9か月）時に，保育園の園庭解放への参加を提案し，保健師に相談のうえ，園庭解放を行っている保育園を紹介してもらった．保育園の職員や保健師，訪問看護師でカンファレンスをもち，問題点を共有したのちに，保育園で他の児といっしょに食事をとったり，遊んだりするような場を設定した．保育参加を開始後1か月ほどで，園での生活に馴染み，活発に体を動かして遊び始めた．少しずつ食事量も増え，体重もゆっくりではあるが増えていき，経管栄養の注入が中止となったのをきっかけに訪問看護を終了した．

低出生体重児では，出生時の呼吸器装着などに伴い，気管支肺異形成症等になりやすい．低年齢では呼吸状態が不安定で在宅酸素を使用したり，哺乳も十分にできず，経鼻経管栄養で補ったりするが，体重が増加し，体力がついてくるとともに，在宅酸素や経管栄養が不要となり，発達も健常児に少しずつ追いついていく．幼稚園や保育園，学校などに生活の場が移動することによって，社会性の発達も促されていく．酸素や経管栄養が外れて，療育センターや保育園・幼稚園の通園や学校の通学が可能になるころには訪問看護を終了することができる．その際には，カンファレンス等で情報を共有し，ケアや発達の課題の引継ぎを行うことが必要となる．

4．今後の課題

訪問看護ステーションに働く看護師は，全看護師のわずか2%にすぎない．子どもに対応している訪問看護ステーション，訪問看護師は，さらにその一部である．重度の障害や疾病をも

ち，在宅で生活をしている児やその家族の多くは，計画相談支援も知らず，訪問看護ステーションも利用せずにすごしているのが現状である．

今後，保健医療の仕組みが地域包括ケアシステムに移行していくと考えられているが，必要な人が，必要なサービスを利用でき，だれもが安心して子どもを産み育てていける社会の仕組みづくりが必要と考える．

【第5章Ⅳ. 文献】
1）及川郁子：医療ニーズの高い障害者等への支援策に関する調査研究事業報告書．全国訪問看護事業協会，東京（2010）.
2）杉本健郎，河原直人，田中英高，ほか：超重症心身障害児の医療的ケアの現状と問題点．日本小児科学雑誌，**112**（1）：94-101（2008）.

【第5章Ⅳ. 参考文献】
　日本看護協会出版会編．コミュニティケア，15（14）（2013）.
　へるす出版編：小児の在宅看護．小児看護，37（8）（2014）.
　へるす出版編：小児看護と診療報酬．小児看護，37（9）（2014）.
　小児の在宅療養のためのケアマネジメント開発研究事業報告書．全国訪問看護事業協会，東京（2001）.
　重症心身障害児の地域生活支援に関する調査研究事業報告書．日本訪問看護振興財団，東京（2009）.

（島田珠美）

Ⅴ. 小児科診療所から

1. はじめに

　小児在宅医療は，NICU（新生児集中治療室）の長期入院児問題をきっかけにここ数年で注目を浴びるようになり，人工呼吸などの高度な医療に依存している子どもの退院をどのように支援するかが議論の中心となっていることが多い．医療依存度の高い子どもの退院支援が小児在宅医療の大きなニーズを占めているのは間違いないが，その一方で，必ずしも高度医療を要さずとも，訪問診療を開始したことによって在宅生活の支援が充実した例も多く，対象となる子どもは一般に考えられているよりも多いことを実感している．

　しかし，訪問看護ステーションが徐々に小児への対応を広げつつあるのに比較して，在宅療養支援診療所，小児科の開業医ともに，小児在宅医療に対応している医師はいまだ少ないのが現状である．2009年に実施した大阪府の訪問看護ステーション対象のアンケートでは，訪問看

表 5-5-1　小児で訪問看護師が困ること

小児に対応する訪問診療可能な在宅医がいない/少ない/いるかどうか知らない	20
小児科開業医が重症児に対応してほしい	7

自由記載内容を分類
〔医療的ケアを要する子どもの在宅療養支援体制の整備に関する基礎調査，2010〕

表 5-5-2　小児の訪問看護指示書の発行元

基礎疾患のフォローをしている病院勤務医	159
基礎疾患のフォローをしている開業医	8
プライマリケアをしている開業医	0
訪問診療をしている開業医	12
その他	0

〔医療的ケアを要する子どもの在宅療養支援体制の整備に関する基礎調査，2010〕

護師が小児に対応するうえで困ることとして，在宅医の小児への対応，小児科開業医の在宅医療への対応がともに少なく，病院主治医以外に地域のかかりつけ医がいないことが挙げられている（表 5-5-1）．また，同アンケートで訪問看護指示書の発行元を聞いたところ，小児では訪問看護指示書の発行元として病院勤務医が圧倒的に多いことが明らかになり，成人領域の在宅医療とは異なる点であった．これも，地域のかかりつけ医がいないことの現れであるといえるであろう（表 5-5-2）．

　このような背景から，筆者は開業以来小児への訪問診療に力を入れ，病院主治医や訪問看護師，保健師，教育関係者，その他の職種との連携を構築するように努めている．本稿では特に，訪問診療を行う医師の立場から，病院と訪問看護との関係を中心に述べる．

2．訪問診療の対象の子どもたち

　2012 年 8 月から 2013 年 11 月までに訪問診療を開始した小児の患者について，依頼元を図 5-5-1 に示す．病院から訪問診療の相談を受けたのは 3 分の 1 にすぎず，家族から直接の相談や，訪問看護師や保健師など在宅生活をサポートする立場の職種からの相談が多いことは，特記すべきである．訪問診療ニーズのうち半分以上は，病院からの退院調整では気づかれておらず，おそらく埋もれたままのケースも多いことが予想される．

　病院からの相談 14 例のうち，10 例は退院調整としての訪問診療の依頼であり，在宅人工呼吸などを要する医療依存度の高い子どもが多くを占めている．病院スタッフが退院に向けて指導を開始する際に，こういった子どもたちが少しでも安全に在宅生活を送れるようにと考えることが，訪問診療の相談のきっかけになっていると考えられる．

　一方で，訪問看護師や保健師からの相談 11 例では，病院からの相談に比べて医療依存度はそれほど高くはないが，年長児で体格が大きかったり，母親の健康不安があるなど，病院を受診するにあたって家族，とりわけ母親の負担が大きく，訪問診療の導入によってその負担を軽減

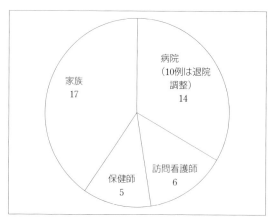

図 5-5-1　訪問診療の依頼元

できる可能性が高いと思われる子どもが多い．

　また，家族からの相談では，病院主治医以外に身近に相談できる医師がいないことから，かかりつけ医，在宅医としての希望が多く，すでにある程度の期間在宅生活を送っている子どもが中心であった．これらの例のなかには，もしここ数年のうちに病院から退院していたのであれば，退院時より在宅医療の利用を調整されていたであろうと思われるような年長児も多数含まれる．以前は小児在宅医療のリソースはいま以上に貧弱であったため，ほとんどサポートを受けられないままこれまで自宅ですごしてきた子どもも，母親も徐々に高齢になりつつある．そのため，これから先のことを心配して相談されるケースも多い．

3．症例

1）症例 1：病院からの退院調整の例

　2 歳，女児，滑脳症，先天性心疾患術後，不整脈
　必要な医療ケア：気管切開，在宅人工呼吸，在宅酸素，経鼻胃管からの経管栄養
　現病歴：胎児診断で心疾患を指摘され，生後すぐに集中治療を受け，生後 4 か月時に在宅酸素で一度退院となるが，その 2 週間後に誤嚥性肺炎，胸水のため再入院．気管内挿管のうえ人工呼吸管理を開始後，離脱できなくなったため，気管切開・気管喉頭分離術を施行，在宅人工呼吸での退院調整となる．自力での寝返り不能．
　在宅サービス調整：2 か所の訪問看護ステーションが分担して担当することとなり，毎日の訪問看護と定期的な訪問リハビリテーション（訪問リハ）を確保．筆者は週 1～2 回の訪問診療と，体調不良時の臨時往診を実施．
　退院後経過：気管内分泌物の貯留による SpO_2 低下を頻回に繰り返し，訪問看護と訪問リハで排痰コントロールを実施．それでも改善しない場合には，臨時往診で排痰・吸引を行うことも頻繁に要した．胸水貯留などで入退院を繰り返すも，これらのサポートにより在宅生活を継続

第5章　在宅療養の実際　　211

できている.

2）症例2：訪問看護師からの相談例

5歳，女児．低酸素性虚血性脳症，点頭てんかん

必要な医療ケア：胃ろうからの経管栄養

現病歴：一絨毛膜二羊膜性双胎の第二子として出生，低血糖のためNICU入院も，呼吸状態は落ち着いており，経管栄養のみで生後2週間で自宅退院（双胎の第一子は健常児）.

4か月時よりけいれんが出現し，その後点頭てんかんと診断され，各種治療を受けるもけいれんコントロール不良で，たびたび入退院を繰り返していた．自力での寝返り不能.

2歳時より，入浴介助などのために訪問看護の利用を開始.

訪問診療導入後経過：訪問看護師より，けいれんが頻発するときや体調不良時の対応について不安があることから，筆者に相談があり，訪問診療を開始．それまでは，軽微な症状でも病院の主治医以外に診てもらえる医師がおらず，時間をかけての受診を余儀なくされていたが，かかりつけ医として訪問診療を行うことで，軽微な症状への対応や，予防接種の相談など，日常的な相談をすることが可能となっている．また，訪問看護時に気がついた変化などは随時報告を受け，こちらから指示を行うことで，訪問看護師に対応策を伝えている．全身状態を大きく崩すことはほとんどなく経過しており，臨時往診も年に1回程度のみである.

同時に，双胎第一子である同胞児の相談も受けている．特に，訪問開始時まで同胞児の予防接種はほとんど済んでおらず，訪問診療の際に同時に実施している.

4．小児在宅医療の現状

提示した症例のうち，症例1は，近年の小児在宅医療推進の原動力となっている，医療依存度のきわめて高い子どもの退院調整により訪問診療を開始した，典型的なケースである．全身状態がきわめて不安定であり，医療中心の在宅サポート体制の構築なしには退院することがむずかしいと思われる子どもで，こういった退院調整には病院側のスタッフも積極的に関わり，退院支援として有効に機能することが増えてきているように感じる.

しかし，ヘルパーやショートステイなど，在宅生活への移行後に家族の負担軽減のために必要となる福祉サービスについては，重症心身障害児（重症児）への対応可能な事業所を見つけることはきわめてむずかしい状況が続いている．この背景には報酬の設定の問題があり，事業所側として「重症児に対応するほど採算が合わない」というジレンマを抱えることになっているのが現状である．このあたりについては，実情に見合った制度設計が今後なされていくことをぜひ期待したいところである.

一方で，症例2は，必要な在宅医療が経管栄養のみで，医療依存度はそれほど高くなく，NICUからの退院もスムーズに進んだため，病院からの在宅医療の調整を受けないまま在宅生活に移行した例である．その後母親は訪問看護の利用を開始し，訪問看護師からの依頼で筆者

が訪問診療を開始しているが，双胎で同胞児にも手がかかることや，同胞児の一般校への入学と本児の支援学校への入学を同時に控えていたことなどから，母親の不安や悩みを聞くことができるかかりつけ医としての役割を期待されていた．また，かかりつけ医としての関わりを開始した結果，訪問看護師も訪問中に気づいた状態変化の連絡などをこまめにしてくれるようになり，体調不良時にも悪化する前にお互いに連絡を取り合い，早めの対応をすることが可能な体制となっている．

　さらに本症例は，きょうだい児の予防接種が小児在宅医療の現場では大きなニーズであることを実感した症例でもある．本人には持病があるため，医療の目が定期的に入ることとなり，結果として定期予防接種はすべて接種済みであったのに対し，同胞児には未接種のものが多数残っていた．本症例以外にも，予定どおりに進んでいない同胞児の予防接種を訪問診療の際に同時に行っている例は複数あり，予防接種に限らず，在宅医療を要する子どもに手がかかるあまり，同胞児に母親の手が回らないケースは多く，家族全体をみてアドバイスをするサポート役の必要性を痛感する．

　症例1のように医療依存度の高い子どもの場合，退院調整の段階で病院の側から，訪問看護や訪問診療など在宅医療の利用を勧められる場合が多く，特にここ数年では退院前カンファレンスの実施が小児領域でも一般的になりつつあり，在宅移行のための取り組みとしてはかなり進んできている印象がある．しかし，一方で，そういう流れができる以前に退院し，すでに在宅生活を送っている年長児や，症例2のように医療依存度がそれほど高くはなく，病院を退院する際に病院側で在宅医療の調整を受けないまま在宅生活に移行している例では，訪問看護や訪問診療などの在宅医療の利用によりさまざまなメリットがあるケースも多いと考えられるが，それらのほとんどはニーズとして浮かび上がらないまま気づかれていない可能性が高いといえる．

5．小児在宅医療の今後の課題

　成人領域の在宅医療は，介護保険の確立，在宅療養支援診療所などの制度整備から年数がたっており，多職種連携によるサポート構築のノウハウの蓄積がされてきている一方，小児在宅医療はまだその歴史は浅い．また，小児の特殊性や，高度医療を要する子どもたちのみが注目されるあまり，取り組むのに抵抗感を感じる在宅医療の担い手が多いのも事実である．

　しかし，筆者は，成人領域の在宅医療のこれまでの取り組みには，小児在宅医療にもそのまま応用可能なことが多く，また訪問看護師をはじめとする在宅医療の経験豊かなスタッフにとって，そのノウハウを小児にも生かすことができる場面が多々あると感じている．

　また，訪問看護の利用はかなり進んできてはいるものの，上述のように小児に対応する在宅医はきわめて少ないのが現状である．成人領域の在宅医療を行っている医師にとっては対象が子どもだということが，開業小児科医にとっては対象が訪問診療を要することが，それぞれハードルになっており，どちらから歩み寄るにしても困難さを感じてしまう医療分野である．

表 5-5-3 「在宅医に小児」と「開業小児科医に在宅」

	在宅医に小児	開業小児科医に在宅
メリット	・訪問時間確保が容易 ・24時間365日対応 ・在宅の工夫がじょうず ・デバイスに抵抗薄い	・小児に慣れている ・お母さん対応がじょうず ・教育/病院小児科との連携密 ・定期予防接種可能
弱点	・小児に不慣れ ・お母さん対応が苦手 ・教育/病院小児科との連携少ない ・定期予防接種ができない場合あり	・特に冬は外来が忙しく訪問時間確保が困難 ・24時間対応への抵抗 ・在宅医療の経験少ない ・デバイスに抵抗がある

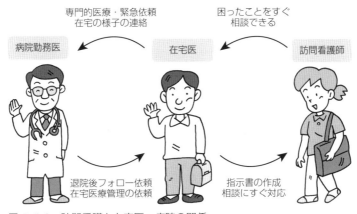

図 5-5-2 訪問看護と在宅医・病院の関係

　そして，在宅医療を行っている医師が小児に対応する（「在宅医に小児」と記載）ことと，開業小児科医が在宅医療に対応する（「開業小児科医に在宅」と記載）ことには，どちらにもメリットと弱点が存在する（表 5-5-3）．両者の弱点は，訪問看護師や病院などとの役割分担でカバーし合えることが多いと実感しているが，そのためには連携機関の間で相互理解が進んでおり，十分な情報交換がなされる必要がある．

　ところが，一般的に，成人領域の診療科に比べて，小児科医や小児病棟の看護師は病診連携にあまり慣れていない側面があることは否定できない．高齢者では，糖尿病や高血圧などの慢性的な基礎疾患を地域のかかりつけ医が診る場合が多く，急性期病院に入院した場合には，治療が終了すると基礎疾患のフォローを再び紹介元のかかりつけ医に頼むために，病院側からかかりつけ医に治療経過などの報告がある．一方，一般小児の場合は基礎疾患をかかりつけ医がフォローしていることは少なく，感冒のときなどに不定期に受診する程度である．肺炎や，腸炎による脱水などで入院した場合にも，治療が終わった後にかかりつけ医に通院する必要がないケースが多いため，病院からかかりつけ医へのフィードバックの必要性が成人に比べると薄

い．このため，普段から病診連携への意識は成人領域科ほど高くない部分がある．

このことが小児在宅医療の連携のうえでも影響を及ぼしている．病院での診療内容が在宅医や訪問看護師に共有されないことは，在宅医療を行ううえでの不安材料となり，また子どもと家族からの信頼を得にくい理由となる．このため，在宅医や訪問看護師は，積極的に病院に対して連絡をとり，情報を引き出す努力をする必要があり，そのようなやりとりを繰り返すことによって，病院側の意識の変化も生じてくることを期待したい．

図5-5-2は，訪問看護と在宅医・病院の関係を一般的にまとめたものであるが，これは成人でも子どもでも同じことがいえるのではないかと思っている．この図のように，それぞれの役割分担を明らかにして，連携を密に取り合うことができれば，小児在宅医療はとても有効に機能することができ，子どもと家族へのサポート体制の充実と，ひいては小児在宅医療に対応する人材の裾野拡大にもつながるのではないかと考えている．

【第5章Ⅴ．参考文献】
　南條浩輝，望月成隆，本田香織，ほか：医療的ケアを要する子どもの在宅療養支援体制の整備に関する基礎調査；NICU長期入院児が家族と共に暮らすには何が必要か？（http://hirokinanjo.com/doc/report_01.pdf,2015.5.18）．

（南條浩輝）

索　引

【A-Z】

AAC（augmentative and alternative communication）　100
child & family centered care　10
GERD（gastroesophageal reflux disease）　30
HMV（home mechanical ventilation）　61
HOT（home oxygen therapy）　53
ICF（International Classification of Functioning, Disability and Health）　16
ICIDH（International Classification of Impairments, Disabilities and Handicaps）　16
late effect　47
LD（learning disability）　32
NPPV（noninvasive positive pressure ventilation）　62
SMA Type I 型（spinal muscular atrophy type 1）　110
TPPV（tracheostomy positive pressure ventilation）　62
VOCA（voice output communication aid）　106

【あ】

アスペルガー症候群　32
アテトーゼ型脳性麻痺　110
安全対策　151
意思決定　63
医師法　118
胃食道逆流症　30
医療型児童発達支援　174
医療型障害児入所施設　174
医療専門職派遣事業　193
医療的ケア　3

医療的ケア実施体制整備事業　193
医療的ケア等の体制充実事業　193
液体酸素供給装置　56
大島分類　3
音声出力型コミュニケーションエイド　106

【か】

外出支援　140
改訂大島分類　19
外泊練習　65
学習障害　32
拡大・代替コミュニケーション　100
学齢期　125
活動制限　16, 18
感覚運動段階　115
感覚障害　105
環境因子　17
がん対策基本法　38
緩和ケア　46
気管カニューレ管理　7
気管切開　4, 8
気管切開下の人工呼吸管理　62
機器の管理　59
機能障害　17
吸引　4
吸入　4
教育基本法　117
胸郭モビライゼーション　73
居宅介護　173
居宅介護事業所　7
緊急時の医療体制　67
筋ジストロフィ　26
均てん化　38
具体的操作段階　115
計画相談支援　172

経管栄養　4
形式操作段階　115
携帯型酸素濃縮装置　55
校外学習支援事業　193
口腔ケア　82
口腔症状　87
行動援助　173
広汎性発達障害　32
合理的配慮　36
コーディネーター　10
呼吸介助手技　75
呼吸リハビリテーション　70
国際障害分類　16
国際生活機能分類　16
個人因子　17
コミュニケーション支援　99

【さ】

災害時の対応　61
在宅酸素療法　53
在宅支援診療所　166
在宅支援病院　167
在宅人工呼吸療法　61
在宅療養後方支援病院　168
参加する権利　133
参加制約　16, 18
酸素濃縮器　53
酸素ボンベ　54
酸素療法　8
歯科医師法　118
支持療法　46
肢体不自由児施設　5
児童虐待　152
児童デイサービス事業所　6
児童発達支援　174
児童発達支援事業等　10
自閉症　32
社会参加　133
集学的治療　39

重症心身障害児（者）　8, 17, 116
重症心身障害児施設　5
集団遊び　129
重度障害者等包括支援　173
終末期在宅療養　48
集約化　38
障害構造モデル　16
障害者総合支援法　163
障害者相談支援事業　165
障害児療育等支援事業所　8
症状マネジメント　46
小児がん　37
小児がん拠点病院　39
小児等在宅医療連携拠点事業
　161
ショートステイ　5, 173
自立支援協議会　164
人工呼吸器管理　4
心身機能・身体構造　17
心身機能・身体構造障害　16
身体的虐待　153
心理的虐待　153
水頭症　24
生活援助行為　15
生活環境の整備　65
生活機能構造モデル　16
成人期　126
性的虐待　153
青年期　126
脊髄性筋萎縮症　110
脊柱障害　31
摂食・嚥下リハビリテーション
　89
摂食機能獲得段階　90
摂食機能障害　89
摂食機能療法　92

前操作段階　115
早期発見に努力する義務　154
相談支援事業所　11
相談支援専門員　162

【た】

退院指導　58
多機能型事業　10
短期入所　173
短期入所事業所　6
地域自立支援協議会　164
地域包括ケアシステム　161
地域包括病棟　167
チャイルド・アンド・ファミ
　リー・センタード・ケア　10
中枢性呼吸障害　20
通園施設　5, 6
通告の義務　154
てんかん　26
同行援助　173
特別支援学校　5
特別支援教育　32

【な】

日常管理　59
二分脊椎　24
日本国憲法　117
乳幼児期　122
ネグレクト　153
脳性麻痺　23

【は】

排痰体位　74
排痰補装置　76
白血病　40

発声用スピーチカニューレ　109
発声用バルブ　108
発達障害　32
発達障害者支援法　32
晩期合併症　47
非侵襲的陽圧換気　62
標準的治療計画　40
福祉型障害児入所施設　174
プロトコール　40
平時のトラブル　60
保育所等訪問支援　174
放課後等デイサービス　174
訪問栄養指導　169
訪問看護　168
訪問看護ステーション　5
訪問教育制度　117
訪問診療　166
訪問薬剤指導　168
訪問リハビリ　168
ホームヘルプ　5
保健師助産師看護師法　118
保健所　5
保健センター　5
補助的栄養法　79

【ま】

末梢性呼吸障害　20

【や】

幼児経管栄養依存症　79
横地分類　19

【ら】

療養通所介護事業所　10
リンパ腫　42

在宅ケア学
第 4 巻　子どもを支える在宅ケア

2015 年 9 月 5 日　　第 1 版第 1 刷

定　　価	本体 2,800 円＋税
編　　集	日本在宅ケア学会
発 行 者	吉岡正行
発 行 所	株式会社ワールドプランニング
	〒 162-0825　東京都新宿区神楽坂 4-1-1　オザワビル
	Tel：03-5206-7431　Fax：03-5206-7757
	E-mail：world@med.email.ne.jp
	http://www.worldpl.com
振替口座	00150-7-535934
表紙デザイン	寄國　聡
印 刷 所	三報社印刷株式会社

ⒸThe Japan Academy of Home Care
ISBN 978-4-86351-097-5